Genuss und Gesundheit

Komplementäre Medizin im interdisziplinären Diskurs

herausgegeben von

Dr. med. Brigitte Ausfeld-Hafter
Dr. med. Andreas Beck
Dr. med. Peter Heusser
Dr. med. André Thurneysen

(Kollegiale Instanz für Komplementärmedizin
der Universität Bern, KIKOM)

Band 8

André Thurneysen (Hrsg.)

Genuss und Gesundheit

Peter Lang
Bern · Berlin · Bruxelles · Frankfurt am Main · New York · Oxford · Wien

Bibliografische Information Der Deutschen Bibliothek
Die Deutsche Bibliothek verzeichnet diese Publikation in der Deutschen Nationalbibliografie; detaillierte bibliografische Daten sind im Internet über ‹http://dnb.ddb.de› abrufbar.

ISSN 1422-4743
ISBN 3-03910-378-4

Hochfeldstrasse 32, Postfach 746, CH-3000 Bern 9
info@peterlang.com, www.peterlang.com, www.peterlang.net

Inhaltsverzeichnis

Vorwort

Dieser Band vereinigt die siebente Vorlesungsreihe, welche die KIKOM jeweils im Wintersemester (2002/03) an der Universität Bern veranstaltet und zwar zum Thema Genuss und Gesundheit. Auch diesmal widmeten wir uns einem nicht messbaren Grauzonenbereich der menschlichen Wahrnehmung im Zusammenhang mit gesundem oder krankem Befinden. Man kann ja das Problem von beiden Seiten angehen und die Frage stellen, ob Gesundheit die Bedingung fürs «Geniessenkönnen» ist oder ob genussvolles Erleben ein Hinweis für ein gesundes Befinden darstellt.

Wir haben versucht, in dieser Vorlesungsreihe den Begriff des Geniessens, des Genusses und auch seiner Grenzen von verschiedensten Seiten anzugehen und insbesondere unterschiedliche Aspekte und Qualitäten der körperlichen und geistigen Wahrnehmung zu diskutieren. Dabei kristallisierte sich auch die Frage heraus, ob die Grenze des individuellen Genusses mit den Grenzen, welche das Kollektiv definiert, in Einklang zu bringen immer möglich ist und bleibt. So finden sich Beiträge über die Bäderkultur in der alten Schweiz (Golowin), die Probleme der modernen Ernährungsindustrie (Imfeld), das Problem des Drogenkonsums (Hämmig), das Lachen (Gilmore), die Medien (Lischka), das Tanzen (Hirter-Herzog), die Pflege (Schröter), die Bedeutung des Genusses im Alten Testament (Schroer), den Zusammenhang zwischen Sprechen und Herzfrequenz (von Bonin) sowie zur Bedeutung der Wahrnehmung für die Homöopathie (Thurneysen). Die vorgesehenen Beiträge zur Sexualität (Blaser) und zur Chinesischen Medizin (Ots) mussten wegen höherer Macht ausfallen und liegen auch nicht in veröffentlichbarer Form vor.

Ich hoffe, dass diese Auswahl dennoch zur Auseinandersetzung mit der Genusswahrnehmung einen stimulierenden Beitrag leisten kann. Ich bedanke mich bei allen Teilnehmern, den Zuhörern und ihren wertvollen Diskussionsvoten und vor allem beim Sekretariat der KIKOM für die technische Betreuung.

Bern, Januar 2004 — Dr. med. André Thurneysen

Sergius Golowin

Genuss und Freude und Freude als Heilmittel. Die Sage von den Bädern im Alpenraum

Vom Weltwunder Wasser

Am Anfang war das Wasser

Wenn wir vermehrt die Bedeutung verstehen wollen, die die zahllosen Bäder unseres Landes in der Überlieferung besitzen, müssen wir uns eine Tatsache völlig vergegenwärtigen: Aus den Wassern entsteigt und erneuert sich in den uralten Sagen die Gesamtheit der Schöpfung.

«Der Geist Gottes schwebte auf dem Wasser.» Das ist bekanntlich einer der ersten Sätze der Bibel, in denen das erste Buch Moses über die Entstehung der Welt berichtet. Wir werden noch kurz Traditionen aus dem Alpenraum kennenlernen, für die unsere bewohnbare Erde offensichtlich nur eine riesige Insel ist, die noch immer tief unter sich die Fluten der Urzeit besitzt – geheimnisvolle unterirdische Meere, die durch Höhlenräume dahin rauschen.

Um die alten Legenden besser zu verstehen, die sich fast bis in die Gegenwart um die Badeorte erhielten und dauernd neu gedichtet wurden, werden wir mehrfach den grossen Renaissancearzt Theophrastus Bombastus von Hohenheim anführen. Er wurde 1493 beim schweizerischen Einsiedeln geboren und starb nach einem Leben unglaublicher Abenteuer 1541 in Salzburg, wo man noch immer sein Grab zeigt. Unter dem Namen Paracelsus fasste er in seinem umfangreichen Werk das Heilwissen seiner Zeit zusammen, wobei ihm die Erfahrungen des Volkes ein Tor der Wahrheitsforschung und tieferen Erkenntnis waren: Wie sehr ihm für die dauernde Gesundheit des Menschen die natürlichen Bäder wichtig waren und wie viel er darüber schrieb, ist ein Zeugnis für den ganzen Lebensstil seiner Zeit.

Um die ganze Bedeutung des Wassers in seinem Denken zu begreifen, müssen wir eigentlich einiges aus seinem Weltbild kennenlernen. «Das Paradies war im Wasser, wo es noch ist», schrieb er sogar: «Daran erkennet, warum die Kinder noch jetzt getauft werden.» Solche Stellen mögen für den heutigen Menschen eher dunkel erscheinen, aber in ihrem Gehalt bedeutet das, was wir heute etwa so ausdrücken würden: Das Leben entwickelte sich in fernen Urzeiten aus dem Wasser. Darum braucht der Mensch für Glück und Gesundheit auch heute noch die Erneuerung seiner Säfte und Kräfte durch die enge Beziehung zu diesem Element.

Ganz abgesehen vom allgemeinen Brauch der Frühlingsbäder, von dem auch Paracelsus als erfahrener Badearzt viel redete, hat sich eine sehr wesensverwandte Auffassung in den Volksbräuchen erhalten. Noch heute gehen am Ostermorgen, «als einst Gott die Welt erschuf und Christus auferstand», viele Menschen vor Sonnenaufgang zu einem «reinen Wasser»: Dies ist in der Schweiz, im Österreichischen, in Bayern und in andern Ländern meistens ein Brunnen – «der aber von einer guten Quelle gespiesen sein muss».

Man holt das Wasser in einem Gefäss, darf sich aber während dem ganzen Gang nicht umdrehen und auch zu niemandem ein Sterbenswörtchen reden. Nur wenn man diese Bedingungen treu erfüllt und auch vor dem eigentlichen Sonnenaufgang wieder daheim ist, hat dieses Osterwasser «fast ein Jahr lang» seine volle Kraft. Wenn man es zuverlässig aufbewahrt, kann man damit sein Gesicht einreiben, das dadurch «jedesmal» schöner wird. Oder man schüttet gelegentlich einige Tropfen in sein Bad, das dadurch in jeder Beziehung kräftigend und «die Gesundheit bewahrend» werden soll.

Der Glaube an die sagenhaften Wirkungen der Kräfte aus den Erdtiefen, namentlich im Frühling, lebt sogar in der modernen Grossstadt. Seit den siebziger Jahren sprudelt, nur um ein Beispiel anzuführen, mitten in Zürich eine Mineralquelle bei einer Brauerei öffentlich. Tag und Nacht sieht man nun zu diesem Platz Bürger pilgern und an den Röhren ihre Flaschen füllen.

Es ist mir nicht möglich, den Wahrheitsgehalt im alten oder auch sehr modernen Volksglauben abzuwägen. Was mir aber alle solchen Beispiele zeigen, ist die noch heute zäh fortlebende Überzeugung: Die Schöpfungskräfte leben in den Wassern der Tiefe und sind damit ein zeitloses Geschenk an den Menschen.

Sogar in den Traumbüchern, die aus den letzten Jahrhunderten stammen und immer noch beim Erwachen aufgeschlagen werden, finden sich die Spuren dieser Überzeugung. Sieht man sich in seinem Traum im klaren Wasser oder in Brunnenquellen baden, heisst es hier etwa, so ist dies ein in jeder Beziehung sehr gutes Vorzeichen: Schon bald werde der Träumer auch in der Wirklichkeit seines Alltags das Geschenk von «Glück und Gesundheit» empfangen.

Fluten der Schöpfung

Wir wollen jetzt betrachten, welche hervorragende Rolle das Element Wasser in der Fantasie der Alpenbewohner spielte: In ihren zahllosen Bädern sahen sie jedesmal den besten Weg der Begegnung mit den Urkräften der Schöpfung.

Um dies besser zu begreifen, nehmen wir zuerst eine Geschichte, die dem Luzerner Schreiber Leopold Cysat von einem Urner Geistlichen erzählt wurde. Offenbar handelt es sich um einen der Berichte des 17. Jahrhunderts, wie sie dem allgemeinen Volksglauben entsprachen: Der Urner hatte nun anscheinend selber auf einem hohen Berg seines Vaterlandes das Stück eines gewaltigen Schiffes gesehen. Über den Fund wurde viel herumgerätselt, und man kam zum Schluss, «aus menschlicher Kraft und Kunst» könne das seltsame Ding unmöglich vom fernen Meer in die Alpen gekommen sein. Es wurde also angenommen, das Schiff sei im Zeitalter der Sintflut durch das Urmeer geschwommen, um im Gebirge als Erinnerung an gewaltige Überschwemmungen zu bleiben...

Einen verwandten Bericht spürte man ebenfalls beim alten Schriftsteller Baptista Fulgosius auf. Dieser erzählt recht ausführlich von einem andern Bergschiff, das man angeblich im Jahr 1460, also noch während des ausgehenden Mittelalters, in einem bernischen Bergwerk auffand: «100 Ellenbogen tief unter der Erde».

Auch hier habe man sich über diesen geheimnisvollen Überrest sehr verwundert, «weilen selbiges Land weit vom Meer gelegen» (gemeint sind die Berge des Bernbiets, S.G.). Im unterirdischen Fahrzeug sah man sogar, zumindest nach diesem Schriftsteller, die Reste von vierzig menschlichen Körpern, auch Anker und Seile. «Viele vornehme Leute» hätten dieses Naturwunder bestaunt, und der Verfasser Fulgosius versichert uns sogar, die Geschichte von echten Augenzeugen vernommen zu haben. Selbstverständlich wurde auch von diesem Alpenschiff die Meinung verbreitet, es sei dies ein Gefährt der vorsintflutlichen Menschheit, das während der grossen Überschwemmung im Gebirge steckenblieb. «Andere waren aber der Meinung, es möchte dieses Schiff etwa durch einen Wirbel im Meer verschluckt worden sein. Es folgte durch einen heimlichen Wassergang, so durch die Erde fliessen, und wurde an diesen Ort getragen».

Solche Sagen sind bekanntlich bis heute nicht ganz ausgestorben. Von Alpenseen oder Bergbrunnen wird etwa noch erzählt, dass sie aus «unmessbaren» Tiefen stammen. Sie seien Reste der Sündflut, und ihre Quellen kämen aus grundlosen Tiefen, vielleicht sogar aus einem gewaltigen Urmeer, das irgendwo noch «unter der Wurzel der Berge» endlos dahinrausche. Mit solchen Geschichten erklärte man etwa die gewaltigen Drachen, Seeschlangen oder andere Ungetüme, wie sie zu gewissen Zeiten in den Gebirgen auftauchen sollen – und die hie und da von den Ahnen geschaut worden seien: Dies seien sozusagen Gäste aus dem geheimnisvollen Meer, zu dem der Weg durch ebensolche Abgründe und Höhlengänge führe.

Irgendwie gehört diese Märchenwelt der Alpenhirten in die Schöpfungssagen, wie sie im Werk des grossen Badearztes Paracelsus auftauchen. Unsere Erde wäre demnach, sogar dort, wo sie – wie in den Alpenfelsen – am festesten scheint, sozusagen eine Insel auf endlosen Wassern. Nach Zeitaltern des sorglosen Lebens auf dem trockenen Lande können diese Fluten in die Höhe steigen, die höchsten Gipfel überschwemmen und die Oberfläche unserer Welt «reinigen»...

Dann geschieht sozusagen eine Neuschöpfung! Die Erde steigt von neuem aus dem Wasser und wird zum Schauplatz eines fröhlichen Wiederbeginns. Pflanzen, Tiere und menschliche Geschlechter vermehren sich dann auf dem grünenden Boden und unter dem Licht der warmen Sonne. Sie geniessen ihr Dasein und vergessen dabei fast völlig, dass irgendwo, tief unter ihren Füssen, noch immer die dunklen Wellen des ewigen Urmeers dahin ziehen.

Solche Sagen beschäftigten offensichtlich sehr stark die so farbige Vorstellung der Altvorderen. Sie prägten auch ganz sicher ihren Glauben, dass man sich, dank den aus möglichst gewaltigen Erdtiefen sprudelnden Wassern, auch heute «jungbaden» darf. Wenn das Leben aus dem Wasser kommt, war es da nicht sehr naheliegend anzunehmen, dass man aus diesem stets neue Kraft schöpfen kann? Wenn die Fluten der Schöpfung und auch der späteren gewaltigen Überschwemmung noch immer im Gebirge «durch die Berge fliessen», kann man sich nicht an sie während Not und Krankheit wenden? Entsteigt aus ihnen die Gesamtheit aller Wesen, dann ist in ihnen eine endlose Lebenskraft, die wir noch immer für unsere Gesundheit verwenden können.

Die Berge als Gottes Laboratorium

Auch der grosse Badearzt Paracelsus war, wie man aus einer Reihe seiner erhaltenen Bücher weiss, «ein Alchimist». Diese erstaunlichen Männer und Frauen – das weibliche Geschlecht war tatsächlich unter diesen eigenartigen Naturforschern sehr stark vertreten! – suchten nicht etwa nur «aus wertlosen Stoffen Gold herzustellen»; die Alchimie war ihnen, dies das ganze Mittelalter hindurch, eine wunderbare Wissenschaft, das ganze Weltall als ein göttliches Kunstwerk zu begreifen. Sie versuchten mit viel Fantasie und poetischen Gedankengängen die Vorgänge der Natur zu begreifen und sie dann in ihren geheimnisvollen Laboratorien nachzuahmen. Wir dürfen heute eine Tatsache nicht vergessen: Eine

Fülle von grossen Erfindungen, auf denen noch immer unsere Kultur ruht, verdanken wir diesen von unzähligen Sagen umwobenen Werkstätten der Alchimisten.

Auch Hans Rudolf Grimm (1665–1749), der durch seine Herkunft stark mit dem einheimischen Badewesen verknüpft war, erzählt uns eine Reihe von Sagen, die damals noch in der Schweiz von den Künsten dieser Alchimisten bekannt waren. Hier können wir auf seine und ähnliche Berichte, so wichtig sie für die Kulturgeschichte unseres Landes sein mögen, nicht eingehen. Was wir aber erwähnen müssen, sind seine deutlich alchimistischen Lehren über die Herkunft der Bergwasser, die man in seinen Büchern nachlesen kann: Es war für mich besonders wichtig, sie in seinem Werk zu finden, weil es offensichtlich im 18. Jahrhundert in der deutschen Schweiz sehr volkstümlich war und auf den Jahrmärkten verkauft wurde.

Grimm versichert uns also:

> Die Berge sind rechte Urquellen der Flüsse, denn sie gehen tief in die Erde und in die Wasseradern, so haben die Wasser auch ihre Zweige und Äste und einen verborgenen Samen. Damit haben die Berge und die Wasser auch eine Vereinigung mit dem Gestirn, denn so werden die Berge verglichen mit einem Brenn-Hafen, darunter das Feuer ist, welches das Wasser treibt – welches hernach oben an den Bergen herausgeschwitzt wird und einen Fluss verursachen tut.

Selbstverständlich findet sich auch bei diesem Verfasser, der in mehr als einer Beziehung die volkstümlichen Meinungen des 18. Jahrhunderts über die Herkunft der Gewässer der Schweiz wiedergibt, die bereits erwähnte Lehre:

> Die Natur-Kundigen schreiben von solchen Berg-Seen, dass ihr Wasser von der Sündflut herkommt, als diese über die höchsten Berge gegangen ist. Und weil diese Wasser gar eng zwischen den Bergen und in den Tälern eingeschlossen sind und nicht wie andere Wasser ablaufen können, haben sie zwischen den Bergen und Tälern verbleiben müssen.

Das Wasser des Berglandes ist damit sozusagen ein lebendiges Wesen, wie ein mächtiger Baum. Es hat einen Samen, einen Ursprung in unbekannten Tiefen, aus dem es in die Höhe wächst, um sich dann nach allen Richtungen auszubreiten, «Zweige und Äste» auszusenden. Was dann an den zahllosen Stellen des Erdbodens «herausgeschwitzt» wird, sind dann sozusagen die Endpunkte eines gewaltigen, für unsere Augen verborgenen Vorganges: Wenn die Wasser aus den Tiefen der Unterwelt nach oben strömen, ist dies den erwähnten «Natur-Kundigen» der Vergangenheit nicht nur ein Naturgesetz, dem ein toter Stoff folgt! Es ist dies eine Lebensäusserung, für sie nur verständlich, wenn sie damit das Wachsen und die Ausbreitung eines mächtigen Baumes verglichen. Dieses Steigen der lebendigen Wasser ist den alten Gelehrten, auf die viel des ursprünglichen Badewesens zurückgeht, ein wunderbarer Vorgang, von dem die Geräte im Laboratorium des Alchimisten nur eine winzige Nachahmung sind. Die Feuer im Innern der Erde erhitzen die Wasserfluten, die unter den Alpen dahin strömen und lassen diese, wie in einem «Brenn-Hafen», nach oben quellen. Die Flammen unten und die Strahlen der Sterne, die über das Gebirge ziehen, vereinigen ihre Wirkungen. Dies damit die Fluten der Tiefe nach oben ziehen und dann als Geschenk für alle Geschöpfe, die auf dem Boden sind und Luft atmen, «herausgeschwitzt» werden.

Dass für die Menschen, die an solche Sagen und alchimistische Lehren glaubten, die Wasser am «lebendigsten» waren, damit die besten Wirkungen für Glück und Gesundheit der Menschen erzielten, wo sie aus der Erde kamen – ist verständlich. Besonders stark musste in ihnen die Kraft von Feuer und Gestirnen dort sein, wo sie im Umkreis der mächtigen Gebirge auf dem Erdboden sichtbar wurden: Diese betrachtete man als die stärksten Laboratorien der Schöpfung, nicht zuletzt darum entstanden, die unterirdischen Flüsse besonders gut zu destillieren, zu reinigen und zu erneuern.

Wasser fürs ganze Abendland

Um die Wasser des Berglandes herrschte sogar noch im 17./18. Jahrhundert häufig eine Stimmung wie an heiligen Orten. Schon früh glaubte man beobachtet zu haben, wie sehr das allgemeine Wohlergehen der menschlichen Völker vom Wasserhaushalt der Alpen und ihres unmittelbaren Umfelds abhängig zu sein schien: Wohlverstanden, nicht nur des eigentlichen Schweizerlandes – sondern riesiger Gebiete unseres Erdteils, durch den die Flüsse aus dem Gebirge zu den Meeren zogen.

Gerade der erwähnte Hans Rudolf Grimm erzählt, wiederum die sich mit Sagen vermischende Naturwissenschaft des 17. Jahrhunderts benützend, es gebe in der eidgenössischen Heimat «gar viel Hunger-Brunnen auf den Bergen».

> Diese haben die Natur, dass wenn es teure Zeiten geben will, so kommt das Wasser viel stärker aus der Erde und dem Berge hervor; wenn es aber wohlfeil werden will, so wird man wenig Wasser an diesen Orten antreffen. Es ist deswegen ein bekannt Sprichwort: Grosse Wasser, kleine Brot; kleine Wasser, grosse Brot.

Auch die italienische Dichterin Maria Savi-Lopez, die viel der volkstümlichen und gelehrten Sagen über das Wirken der Wasser- und Berggeister zusammenstellte, berichtet ergänzend eigenartige naturwissenschaftliche Beschäftigungen:

> Michelet bringt die Gletscher mit der Geschichte in Verbindung und behauptet beweisen zu können, dass in den Jahren, in denen die Gletscher weiter zu den Tälern hinabrutschen, die Rauheit des Winters, und infolgedessen das Elend, die Veranlassungen zu neuen und blutigen Ausschreitungen wurden. Bei Betrachtung des Montblanc, den er bestieg, um Ruhe und Schnee zu finden, überzeugte er sich, dass dieser ein prophetischer Riese ist. Aus der Art, wie seine Stirn sich mehr oder weniger mit Wolken bedeckt, kann man das Geschick Europas erkennen – man ersieht daraus, ob man den Zeiten ungestörten Friedens näher ist, oder revolutionären, die Throne stürzenden Jahren.

Wir dürfen hier nicht vergessen, dass gerade die Bücher in der Art der Michelet und Savi-Lopez, zur eigentlichen «Alpen- und Bäderliteratur» des 19. Jahrhunderts gehörten. Man nahm sie in Koffer und Reisetasche in die Kutsche, mit welcher es ins Gebirgsland ging, dort in guter Luft und durch gesunde Wasser die notwendige Erholung zu finden. Hier glaubte man also, noch immer ziemlich ähnlich den alchimistischen Naturkundigen der Jahrhunderte von Paracelsus bis Hans Rudolf Grimm, der Werkstätte der göttlichen Kräfte nahe zu sein. Sie waren noch immer in voller Tätigkeit, und bestimmten Jahr um Jahr die Fülle der Ernten, die Schrecken der Hungersnöte, damit auch Seuchen, blutige Revolutionen und Kriege.

Im Wechselspiel der Wasser erkannten darum viele Reisende während der Romantik des 19. Jahrhunderts, nicht weniger als ihre Ahnen in Barock, Renaissance und Mittelalter, die Naturkräfte, die das Gedeihen der Welt steuern. Sie wurden darum «nimmer satt, die Herrlichkeit Gottes» auch in den Wirkungen der Wasser zu erkennen. Über ihre entsprechenden Erfahrungen und «naturwissenschaftlichen» Schlussfolgerungen können wir heute selbstverständlich unsere Fragezeichen setzen. Unbestritten haben aber solche Gedankengänge, die wir noch für unsere jüngste Vergangenheit in Hülle und Fülle nachweisen können, die Ehrfurcht vor dem Spiel der Elemente ungemein gesteigert.

Auch aus solchen Ideen stammt viel des Lebensgenusses und der «hohen Stimmungen», die diese Menschen bei ihren Bergwanderungen und dem meistens mit diesen verbundenen Besuch der natürlichen Heilbäder empfanden.

Der wahre Schatz der Erdgnomen

Hier, als gutes Beispiel, eine Fassung um die Entstehung des Heustrich-Bades, dessen Besuch gerade im 19. Jahrhundert Menschen aus aller Welt in die Gegend des Thunersees im Berner Oberland anzog. Dieses galt für eine Zeit, die auch an die geistige Heilkraft der Schöpfung glaubte, als ein wunderbarer Platz, an dem man die Herkunft der Wasser in den Alpen erblickte und gleichzeitig damit die Wunderkraft des Elements an seinem Leibe erfuhr.

Ein russischer Arzt, der in der Schweiz eine Unzahl der adligen Gesundheitssucher aus seinem Lande betreute, schrieb darüber 1897: «Der Raum, der zwischen den Bergen nach Südosten frei bleibt, erlaubt die ganze Blüemlisalp zu erblicken, die grossartigen Gletscher deren – je nach Beleuchtung – verschiedene Farben annehmen. Sie glänzen bald wie Silber, dann wie Gold oder gleich Purpur.»

Die Sagen, die die Gäste des Bades zu Füssen des alpinen Farbenmeeres anhören oder auch lesen durften, lauteten etwa folgendermassen:

> Am nahen Berg Niesen, diesem mächtigen Schmuck des Thunersees, stand einst über dem wilden Bergfluss Kander die Hütte eines Hirtenpaares. Es liebte sich von ganzem Herzen, und sein Glück war in einem weiten Umkreis wohlbekannt.

Doch zum Wohlergehen von zwei Liebenden braucht es nicht zuletzt einen köstlichen Schatz, die seelische und leibliche Gesundheit. Ein schweres Leiden überfiel den armen Mann: Bleich, ohne zu reden, ohne Entschlusskraft im Geist und Stärke in den Gliedern zu besitzen, sass er nun tagelang kraftlos mit dem Rücken an die Felsen gelehnt. Verzweiflung ob dem seltsamen Übel ergriff die liebende Gattin. Sie setzte in ihrer Verzweiflung all ihre Hoffnung auf die Kräfte in den Elementen der Schöpfung. Am Fusse des Niesens begann sie mit der Inbrunst ihrer ganzen Seele zu beten, und sie tat es so lange und mit so viel Leidenschaft, dass sie endlich erhört wurde. Als sie endlich aufblickte, stand auf einmal, wie aus dem Niesen selber getreten, ein wunderbares Geschöpf vor ihr, es strahlte selber und trug eine Goldkrone und ein glänzendes Königsgewand: Es war offenbar niemand anders als der Geist des Berges. Das Wesen, kleiner als ein Mensch und vom Licht umflossen, zeigte dem betenden Weib auf die Quelle, deren Wasser aus der Tiefe der Erde hervorsprudelte. Die Frau verstand den Sinn des Wunders: Ihr Mann trank nun regelmässig aus dem geheimnisvollen Element und gewann daraus, dies schon nach einer erstaunlich kurzen Zeit, seine Lebenskraft. Seine Körperstärke, dank der sich die Hirten des Oberlandes einst auszeichneten, kehrte stufenweise zurück. Gleichzeitig verschwand sein schwarzer Trübsinn, der ihn so schwer niedergedrückt hatte. Bald konnte er von neuem lachen, und das Paar lebte von da an wieder in Liebesfreude, als habe es sich erst kennengelernt. Nun liess der Hirte wieder jauchzenden Jodel erschallen, und in seinen Liedern pries er voll Begeisterung den strahlenden König des Bergs Niesen, diesen Meister über die für Mensch und Vieh heilsamen Wasser der Tiefen. So beginnt nach dieser im 19. Jahrhundert zuerst aufgeschriebenen Sage die Geschichte um die Entstehung des Heustrich-Bades.

Wie mir ein Lehrer von Thun, der sehr viel der alten und auch neuen Vorstellungen der Oberländer gesammelt hatte, mitteilte, gab es einst um jedes ihm bekannte «Bedli» ähnliche Geschichten um helfende Bergkönige, Erdleute (Härdlütli) oder Zwerge. Auch er war, wie viele Forscher, überzeugt, dass sich hier sehr viel der vorchristlichen, «heidnischen» Vorstellungen um die Mächte der Gebirge bewahrt hatten. Gerade in den Märchen und Bräuchen um die alten Heilstätten, die sicher sehr lange im einheimischen Volke bekannt waren, erhielt sich nach ihm die urgeschichtliche Gläubigkeit. Wenn der Mensch in bitterer Not ist, wendet er sich um Hilfe zu Mächten, die er sonst eigentlich schon längstens vergessen hat.

Die Bevölkerung um die schweizerischen Bäder in Berg und Tal sah in solchen Märchen einen Gegensatz zwischen Heidentum und Christentum. So erzählte man bis in die Gegenwart gerade in der Gegend von Thuner- und Brienzersee, «die Erdleutlein in den Bergen» hätten sich vor fast zwei Jahrtausenden über die Ankunft des Heiligen Beatus, «des ersten Apostels des Schweizerlandes», ausserordentlich gefreut.

Sie hätten ihm die heilenden Kräfte in Gebirgswassern, Alpenkräutern und Höhlenkristallen gezeigt: So durfte der fromme Mann den armen Menschen nicht nur geistig helfen, sondern sie auch körperlich von ihren Gebrechen heilen.

Wenn wir in Kindergeschichten und Märchen von Wasser-Jungfrauen, Nymphen, Nixen oder Undinen lesen, versetzen wir sie in unserer Vorstellung ans Meer, dort wo das Element Wasser scheinbar unbeschränkt herrscht. Zumindest in unserem Land liess man solche Wesen der Volksfantasie aber sehr gern an den einheimischen Seen, Bächen und Badeorten auftauchen.

Wie wir schon aus etlichen alten Hinweisen ersahen, war für die Ahnen das eigentliche geheimnisvolle Wasserreich irgendwo in der Tiefe der Berge. Von dort sah man ja die Wildbäche und Flüsse in Richtung der weiten Ozeane strömen. In den Höhen des Erdteils sah man sozusagen die Geburtsstätten des Elements, das dann bergab durch die Ebenen strömte, um dann endlich die Meere aufzufüllen.

Paracelsus hat bekanntlich in den Jahrhunderten, die der Zeit seines segensreichen Wirkens folgten, viel Spott und Schmähungen herausgefordert. Der gute Ruf, den er als Kenner der Bäder und der andern Heilmittel besass, wurde scheinbar durch die «Kindermärchen» zerstört, die er in seinen erhaltenen Büchern geradezu als unumstössliche Tatsachen schilderte. Wie es uns unter anderem seine Schrift «Von den Nymphen» beweist, glaubte er an die Wasserfrauen und schildert sie gelegentlich so lebendig, als sei er mit ihnen eng befreundet gewesen: «So sind die Nymphen in Wassern und fliessenden Bächen und dergleichen (den Menschen) so nahe, dass sie die Leute ergreifen, die durchreiten oder darin baden.»

Sie sind nach ihm feinstoffliche Wesen, aus einer andern Materie als der Mensch von Gott erschaffen, aber eben genau wie wir keine Fantasie, sondern ein Bestandteil der Wirklichkeit! Menschen, die wache Sinne haben, können sie sogar wahrnehmen und durch ihre Vermittlung viel über die geheimnisvollen Kräfte der Natur lernen. «Die Wasserfrauen (Paracelsus nennt sie meistens Undinen, S. G.) sind die Hüter im Wasser der grossen Wasserschätze... Darum soll man insgeheim daran denken, dass dort, wo sie sind, auch grosse Schätze, Erze und dergleichen verborgen liegen, die sie hüten...»

Paracelsus bezeugt uns in einer andern Arbeit ausführlich, dass das Volk diese Lebewesen mehrheitlich nicht etwa fürchtete, sondern dazu neigte, in ihnen die Bewahrer und Bringer der Wohltaten des Schöpfers zu verehren. Er berichtet von diesen wunderbaren Leuten, die nach ihm fast immer an besonders wichtigen Plätzen der Erde bei ihrem Wirken wahrgenommen werden: «Ihrer hat man vor alten Zeiten sehr viele gefunden, gehört und gespürt, an vielen Orten – und an manchen Orten, wo es jetzt ganz öde und still von ihnen ist».

Der Arzt und Naturforscher, der gleichzeitig ein Meister der deutschen Sprache und ein Dichter war, erzählt uns auch vielerlei Meinungen, die unter seinen Zeitgenossen von den Wasserfrauen und ähnlichen Wesen umgingen:

> Denn etliche haben gemeint (wenn sie uns Menschen etwas Gutes getan haben), es seien Engel oder dienstbare Geister, die also von Gott zu uns gesandt und dann, unserer grossen Sünden wegen von uns wieder genommen worden sind. Denn sie haben den Menschen oft auch grosse Wohltaten erzeigt und viele Arbeiten für sie verrichtet.

Wegen den «Märchenbüchern» dieser Art hat man lange Zeit hindurch den Arzt Paracelsus als einen Kurpfuscher verhöhnt und damit die allgemeine Bedeutung seiner Schriften, namentlich seiner köstlichen Badebücher, hinunter gespielt.

Immerhin ist es auffallend, dass auch im 19. Jahrhundert gerade um die Heilbäder der Bergländer noch der Einfluss von Ärzten feststellbar ist, die sich offen als Paracelsus-Jünger bezeichneten. Ich erwähne nur: Carl Friedrich Zimpel und Franz Hartmann (letzterer soll häufig genug seinen Freunden angedeutet haben, dass er gelegentlich Wasserfeen und ähnliche Naturgeister wahrnahm!).

Heute hat die medizinische Forschung für eine Reihe der Erfahrungen des Paracelsus gute Bestätigung gefunden. Gleichzeitig wurden von der modernen Seelenforschung, ich erinnere hier nur an C. G. Jung, die tiefe Bedeutung seiner wichtigsten Gedankengänge erkannt. Wenn wir seine Bücher über die Wasser- und Erdgeister lesen, dürfen wir eins nicht vergessen: Er glaubte an die Bedeutung des Heilkundigen als eine Art Spielmann, als Unterhalter der Menschen, die ihn in der Not um Hilfe ersuchen. Wir gehen kaum fehl, wenn wir annehmen, dass er – da er solches schrieb – besonders auch an die Badeärzte dachte.

Der Mensch, der sich durch die bunten Bilder uralter Märchen bezaubern lässt, der einen Ort der guten Wasser als von rätselhaften Lebenskräften erfüllt ansieht – er stärkt nach solchen Auffassungen die seelischen Voraussetzungen zu seiner baldigen Heilung.

Geisterreich in den Tiefen

Nach dem übereinstimmenden Zeugnis unserer Sagen ist das «Wunderreich unter dem Erdboden», aus dem die heilenden Wasser herkommen, nicht etwa kalt und dunkel. Der grosse Dichter Jeremias Gotthelf schildert, ganz im Sinn der Überlieferung des von ihm durchwanderten Emmentals, durch die grosse Sagenerzählerin «Käthi die Grossmutter» das unterirdische Land der Erdleutchen (Härdlütli): Es ist ein gar zahlreich Völklein; sie haben einen König und eine Königin, die tragen die herrlichsten Kronen auf den Häuptern; aus einem Karfunkelsteine ist des Königs Krone, aus einem Diamanten die der Königin; denn in den Stunden, welche unser Herrgott sie nicht braucht, machen sie aus den Edelsteinen und Metallen ihre Hausgeräte und Zieraten, so schön, dass kein Mensch sie machen kann und das leuchtet und glänzt in ihren Kammern so herrlich und schön, als ob die Sonne scheine für und für».

Sie leben in unseres Herrgotts unterirdischen Kammern, sind gar gute Leute, lieben den Frieden und was sonst schön ist und herrlich. Sie kochen unserem Herrgott die Diamanten und Edelsteine, sondern vom groben Gestein die edlen Metalle, tragen jeden an seinen Ort und weben die Blümlein und bereiten den himmlischen Tau.

Die Erdgeister sind hier, genau wie noch bei Paracelsus, die Bewahrer der unterirdischen Werkstätten der Schöpfung. Diese ist nach dieser tiefsinnigen Auffassung des Volkes nie ganz vollendet worden, ihre Entwicklung geht in der Tiefe des Bodens ewig weiter: In den geheimnisvollen Schmieden unter den Höhlen der Hügel und Berge vermischen sich dauernd die Urstoffe oder sie werden auch voneinander gesondert. Hier werden, wie wir bereits dank verschiedenen Andeutungen der alchimistischen Gelehrten sahen, die Elemente «gekocht»: Die auffallenden Farben der buntesten Blumen erhalten nach diesen Lehren aus den gleichen Bestandteilen ihr Leuchten wie die schönen blauen, roten, grünen und gelben Schmucksteine. Die Wasser, die nach oben fliessen, selbstverständlich auch der Morgentau, besitzen den Kräutern verwandte Heilkräfte: Die verschiedenen Erzeugnisse der Schöpfung, Wasser, Pflanzen und Edelsteine, entstehen zu allen Zeiten in den «Küchen» der Tiefen aus der Verbindung der gleichen Stoffe.

Man behauptete im Emmental, dass früher die Gäste der in der Landschaft wohlverborgenen «Bedli» am Abend gern die Geschichten anhörten, wie sie erfahrene Frauen gleich der Grossmutter Käthi erzählten. Von andern Stätten mit berühmten Wassern, vor allem von Lostorf und Stabio beim Monte Generoso, hat es mir noch ein Kenner des Badelebens um die Jahrhundertwende bezeugt: Man stellte für die Kurgäste im Raum für die abendliche Geselligkeit sehr gern «Badeliteratur» zusammen.

Dies waren nach ihm nicht etwa Bücher vor allem medizinischen Inhalts, sondern sehr häufig die Schriften von volksverbundenen und fantasievollen Menschen, die über das geheimnisvolle Naturleben im ganzen Bergland erzählten. Der gleiche Zeitzeuge hat sogar lächelnd vermutet, dass viele der in diesen Werken stehenden Berichte über die Erd- und Wassergeister nicht nur als völlig volkstümlich anzunehmen sind! Die Sagendichter des 19. Jahrhunderts hätten noch die Bilder über die Hüter der Berge und ihrer Quellen gern zu farbigen Gemälden weiterentwickelt, um die Reisenden zu bezaubern.

Ob aber ursprünglich oder neu erfunden, die Sagen um die «Küchen» und «Brenn-Häfen» der Tiefen, an denen auf Gottes Geheiss die Erdleutlein arbeiten, geben alle die Ehrfurcht vor dem Schöpfungswunder wieder. Die mündlichen Erzählerinnen und Erzähler um die alten Bedli, die Fantasien der alchimistisch gebildeten Badeärzte der Vergangenheit, die romantischen Sagenbücher des 19. Jahrhunderts, sie erfüllten einen übereinstimmenden Zweck: Auch für den fremden Reisenden wurde durch diese Mittel das Land der Berge und Heilquellen zu einem Weltwunder. Mit den alten Märchenkennern und barocken Gelehrten glaubte er nun (und, wie man mir mehrfach versicherte, eben noch um die Jahrhundertwende!) an die ewige Fortsetzung des Werks der Schöpfungskräfte «tief unter den Alpen». Wenn aber dem so war, dies musste eigentlich von jedem Badegast gedacht werden, dann musste ihm solche Volksweisheit eine köstliche Möglichkeit zusichern.

Wenn er an einem der Orte war, wo diese Wandlungen in den Tiefen besonders deutlich erkennbar waren, dann musste er auch etwas von der Energie dieser ewigen Neuschöpfung erhalten können. Gleich Blumen, farbigen Edelsteinen und den Wassern mit ihrem mannigfaltigen Geschmack hoffte er, neue Kräfte und eine Ersetzung der verbrauchten Stoffe in seinem Körper zu erhalten.

Tiere – unsere Lehrer

Die Natur selber hat nach der uralten Vorstellung den Menschen, die in Not waren, die Heilwasser verraten. Fast regelmässig treffen wir darum in den vergilbten Chroniken und in den mündlichen Sagen die gleiche Geschichte: Früher hätten die Vorfahren in grosser Vertrautheit mit den Tieren gehaust, unabhängig ob es die im Stall waren oder die der Wildnis. Sie hätten sie zum Zeitvertreib und auch aus Notwendigkeit beobachtet und in ihrem Verhalten viel der Weisheit als Geschenk bekommen, die sie dann für sich selber und ihre Angehörigen verwenden konnten.

Hinter all den Geschichten, die eigentlich ohne Zahl sind, erhebt sich noch immer ein Grundgedanke: Die Tiere dienen zwar zum Unterhalt des Menschen. Es ist aber völlig falsch, sie nur vom Standpunkt dieses unmittelbaren Nutzens zu betrachten. Sie sind unsere stummen Gefährten, die sogar auf verschiedenen Gebieten uns weit überlegen sein können. So verstehen oder ahnen sie die Wunder der einheimischen Landschaften – vielleicht endlos mehr als die einwandernden Stämme der Menschen. Wer die Demut hat, dies anzuerkennen, der kann darum von ihnen wichtige Dinge lernen, die das ganze Leben seiner Nachkommen im günstigen Sinne beeinflussen können.

Die Tiere sind damit für die frommen Dichter unserer Vergangenheit viel mehr als die Bewahrer eines uns meistens verborgenen Naturwissens. Durch ihre Handlungen, die kluge Menschen zur Entdeckung (oder Wiederentdeckung!) der besten Wasserquellen und Heilbäder führten, erweisen sie sich als Helfer Gottes, von himmlischen Kräften gesteuert – um den Leuten, die es wirklich verdienten, einen Hauptschatz ihrer Umgebung zu zeigen.

Wenn der bernische Schriftsteller Grimm im 18. Jahrhundert die Liste der bekanntesten «Bäder so kalt und warm» in der Eidgenossenschaft anführt, sieht er in ihnen allen einen Beweis der Güte des Schöpfers für das ganze Land. Er führt sogar aus einem Psalm des Königs David an: «Er öffnet die Felsen, da flossen Wasser aus, dass Bäche fliessen in der dürren Wüste». Unmittelbar nach dieser Stelle fährt er mit seinen Angaben weiter: «Und Gottes Brünnlein hat Wasser in Fülle. Denn so folget das warme Bad zu Pfäfers im Bündnerland. Dieses ist von einem Jäger erfunden worden, der einer Gemse nachgejagt hat, und auf den Bergen herumgeklettert ist. Denn so ist es auch das Leuker-Bad … und dann auch das Briger-Bad im Wallis».

Eine ähnliche Entdeckung der Wunderkraft im Wasser wird von der Sage auch dem Salwidenbad im Entlebuch zugeschrieben, das zwischen Sörenberg und Scheibengütsch liegt. Lütolf erzählt darüber folgendermassen: «Da jagte ein Jäger in selber Gegend. Eben hatte er ein schönes Tier angeschossen. Dasselbe lief mit letzter Kraftanstrengung einer Quelle zu, badete sich und war genesen».

Vom Beginn der Benützung des Kaltbades in der Schwendi, das in Obwalden liegt, wird ganz ähnlich berichtet. Man soll diese Quelle einem Geissbuben verdanken, der in der Gegend häufig seine Ziegenschar hütete und auch sonst für das Leben in der Natur wache Augen besass. Also beobachtete er Tag um Tag einen stark hinkenden Hirsch, der sich regelmässig dem Wasser aus dem Gebirgsboden näherte und aus ihm trank. Der aufmerksame Junge konnte bald eine erstaunliche Tatsache feststellen: Jedesmal, wenn das kranke Tier zur gleichen Stelle kam, litt es offensichtlich etwas weniger und war immer besser zu Fuss! Der Hirte erkannte damit, dass in der Quelle eine wunderbare Kraft sein musste, die dem Leib des Bewohners der Wildnis half, die Knochen und Muskeln wieder in gute Ordnung zu bringen.

Selbstverständlich erzählte er vom Wunder in der Einsamkeit seiner ganzen Gemeinde. Diese eilten an den Ort, prüften ihrerseits das Wasser, und bald konnten die Kranken unter ihnen nur eins bestätigen – sie hatten wieder Wasser von bedeutender Heilkraft entdeckt. Bald sollte auch hier ein Gebirgsbad auf einen weiten Umkreis seinen Segen verbreiten.

Ein Walliser erzählte mir, dass es sich die Menschen früher fest vergegenwärtigten, dass sie viele ihrer besten und namentlich heilendsten Quellen den Tieren verdankten. Diesen diese Quellen der Gesundheit völlig zu entziehen, hätte man darum für ein grosses Unrecht gehalten, das sich übel hätte auswirken können: Wer weiss, vielleicht als Folge eines solchen Geizes wären die Quellen versiegt oder hätten zumindest ihre Kraft gegen die Krankheiten eingebüsst! Also hätte man beim Bad gern einen niedrigen Trog gehabt, an welchem sich auch das liebe Vieh erlaben durfte.

All die zahlreichen Sagen um die Entdeckung der heilenden Quellen durch Tiere, die in ihnen nach Linderung ihrer Schmerzen und Schäden suchen, preisen eigentlich als Hauptentdecker der Naturwunder – den Menschen, der wache Sinne hat. Immer wieder werden als die guten Beobachter der heilenden Wasser jene Leute genannt, denen man bis heute eine besonders enge Beziehung zu den Elementen der Erde nachsagt: Die Jäger, die Hirten, das Fahrende Volk.

Da die Schweiz zu einem wesentlichen Teil aus felsigen Gebirgen besteht, trotzten sehr lange viele ihrer Täler jeder einigermassen emsigen Nutzung durch die Landwirtschaft. Dies ist vielleicht der Grund, dass etliche der treu erhaltenen Sagen über die Einwanderung ganzer Stämme in ihre Gebirgsgegenden doch mehr Grundlagen besitzen, als es viele kritische Schriftsteller des 19. Jahrhunderts annehmen: Hier waren eben noch im Mittelalter viele sehr dünn besiedelte Gegenden, die gerade für Völker mit besonderer Neigung zu Hirtentum und Jagd ein gutes Fortkommen sicherten.

Vom Ort Baden, der wegen seinen warmen Wassern im Mittelalter aus dem ganzen Deutsch-Römischen Reich die Wanderer anzog, besitzt der Basler Pantaleon (1522–1595) die sehr bezeichnende Überlieferung: Schon lange vor Christi Geburt, also noch in heidnischen Zeiten, hätten die Hirten die guten Quellen gefunden und anscheinend schon ihre Bedeutung beobachtet. Wichtig ist uns, was der gleiche Schriftsteller dieser Tradition beifügt: «Wie dann sonst meist alle (!) andern Wildbäder, so in den Einöden gelegen, durch Hirten und Jäger gefunden wurden».

Ich glaube dazu auch, dass es gerade in den Ländern der heilenden Wasser noch andere Gründe gab, gegenüber diesen Menschen dankbar zu sein. Dies ist sehr verständlich in den Gebieten, wo man überzeugt war, dass fast «alle» Bäder ausgerechnet von diesen ausgebildete Sinne besitzenden, neugierigen «Hirten und Jägern» gefunden oder sogar «erfunden» worden waren. Mochten anderswo diese eigenwilligen Leute wegen ihrer Tätigkeit in der Einsamkeit der Öden unheimlich erscheinen oder bösen Neid erwecken, hier galten sie als allgemeine Wohltäter.

Es gab schliesslich im ganzen Umkreis der Eidgenossenschaft kaum jemand, der nicht überzeugt war, immer wieder seine Lebenskraft durch die Wunderwasser «gesteigert» zu haben. Die Menschen, die einen bedeutenden Teil ihrer Tätigkeit in der noch einigermassen wilden Natur verbrachten, waren ihm darum grosse Helfer: Sie sicherten nicht nur den Bewohnern der Schlösser, kleinen Städtchen und Dörfer einen wichtigen Teil ihrer Ernährung. Sie erforschten für sie, deren ganzer Alltag es nicht mehr erlaubte, die Natur ihrer weiteren Umgebung und machten durch ihre Beobachtungen deren Heilkraft für sie zugänglich.

Bis in das letzte Jahrhundert hat man darum im Bäderbetrieb des Alpenraums den Eindruck, dass man den Gästen noch immer das Gefühl vermitteln wollte – in einem alten Land der Alpenhirten und Gebirgsjäger zu sein. Auch der zivilisierte Städter, der sonst ganz andere Lebensgewohn-heiten besass, erwartete hier die entsprechenden Speisen zu bekommen: Milch, Käse, selbstverständlich auch frisches Wild – wenn möglich vom Jäger selber ins Bad gebracht.

Bädersagen durch Jahrhunderte

Erben der Goldenen Urzeit

Die bunten Legenden verbanden, wie wir erkennen konnten, die Vorstellung von den heilenden Wassern mit jener des ersten Menschheitsparadieses. Ein Land, in dem «Brunnen der Erdentiefen» mit wunderbaren Wirkungen sprudelten, erschien der alten Volkssage als eine Welt, in welcher zumindest ein Teil der guten Schöpfung «noch vor dem Sündenfall nachlebte.»

Fast jedes alte Sagenbuch unserer Alpen weiss von den Wundern einer Goldenen Zeit. In Übereinstimmung mit vielen antiken Mythen glaubten die grossen Volkserzähler der Gebirgsländer an keinen ewigen Fortschritt der Menschheit. Sie berichteten recht gern von versunkenen Zivilisationen von Heiden, sogar von übermenschlichen Riesen, die fast alles konnten und besassen, dadurch aber in jeder Beziehung übermütig wurden. Sie hätten schwächere Geschöpfe ohne Mass unterdrückt und gequält und seien zur Strafe entartet und fast spurlos verschwunden.

Eine einst beliebte Dichtung aus Graubünden, die wahrscheinlich eine Kunstsage ist, lässt auch die Quellen von Tarasp-Schuls aus den Tränen des Verfalls der «Heiden- und Räuberzeit» entstehen, eines Zeitalters, das sonst fast völlig vergessen ist. Aus dem Leid der Vergangenheit entsteht demnach das Glück für die spätere Menschheit, die neu anfängt. Aus dem Schlechten wird so das Gute – «wohltätig und verjüngend» wirkt es auf uns.

Uns sind hier vor allem die Worte aus dieser alten Dichtung wichtig, weil sie zeigen, wie man um die heilenden Wasser das ganze Land für bevorzugt ansah: «Durch diese Quellen wird ein jetzt ungeahnter Segen in diese, durch den Landbau nicht besonders günstige Gegend kommen. Hilfsbedürftige, von nah und fern, die sich schon feindlich gegenüber standen, werden aus dem gleichen Born ihre Gesundheit wieder zu erlangen suchen». Durch all die Quellen und Bäder sah man damit das sonst wirtschaftlich arme Land doppelt reich: Einmal schenkte es seinen Menschen, wenn sie es nur richtig anstellten, die Gabe einer guten Gesundheit, die das ganze Leben andauerte. Zweitens sah man aus der Umgebung der Wasser eine echte Friedensstimmung ausgebreitet: Menschen aus den europäischen Reichen der Umgebung, die oft bitter genug miteinander verfeindet waren, kamen hier zusammen. Sie verstanden plötzlich einander, trotz allen Wunden, die sie sich gegenseitig geschlagen hatten. Sie suchten ja, unabhängig aus welcher Windrichtung sie anritten, nach dem gleichen – nach Glück und Gesundheit. Erlangten sie wieder etwas davon, dies dank den wunderbaren Wassern, dann erfüllte sie echte Freude, die keine Feinde mehr kannte.

Noch heute erzählen schliesslich die Geschichten von Baden, Leukerbad oder Pfäfers, wie sich hier nach napoleonischen und andern Kriegen Engländer und Franzosen, Deutsche und Russen trafen und, von der gleichen Natur vereint, zusammen lachten und tanzten, ganz als wären sie Brüder und Schwestern.

Die erwähnte Dichtung aus Graubünden, die wohl den Gästen den Ursprung und die Bedeutung der heilenden Bergwasser erklären sollte, kündet sogar: «So werden Tausende und Abertausende hier Erleichterung von ihrem Leiden finden, viele werden gänzlich hergestellt dieses Tal verlassen und die Quellen nicht nur in der jetzigen Welt, sondern auch in andern noch unbekannten Weltteilen bekannt machen».

Die rührende Prophezeiung in diesem Satz können wir leicht erklären: Die ganze Sage soll, zumindest ihrem Inhalt nach, als ihren Schauplatz sehr ferne vorchristliche Zeiten besitzen. Die hier angeführten Worte sollen von einer Märchenfee stammen, die durch ihren guten Zauber die Tränen der Verfolgten in einen Segen für die spätere Menschheit verwandelte. Also war es für den Nachdichter der ganzen Sage im 19. Jahrhundert ein Ding der Höflichkeit, mit seiner Dichtung auch die Gesundheitstouristen aus ganz andern Erdteilen einzuladen.

Durch diesen hübschen Kunstgriff, ein Meisterstück der volkstümlichen Werbung aus den malerischen Tagen unserer Ururgrosseltern, verwandelte er die Bedeutung der Alpenwasser: Sie waren damit nicht nur das Geheimnis der Körperkraft der Menschen in ihrer Umgebung. Sie waren ein Geschenk des ganzen Berglandes an die ganze weite Welt – auch für jene Völker in den Fernen, die man in der Urzeit kaum gekannt haben kann.

Sie machten die Täler um die heilenden Wasser zu einem Segen für alle Rassen, den man niemandem entziehen darf: Hier um ein Reich der paradiesischen Gesundheit können sie alle wieder ihr gestörtes Gleichgewicht, die Befreiung von vielen Leiden – und damit ihren inneren Frieden finden. Sie sehen darauf die Welt mit besseren Augen an.

Sie finden die entspannte Ruhe, die Ursachen von vielerlei Zank und Streit zu verstehen. Feindschaften erlöschen um die gesegneten Plätze der Heilung. Die verschiedenen Menschen, sonst Gegner in endlosen Schlachten, lernten sich kennen. Sie kehrten dann in ihre fernen Heimatländer zurück und verkündeten dann auch in diesen etwas von diesem Geist des Verständnisses für die Mitmenschen. So sollten die Friedensinseln um die heilenden Wasser nach und nach auf die andern Länder, sogar auf die fremden Erdteile ihre Ausstrahlung finden. Die ganze Welt wurde so liebevoller, besser, schöner.

Solche Sagen, wie sie offensichtlich noch im letzten Jahrhundert gedichtet wurden, zeigen uns ein wenig des echten Idealismus und der Lebensfreude, wie sie die ganze Natur verzauberten. Das Volk um solche Quellen sah sich nicht nur als deren Nutzniesser, sondern auch als deren Verwalter für alle Hilfesuchenden auf der ganzen weiten Erde.

Von weisen Druiden-Frauen

Das klassische Bad der Schweiz, das nach dem Bewusstsein des Volkes schon bei den vorchristlichen Stämmen und dann im Mittelalter als ein heiliger Ort galt, war Baden. Nach der zäh fortlebenden Sage standen die hiesigen Quellen unter dem Schutz von drei weissen Frauen.

Soll dies die blasse Erinnerung an drei Göttinnen oder Feen sein, die mit ihren Kräften das Wasser erfüllten und es so heilig machten? Man hat mit diesen wunderbaren Bewahrerinnen dieses und anderer Bäder, von denen man bis in die Gegenwart erzählte, auch gewisse Steinfunde aus keltisch-römischer Zeit in Verbindung gebracht: Auf diesen sieht man regelmässig drei weibliche Gestalten, an deren mütterliche Güte zu den Lebewesen man offensichtlich fest glaubte. Wie die Sage von Baden und um ähnliche Plätze der Heilung zu beweisen scheinen, sah man ihr Wirken überall dort, wo die Natur ganz offensichtlich alle Geschöpfe, die dem Ort nahen, mit ihren Wohltaten überschüttet.

Andere romantische Forscher sahen in solchen Berichten die deutliche Erinnerung an die keltischen Priesterinnen, die Druidinnen. Sie hätten ihr heiliges Amt vor allem dadurch ausgeführt, dass sie die Erfahrungen ihrer Stämme über das Walten der Kräfte in der Umwelt sammelten, bewahrten und zum allgemeinen Nutzen anwandten. Sie seien etwas wie gütige Krankenschwestern oder Ärztinnen gewesen, die gleichzeitig die Seele und den Körper der Hilfesuchenden betreuten. Schon die Gelehrten und Chronisten von Renaissance und Barock sahen in solchen Frauen, die reine und weisse Kleider getragen haben sollen, die schönste Seite der im Geheimen fortwirkenden vorchristlichen Bräuche. In der Heilkunde um unsere Bäder, in der bis ins 18. Jahrhundert die Frauen, die Baderinnen und Bademädchen eine so wichtige Bedeutung bewahrten, hätte einiges aus dem Wissen dieser «Weisen Frauen» weitergelebt.

Dass das Volk der Heiler und Heilerinnen um die Bäder, eben der Bader, immer wieder von Eiferern als heidnisch und ketzerisch verdächtigt wurde, geht möglicherweise genau auf diese Überlieferung zurück. Die Hüter der Wasser, die den Menschen von allen Übeln reinigen sollten, waren eben stolz, Erben einer Tradition zu sein, die im Dunkel der Jahrtausende wurzelte.

Sehr schön ist alles, was man von den drei weissen und weisen Damen von Baden zu berichten wusste: Ob sie nun Naturgottheiten der warm sprudelnden Quellen waren oder sterbliche Druiden-Ärztinnen, eins sei sicher, man habe sie nur sehr selten erblicken können. Ihre Anwesenheit und auch ihre aufmerksame Beobachtung habe man aber dauernd gespürt, und dies sei die Ursache davon gewesen, dass sich sogar sonst sehr rücksichtslose Menschen in der Umgebung von Baden, genau wie an sämtlichen ähnlichen Heilplätzen, sehr anständig aufführten.

Geschah etwas, was den Weisen Damen und Volksmüttern missfiel, dann hätten sie unverzüglich eingegriffen und gezeigt, dass die heilenden Wasser nur für die guten Menschen erschaffen seien. Erlaubten sich vor allem die Gäste von Baden irgendwelche Unreinlichkeiten, dann versiegten ganz plötzlich die Quellen oder verloren zumindest ihre so vielseitigen Wirkungen. Dies geschah dann auch genau so lange, bis die Verfehlung durch die Schuldigen wieder gut gemacht war. Dann verziehen die Frauen von Baden grosszügig, und die Wasser der Tiefen sprudelten wieder.

Das Volk war eben überzeugt, dass auch während dem sittlichen Zerfall des Heidentums, man meint damit des spätrömischen Reiches, die uralten Bäder im Umkreis der Alpen lange noch Mittelpunkte der guten Menschen blieben. Ohne diese Orte, an denen man am deutlichsten die Güte und die Anwesenheit des Schöpfers spürte, hätten die im Umkreis wohnenden Völker gar nicht durchgehalten. Hierher kamen sie, dies in einer grausamen Übergangszeit, um sich an Geist und Körper aufzurichten, mit Widerstandskraft zu erfüllen.

Das fromme Mittelalter sah auf alle Fälle das Wunder seiner heiligen Wasser, eines Hauptmittels seiner Volksmedizin, als Geschenk der grossen Heiligen. In einer Unzahl von Legenden werden die wichtigen Quellen von solchen Menschen, wie sie nach dem Verfall des Römischen Reiches die Völker trösten, aus der Erde erweckt. Sie sprudeln unter ihren Füssen hervor und ermöglichen damit erst den Stämmen, in ihnen zuerst unheimlichen Gegenden zu siedeln: Sachlichere Sagen sehen in diesen Kulturbringern sehr erfahrene Kenner der Natur, die den ratsuchenden Völkern neue Quellen fanden und sie auch in den Möglichkeiten von deren Benutzung für sich und andere unterwiesen.

In Unterseen, dem alten Städtchen zwischen Thuner- und Brienzersee, erzählte man mir von einem heute verschwundenen Lombach-Bad. Es sei von wunderbarer Heilwirkung gewesen, die ihm der Heilige Beatus verliehen habe, auf den ja in den Alpen das Urchristentum zurückgehen soll. In Remüs im Kanton Graubünden befand sich neben einem Gebäude, das man als das Schloss des Heiligen Florinus ansah, eine Quelle, deren Wasser dank diesem vorzüglichen Mann einmal in Wein verwandelt worden sein soll. Ebenfalls in Graubünden wird vom Heiligen Viktor, im neunten Jahrhundert Pfarrer in Tomils, erzählt, der bis in die Gegenwart als «Talpatron» des Domleschgs gilt. Als er durch seine bösen Feinde den Märtyrertod erlitt, soll an dieser Stelle wunderbares Wasser aus dem Boden geströmt sein: «Da wo der Kopf auf die Erde fiel, sprudelte sofort eine Quelle hervor. Wer von diesem Wasser trank, wurde vom Fieber geheilt».

Solche Vorstellungen des Volkes könnten wohl spielend einen ganzen Band füllen. Lütolf fasst für die Kantone der alten Eidgenossenschaft – Luzern, Uri, Schwyz, Unterwalden und Zug – in wenigen Sätzen zusammen:

> Heilige Brunnen, will sagen solche, deren Entstehung und Kraft auf heilige Personen und Wunder zurückgeführt werden, gibt es mehrere, und wir zählen sie nur einfach auf. Die Quelle im Lutherbad; zu Werthenstein, auf St. Jost, zu Einsiedeln der Vierzehn-Röhren-Brunnen, am Ezel der St. Meinradsbrunnen, das Kaltbrünneli beim Kloster Engelberg. Die Quelle im Sakramentswald bei Giswil, das Bruder-Klausen-Brünnele bei Sachseln, der St. Columbansbrunnen zu Tuggen.

Völkerwanderung «dem Wasser nach»

Man hat von der grossen Völkerwanderung, wie sie am Ende des Römischen Weltreiches stattfand, häufig genug geschwärmt, dass die germanischen, slawischen und hunnischen Stämme sie aus Fernweh oder Neugier nach der Fremde unternahmen. Nach vielerlei Sagen scheint aber hervorzugehen, dass Menschen, die aus kriegerischen oder wirtschaftlichen Gründen ihre ursprüngliche Heimat verlassen müssen, sehr häufig auf ihren gefährlichen Wegen ein «neues Land» suchen, das ihrem früheren möglichst gleicht.

Entscheidend waren für diese Stämme, stets auf der Suche nach einer neuen Heimat, die in jeder Beziehung lebenswichtigen Wasser. Ihre Güte und ihre Eigenschaften bewogen sie zu bleiben, und wenn wir der Tradition glauben können, nahmen sie für deren heilende Wirkungen sogar etliche Nachteile eines felsigen Gebiets in Kauf, das im Verhältnis zu vielen Ländern eher wenige Erdschätze besitzt. «Gesundheit ist mehr als Reichtum», sollen die Eidgenossen gesagt haben, wenn man ihre Heimat als arm bezeichnete. Ihre Quellen und Brunnen sahen sie als eine Gabe des Himmels, mehr wert als sämtliche Lager von Edelmetallen und Edelsteinen.

Politik der Gesund-Brunnen

Johann Heinrich Tschudi gab 1714–1725 in Zürich seine «Lehrreichen, lustig-erbauenden Monatlichen Gespräche» heraus, die sehr viel das spätere Zeitungswesen unseres Landes anregten. Er schildert dabei Gespräche wohlmeinender und vielgereister Menschen aus verschiedenen Gegenden, die sich über Gott und die Welt kluge Gedanken machen: Vor allem geht es ihnen um eine Erneuerung ihres Landes, damit es nicht durch äussere und innere Einflüsse seine Zerstörung finden könne: Bezeichnenderweise treffen sich hier die erfahrenen Menschen etwa bei einem «wohlbekannten Gesund-Brunnen». Wenn wir nicht genug zeitgenössische Zeugnisse dieser Art besässen, könnten wir ohne weiteres annehmen, dass es in den vergangenen Jahrhunderten genau so war – in Baden oder Schinznach-Bad, Pfäfers oder Leukerbad, Blumenstein oder sogar dem stadtbernischen Matten-Bedli.

Hier war eben der Mensch frei von den Ketten des Alltags. In den Wassern, in denen man viel seiner seligen Zeit verbrachte, glaubte man «alle Kräfte des Frühlings» zu spüren. Die gleichen strömten in den Düften der Pflanzen der grünen Umgebung – und man hat bekanntlich zusätzlich viele der jeden Morgen gepflückten frischen Kräuter in das «Maienbad» gestreut. Das neue Jahr sah man auch im Treiben der Haustiere, die man sehr gern bei den Bädern hielt, die Gäste möglichst häufig mit besonders frischen Speisen zu stärken. Gelegentlich wurde versichert, dass man in der Umgebung gern Gänse hielt, da man von ihren Eiern eine zusätzliche Vermehrung der menschlichen «Lebens- und Liebeskraft» erwartete.

Da empfohlen wurde, möglichst wenig über die Lasten des gewöhnlichen Alltags zu reden, ging es um die Bäder herum tatsächlich «lustig» zu, ganz sicher anders als um die im Frühling verlassenen Städte und Dörfer. Wohlwollen herrschte unter den Menschen. Dank der Bewegung in der guten Luft und dem frischen Wasser schmeckten die Speisen doppelt so köstlich, obwohl sie schon an sich in der Umgebung der Badestätten sorgfältig genug bereitet wurden.

Bei Hans Rudolf Grimm findet sich sogar das Beispiel einer Rede, wie man sie offensichtlich zur Begrüssung der Kurgäste in den Bädern des 17.–18. Jahrhunderts hielt. Diese werden darin bezeichnenderweise ersucht, «die Wasserquellen und Bäder nicht nur (!) zur Wollust gebrauchen zu wollen». Doch so sehr der durchschnittliche Besucher oder die Besucherin dieser sagenhaften Plätze kaum viel anderes erwartete, als dass hier seine Zeugungskraft, Fruchtbarkeit und Lebenslust gesteigert würden, so sehr wurde das gefundene Wohlbefinden zu einer Grundlage des ganzen Daseins. Von den philosophischen Gedankengängen eines Paracelsus über die Weisheit der Natur bis zu den Träumen von einer gerechten politischen Erneuerung bei Tschudi und andern Volksfreunden mögen viele der besten Ideen im Umfeld der wunderbaren «Bedli» gefunden worden sein.

Hier muss man sich nur kurz überlegen, wie hoch die Zahl der Besucher dieser heilenden Wasser war, zumindest in Frühlingszeiten. «Die Anzahl der Badegäste soll sich manchmal auf achthundert belaufen», versichert uns der russische Geschichtsforscher Karamsin im ausgehenden 18. Jahrhundert. Kein geringerer als Casanova sah in den vielgenannten Aarebädern in der bernischen Matte «einige vierzig Kabinette», die alle Badestübchen waren.

Allein die Republik Bern soll damals gegen 100 Mineralbäder besessen haben. Auch wenn wir uns die meisten recht häuslich und winzig vorstellen, kommen wir zu einem kulturgeschichtlich wichtigen Schluss: Ein recht zahlreicher Berufsstand lebte in der Umgebung der Berggebiete weitgehend davon, ein anderer Teil des Volkes bezog auf alle Fälle von hier seinen Nebenverdienst. Selbstverständlich meine ich nicht nur die Bader und Baderinnen, sondern auch die ganze Nachbarschaft der Kurorte! Sie sorgte für die Bequemlichkeit der Gesundheitstouristen, diente in den malerischen Herbergen, beschaffte Nahrungsmittel und Getränke.

Es ist erst recht unmöglich, die Zahl der Besucher abzuschätzen, die sich mehr oder weniger regelmässig dem Genuss der Wasser und der frohen Geselligkeit, die um sie herrschte, von ganzem Herzen hingaben. Wenn wir uns aber überlegen, wie verhältnismässig dünn besiedelt unser ganzes Bergland noch im 18. Jahrhundert war, kommen wir wiederum zu einer weiteren Überlegung: Das Badeleben unserer nahen Vergangenheit nahm einen sehr bedeutenden Teil des Daseins der Eidgenossenschaft ein.

Auch wenn wir viele Sagen und auch etliche Berichte der fremden Reisenden als übertrieben ansehen, können wir aus dieser Verbindung von Naturverbundenheit, Unterhaltung und Heilkunst sehr viel vom Geist der einstigen Landeskultur begreifen. Eine sehr schöne Tradition der alten Schweiz versichert uns sogar, unter den Füssen der «ersten drei Eidgenossen auf dem Rütli» seien drei Quellen aus dem Heimatboden gesprudelt!

Vielleicht haben wir hier eine Wurzel des wunderschönen Volksglaubens, dass Liebe und Freundschaft dort am zuverlässigsten gedeihen, «wenn in der Nähe gutes Wasser fliesst». Frohe und feste Verbindungen jeder Art mögen wohl in sehr grosser Zahl um alle die «Heilquellen und Bäder» entstanden sein. ... «Vielleicht gäbe es uns alle nicht, wenn nicht unsere Vorfahren, um die Bedli herum, ihre Feste und Freuden gehabt hätten.» Auch dies sagte mir ein kluger Bauer von Heimiswil.

Dass die Schweiz seit dem entscheidenden Murtenkrieg mit dem Herzog von Burgund (1476) einigermassen friedlich sämtliche europäischen Stürme überdauerte, erklärt sich zumindest teilweise aus einem solchen Volksleben. Sogar die Religionsstreitigkeiten in ihren Grenzen waren zwar giftig genug, kannten aber meistens erstaunliche Zeiten der Entspannung. Dass die Kantone der Bergtäler «mit den heilenden Wassern» in keinerlei grauenhafte Schrecken wie die des 30-jährigen Krieges (1618–1648) hinein gerissen wurden, kann man ruhig aus solchen Tatsachen zu deuten versuchen.

Die führenden Menschen der Eidgenossenschaft, selbstverständlich auch ihre Freunde aus den Nachbarstaaten, verlebten eben gemeinsam ihre «jährliche Badelust». Sie fanden zusammen ihre Gesundheit und Frische des Geistes, dies in Tagen der sorglosen Entspannung. Sie verstanden einander dadurch viel besser und fanden heraus, dass es unter Menschen und ganzen Völkern ganz andere Möglichkeiten der Lösung von strittigen Fragen gibt als Kriegsdrohungen und endloses Blutvergiessen.

Volksglaube um die «Jugend-Quellen»

Der Arzt – ein Dichter und Seher?

Die wunderbare Sage, die noch immer in den Kindermärchen nachlebt, lässt die Erzeugnisse des Erdbodens von den Edelsteinen der Unterwelt ihre Eigenschaften annehmen. Die Blumen und andern Dinge, die leuchtende Farben besitzen, erhalten dadurch ihre Schönheit. Die Wasser bekommen ähnlich ihre Heilwirkungen geschenkt und geben sie in der richtigen Mischung den Menschen. Sie sind damit grosse Chemiker und Apotheker, zu denen wir stets in die Schule gehen müssen.

Der echte Arzt, das glaubte man um die Bäder im Umkreis der Alpen, ist ein Künstler. Die Phantasie und das Einfühlungsvermögen sind seine Arbeitsmittel, mit denen er dem Gesunden hilft, dass er nicht krank wird und dem Kranken, dass er völlig sein Leiden vergisst. So wie jeder Hilfesuchende sein Schicksal hat, das man nur schwer mit dem von andern vergleichen kann, so muss es ganz und gar verschiedene Heilmittel geben. Sie herauszufinden ist eine wunderbare Fähigkeit, zu der man zwar auf vielerlei Gebieten dazulernen kann, die man aber in sich besitzen muss.

«Die Bäder unseres Landes», so sagte mir ein Heiler aus der Gegend von Burgdorf, mit dem ich noch reden durfte, «sie sind der Beweis, dass sich die Natur niemals wiederholt». Das ist eigentlich fast wörtlich das gleiche, was gerade Paracelsus auf mannigfaltige Weise verkündete: «Ihr sehet, wie fein (subtil) und kunstreich die Natur dem Gras die grüne Farbe gegeben hat, auch den Blättern und Bäumen, so dass keine grüne Farbe der andern gleicht, wenn auch noch so viele da sind». Dies schreibt er übrigens ausdrücklich in seiner Arbeit über die warmen Erdquellen, und ähnlich versichert er uns an einem andern Ort: «Es gibt so viele Bäder wie Edelsteine».

Unzählige eigenartige Erfahrungen des Volkes, die er auf seinen Reisen nach Wahrheit bestätigt gefunden glaubte, werden von ihm aufgezählt. Das Geheimnis der Juwelenschätze, über die die Wasser der verschiedenen Badequellen strömen, wird nach ihm durch die Wirkungen der Wasser selber offenbart. Sie haben nach ihm die gleichen Eigenschaften, er redet sehr schön von «Tugenden», die die Edelsteine besitzen. Wie man weiss, gebrauchten diese die Ärzte seiner Zeit als Heilmittel, da sie fest an deren gesundmachende Strahlung glaubten.

Er versichert in diesem Sinne: «Es gibt auch Bäder und Wässer, die den Karneol gelöst in sich enthalten». Am Karneol hat nun die Ärzte aus solcher Überlieferung besonders dessen rote Farbe beeindruckt und sie benützten ihn, wie noch immer die traditionelle Volksmedizin, besonders wenn es um das rote Blut ging. Ähnlich wirken nun nach Paracelsus die Wasser, die von diesem Stein ihre Stärke erhalten haben: «Jede Blutung einer Wunde oder Ader stillen sie».

Ganz anders wirken nach ihm die Bäder, die zu den blauen Saphiren eine Beziehung besitzen. Noch heute glaubt man in der Volksmedizin, die in ihrem Kern auf uralte Tradition zurückgeht, dass gerade dieser Stein seinen Trägern hilft, «seelische Ruhe» zu empfinden. Schon bei seiner Betrachtung soll selige Zufriedenheit in uns einziehen und damit mancherlei in unserem Leib wieder in glückliche Ordnung kommen. Als ein äusseres Zeichen für dieses innere Gleichgewicht der Gedanken und Säfte sah man eine makellose, reine Haut als Spiegel des ganzen harmonischen Wesens eines Menschen. Es ist nun auffallend und sicher mit solchen Überlieferungen übereinstimmend, dass offensichtlich schon Paracelsus das Saphirwasser ähnlich verwendete und auch die Bäder mit Saphirwirkung empfahl. Sogar in den schweren Fällen sollten sie helfen, wenn durch Seuchen das Aussehen des Kranken, und namentlich das seiner Haut, zerstört wurde.

Andere Bäder haben wiederum im Licht einer solchen Betrachtung die genau gleichen Eigenschaften der Heilwirkung, wie man sie Bernstein oder Koralle zuschrieb.

> Manche Bäder haben die Flüssigkeit des Smaragd in sich. Diese lassen kein Verweilen in Unkeuschheit in sich zu, ohne tödlichen Schaden zu bringen. Denn wie der Smaragd selbst dies nicht ohne seinen eigenen Schaden gestattet, so duldet auch sein Bad dies (das unkeusche Treiben!) nicht bei denen ohne Schaden, die darin baden.

Die Wasser der einzelnen Bäder haben also nicht nur die wunderbaren Wirkungen, die man der geheimnisvollen Kraft der einzelnen Edelsteine zuschrieb. Sie haben auch all deren «Tugenden», und man muss sie mit der gleichen Ehrfurcht behandeln wie man sie den einzelnen Juwelen entgegenbrachte. So wie die allgemeine Überzeugung bestand, dass der grüne Smaragd nur dann gute Einflüsse auf einen Menschen ausübe, wenn sich dieser nur reinen Gedanken und Taten hingebe, genau so sollte sich dieser dem Bad in Smaragdwasser nähern. Also nur wenn der Sucher nach Gesundheit mit den allerbesten Absichten erfüllt war, erhielt er das ersehnte Geschenk der vollen Heilkraft.

Durch die Gedankengänge des Paracelsus, der zweifellos nur den damaligen Bäderglauben zusammenfasste, erhält seine ganze Medizin die Schönheit des Märchenhaften. Für die Gäste der Stätten der Heilung fand an diesen eine wunderbare Begegnung statt – zwischen dem Menschen und den Urkräften der Schöpfung.

Maibad in Pfäfers

Ursprüngliche Erfahrungen meisterhaft zusammenfassend zeigt gerade auch Paracelsus am Beispiel der Alpenbäder, wie wir in ihnen den ganzen Erneuerungsvorgang der Natur erkennen. «Gott hat dem Guten und dem Bösen sein Ziel gesetzt, damit nichts zu hoch aufsteige. Das Bad Pfäfers muss sich auch verjüngen, damit es in der gleichen Tugend bleibe, damit weder zu viel Böses noch Gutes werde.»

Paracelsus erklärt dazu recht ausführlich:

> Gott hat bestimmt, dass im Sommer die Körper wachsen und leben sollen, die den Kräften der Sonne unterworfen sind. Mit dem Sommer wachsen Kräuter und anderes. Sie sterben auch mit ihm. So merket auch von Bad Pfäfers, dass seine Verjüngung im Frühling beginnt und ihr Ende im Winter erreicht. Es wächst mit den Kräutern und stirbt mit ihnen. Wie die Kräuter von Aufgang der Sonne (im Frühling) gezwungen werden, dass sie aus der Erde wachsen müssen, so wird auch durch die Macht und Wirkung der Sonne das Bad Pfäfers gezwungen, hervorzukommen und sich mit den irdischen Gewächsen zu zeigen. Mit dem Termin der irdischen Dinge muss es wieder vergehen und seinen Samen in die Erde setzen, welcher durch die Kraft der Sonne wieder verjüngt wird, zu seinem alten Wesen.

Der Mensch, der im Umkreis der Berge die Bäder im Frühling aufsucht, empfindet sich als ein Kind dieses ewigen Kreislaufs der Naturkräfte. Er schaut die Verjüngung in den Kräutern um die Heilquellen, erkennt, wie neue Energien die Pflanzen hervorbringen und ist dadurch überzeugt, selber an der allgemeinen jährlichen Erneuerung der Welt teilzunehmen. Die Märchen und Volkslieder, die noch von den wunderbaren Jungbrunnen in den Bergen berichten, sind damit keine Erzeugnisse der reinen Phantasie: Sie sind eine dichterische Verherrlichung der Vorgänge, auf die man sich den ganzen Herbst und Winter hindurch freute und die man jährlich als einen Höhepunkt genoss.

Man ging nach der lebendigen Überlieferung in die Bäder gar nicht, weil man sich schon alt und krank fühlte, man besuchte sie, um nach Möglichkeit den Zuständen des seelischen und leiblichen Verfalls vorzubeugen. Die Welt um die Wunderwasser war darum sehr häufig von Menschen in der Fülle der Lebenskraft überlaufen. «Für die richtigen Kranken waren solche Orte gar nicht zu empfehlen», erinnert man sich bis in die Gegenwart, «sie hätten kaum den Lärm und die Lustbarkeiten ausgehalten, die hier stattfanden».

Ohne das Frühlingsbad, das «Maibedli», glaubte man gar nicht leben und eine neues Jahr überleben zu können. Wenn sich Eis und Schnee zurückzogen, die Knospen sich zu entfalten, die Blumen zu blühen begannen, fand die berühmte Pilgerschaft zu den heiligen Wassern statt. Wer es sich leisten konnte, besuchte die für ihre geheimnisvollen Kräfte berühmten Bäder. Adelige, Patrizier, reiche Handwerker und Bauern waren in dieser Zeit weder in den Städten noch in den Dörfern zu finden.

Die ärmeren Schichten, die es sich weniger leisten konnten, zogen zu den bekannten «wilden» Plätzen, die es aber in unserem Land hundertfach in der noch ursprünglichen Landschaft gab. Mit einem Wort: Mag die Freude am Wasser nach dem Ende des eigentlichen Mittelalters, den teuflischen Religionskriegen und Hexenverfolgungen häufig genug als «Sünde» gegolten haben, mindestens im Frühling war in der Umgebung der heilenden Quellen nur wenig von dieser Einstellung anzutreffen.

Ursprünglich und mit elementarer Kraft suchte an diesen Orten der Mensch seine Erneuerung, und ohne dieses «Badewesen» glaubte er kein neues Jahr beginnen zu können. Wer im «neuen» Wasser seine volle Lebensfreude gewinnen kann, dies war die feste und allgemeine Überzeugung, der kann damit die ganze Melancholie, die trüben Gedanken, die schweren Giftstoffe herausschwitzen, die sich den ganzen finsteren Winter hindurch in ihm ansammelten. Seine Säfte werden dadurch wieder rein, und in den kommenden zwölf Monaten wird er dadurch um kaum einen Tag älter.

Wir können die Überlieferungen, die es über die Bäder gibt, mit den Schriften vergleichen, wie sie noch vor dem ersten Weltkrieg 1914 reichlich über die «Kur-Orte» erschienen. Stets können wir auf alle Arten die Auffassung wieder finden, die Paracelsus in seinen Betrachtungen über Pfäfers ausdrückte. Hier sah er einen Ort der Reinigung. Demjenigen, der ihn weise benützt, treibt er «das Widerwärtige aus».

Nehmen wir noch weitere Angaben, wie sie Paracelsus über die von ihm so hochgeschätzten Wasser von Pfäfers liefert: Gold, Kupfer und Blei, die Metalle der Himmelsplaneten Sonne, Venus und Saturn, geben ihnen nach ihm «Kraft und Tugend». «Es (das Wasser von Pfäfers) läuft durch diese Erze, und zuletzt durch Eisenerze und einige Alabastersteine…». Gerade durch diese günstige Verbindung mit Metallen und Steinen, wie sie ähnlich und doch jedesmal anders auch bei andern Bädern und Heilquellen stattfindet, wird das hervorkommende Wasser zu einer Wunderarznei.

Gerade Pfäfers ist darum nach Paracelsus ein wahres Bollwerk gegen Frauenleiden. «Es (sein Wasser) hält die Menstruation in Ordnung, es hemmt sie und ruft sie hervor.» Überhaupt galt dieser Ort als besonders gut für Mann und Weib, um das verlorene Gleichgewicht der Kräfte und Säfte ihres Körpers wieder ins Gleichgewicht zu bringen: «Pfäfers ist auch für die gut, die lange krank waren und beginnen, wieder zu Stärke zu kommen».

Was von Bädern unseres Alpenlandes allgemein geglaubt wurde, dass sie, namentlich im Frühling, unseren ganzen Körper erneuern und verjüngen, wurde – wie wir schon sahen – besonders Pfäfers zugeschrieben. Gerade der Aussatz, der sonst häufig als völlig unheilbar angesehen wurde, sollte durch die wunderbare Mischung in Erde und Gestein von den Kranken ausgeschieden werden. Paracelsus versichert uns darum: «Es (das Wasser dieses Orts, S.G.) zieht den Leprakranken die Haut ab und macht ihnen eine grosse Trockenheit, dann eine neue geschlossene Haut. Daher kann man sagen, dass es die Lepra gleichsam heilt.»

Der grosse Arzt des Alpenlandes erzählt dies nicht nur nebenbei, sondern er gibt dazu noch eine genaue Anweisung der Praxis dieser Art. Damit die Wirkung gegen den Aussatz zuverlässig eintrete, wurden bestimmte Kräuter dazu genommen, um noch die reinigende Wirkung von Pfäfers zu vermehren. Auch diese Stelle sei hier angeführt, weil sie uns noch besser zeigt, wie man bei schwerer Krankheit die natürlichen Heilmittel verordnete und anwandte:

> Drücke mit dem gemeldeten Wasser den Saft (der Heilkräuter) aus, damit der sechste Teil des Bades von dieser Farbe da sei. Darin lasse baden. Es (also die so entstandene Badeflüssigkeit) zieht einen grossen Schleim und Wust aus. Wenn die Notwendigkeit wegen des Gestankes es erfordert, so erneuere das Bad. Wenn die Wirkung aufhören sollte, lasse bis zum Ende der Badereise im lauen Badewasser weiter baden.

Aus diesen kurzen Sätzen, den Hinweisen von Paracelsus für die Badeärzte von Pfäfers, ersteht bereits vor unseren inneren Augen die Behandlung des 16. Jahrhunderts mit den edlen Wassern. Duft der Heilkräuter erfüllte die Räume, übertönte den Geruch einer mörderischen Krankheit. Ein wesentlicher Teil der ganzen «Badefahrt», also der Reise nach Gesundheit an den berühmten Ort, wurde tatsächlich im reinigenden Element verbracht. So stark dessen «ziehende» Wirkung auf den Leib war und damit half, Giftstoffe auszuscheiden, so stark mögen die Geschichten über den Ursprung der «Kraft» des Wassers auf die Phantasie der Kranken gewirkt haben.

Sie sahen, genau wie die Sagenerzähler unseres Landes mit ihren zahllosen Geschichten über das Wirken der unterirdischen Erd- und Quellengeister, die Ströme durch die verborgenen Schätze wandern. Sie schauten, wie sie sich mit den verschiedenen Erzen «vermählen» und damit deren Bestandteile aufnehmen. Der Leidende sah sich dank solchen Vorstellungen von den edelsten Bestandteilen der Erde umgeben und dadurch sozusagen durch den ganzen Reichtum des Erdbodens wiedergeboren.

Hilfe nur für gute Menschen

Der alte Glaube, der die Quellen des Landes so gern auf grosse Heilige zurückführt, besitzt eine verständliche Schattseite. Genau wie die «Kraft» im Wasser ein Geschenk des Schöpfers für die Taten guter Menschen ist, so sollen die Brunnen und Bäder sehr häufig ihre «Tugenden» verlieren, wenn bei ihnen «schlecht» gehandelt wird.

Wichtig scheint uns in dieser Hinsicht die Geschichte, die das Volk mit dem Salwidenbad im Entlebuch verknüpfte. Ein unglückliches Mädchen wurde von seiner bösen Stiefmutter in jeder Beziehung gequält. Einmal hatte diese dem Kind sogar eine Wunde beigebracht, und dieses entfloh dem grausamen Weib in die Natur. Es kam zu einer schönen Quelle, die kräftig und klar aus dem Boden sprudelte. Weinend beugte es sich zum Wasser und wusch in diesem seine Verletzung.

Es fand nun nach der Sage die Heilung statt, die an ein Wunder grenzte. Die Wunde schloss sich, die Schmerzen verschwanden, und das arme Mädchen fühlte sich in Augenblicken getröstet und heil. Doch kaum fühlte es das Glück der Gesundheit, schon fiel es ihm ein: Die böse Stiefmutter litt schon lange an einem ganz schlimmen Wundschaden. Wer weiss, vielleicht war sie wegen dieser Krankheit so masslos schlimm? Sollte es, wenn es nun wieder heimging, dem gemeinen Weibe den Ausweg aus den Schmerzen verraten? Vielleicht würde es sich durch die Heilung bessern?

Doch das Mädchen verwarf diese guten Gedanken. Die schöne Absicht, die ihm unmittelbar nach dem Verschwinden seiner Wunde durch den Kopf ging, schien ihm schon bald dumm. Die böse Frau hatte es schliesslich lange genug schlecht behandelt, jetzt hatte es selber die allerbeste Gelegenheit, es seiner Peinigerin heimzuzahlen. Sie sollte weiterhin von ihrem Wundschaden Schmerzen empfinden. Das Mädchen wollte ihrer Feindin dann gut zuschauen und zuhören und dabei Schadenfreude ohne Mass empfinden. Es konnte sich dann daran weiden, dass nur wenige Worte genügen könnten, das Leiden der Stiefmutter zu beenden. Aber es wollte es in keinem Fall und sich in der ganzen Zukunft, vielleicht lange Jahre, an der scheinbar unheilbaren Krankheit der andern ergötzen…

Also liess es von seiner schönen Entdeckung des Heilwassers kein Sterbenswörtchen verlauten. Es vergass in seiner Rachsucht völlig, dass es nicht nur das immer bösere Weib bestrafte, sondern eigentlich das ganze Volk der Gegend. Wegen dem Hass des Mädchens auf die Stiefmutter wurden auch alle andern kranken Mitmenschen der Umgebung der Möglichkeit beraubt, auf einem raschen Weg wieder ihre Gesundheit zu erlangen…

Erst als das Kind wieder eine Wunde am Leib besass, beschloss es von neuem, das Wasserwunder für sich allein zu benützen. Doch die grossen Geschenke der Natur sind in unseren Sagen nicht dazu da, von Einzelnen für ihre engen und selbstsüchtigen Zwecke verwendet zu werden. Also stand dem

Mädchen, das im Geheimen zu seinem Schatz ging, eine schlimme Überraschung und Enttäuschung bevor. Der Brunnen der Gesundheit war vom Erdboden völlig verschwunden, und es konnte noch lange verzweifelt nach ihm herumsuchen.

Die Erde hatte ihr Geschenk, eine Wohltat für alle leidenden Menschen, den Unwürdigen entzogen. Wunden waren nun wieder Übel, die schwer verheilten und leicht verunreinigt werden konnten. Sie waren nicht mehr Kratzer, die man durch wunderbare Wasser fast so leicht abwaschen konnte wie etwas Schmutz an seinen Händen…

Doch unsere Sagen sind nun einmal in der Regel tröstend. Genau wie ein Wasser nach ihr verschwindet, wenn es von Unwürdigen und Eigennützigen missbraucht wird, so rinnt es doch irgendwo in der Tiefe weiter. Es geht verloren und kann dann auch wieder von guten Leuten, die es auch im Dienst der Mitmenschen zu gebrauchen wissen, neu «erfunden» werden. Genau so sei es dem Salwidenbad im Entlebuch gegangen. Die Quelle rann im Versteckten weiter und hat, da die Menschen das Nutzungsrecht eingebüsst hatten, so den Waldtieren viel Gutes getan. Als eine bestimmte Zeit um war, sei sie dann auch wieder entdeckt worden.

Die Menschen des Entlebuch erinnerten sich aber noch lange der traurigen Geschichte um die erste Entdeckung. Sie versuchten darum, das gute Wasser nicht nur für sich selber zu hüten und zu verwenden. Sie taten alles, es auch für alle zugänglich zu machen, die es in ihren Leiden brauchen konnten.

Man versuchte überhaupt, wie es uns vielfach von den alten Bädern bezeugt wird, in der Nähe der reinigenden Wasser jeden neidischen, missgünstigen Gedanken an andere Leute zu vergessen.

Anregung aller Sinne

Wir müssen die Auffassung des Volkes und damit der diese in vielem teilenden alten Badeärzte genau begreifen. Dann verstehen wir wahrscheinlich einen guten Teil der sinnlichen Volkskunst in den Wirtschaften, in denen man sich aufhielt, wenn man zur Badekur reiste. Wir begreifen auch, warum die viel erwähnte «wilde» Unterhaltung, die nach der Sage an diesen Orten stattfand, sozusagen ebenfalls als ein bewährtes Heilmittel galt.

Die Lebensangst, die schwarze Melancholie, der Trübsinn sind, ebenfalls nach Paracelsus und einer Unzahl seiner Schüler durch die Jahrhunderte, ein Nährboden von unzähligen Übeln. Im Menschen ist ihm ein «himmlischer»

Magnet. Sind wir voll Freude und Zuversicht, scheint uns die Welt trotz allem als ein Geschenk, für das man dem Schöpfer danken kann, zieht dieser Magnet von überall gute Kräfte an. Sind wir dagegen von Furcht erfüllt, sehen überall nur das Böse, erwarten wir ausschliesslich Schlechtigkeiten, dann lockt der gleiche Magnet von allen Seiten die verderblichen Einflüsse an.

Gerade der Russe Karamsin, dessen Besuch von Baden im 18. Jahrhundert wir soeben erwähnten, hat über die Melancholie sehr beachtenswerte Beobachtungen niedergeschrieben. Er besuchte bekanntlich auch England und traf dort die Schicht der Menschen seiner Zeit, die anscheinend die reichste war. Sie waren nach ihm die Enkel jener Eroberer und Händler, die in Indien Macht gewonnen hatten und dadurch mindestens so reich waren wie die sagenhaften asiatischen Fürsten.

Sie, die den Kampf ums nackte Überleben höchstens noch als Märchen kannten, waren nach Karamsin endlos unglücklicher als die Ärmsten der Armen, wie es sie auch in ihrem Lande mehr als genug gab. «Umgeben von allen Mitteln zum Genuss, verlieren sie an allem den Geschmack, und sterben lange vor ihrem Tode.» Karamsin seufzte:

> Wie sonderbar ist nicht der Mensch! Er klagt über Sorgen und Unruhe, und wenn er alles hat und ohne Sorgen ist, so gähnt er an Langweile. Der reiche Engländer reist, wählt sich eine Liebhaberei, wird Verschwender, nimmt eine Frau und erschiesst sich endlich, und das alles aus Langeweile. Er ist unglücklich vor lauter Glück.

Ein alter Heiler bei Thun, mit dem ich noch über die Heilkraft der alten Quellen reden durfte, versicherte mir: «Die Badeärzte erklärten alle Krankheiten, an denen ihre Patienten litten, aus der Verderbnis der Körpersäfte, der Humores. Mit diesen Humores hängt nun unser Wort Humor zusammen – Humor ist nun, wenn man trotzdem lacht, an seinem Leben doch einigermassen Spass hat». Verliert man nun völlig die Fähigkeit, über seine verschiedenartigen Erlebnisse zu lachen, dann verlieren die Humores ihre Fähigkeit, spielend mit den Krankheitskeimen und -giften fertig zu werden.

Gleich ihrem grossen Vorläufer und Meister Paracelsus glaubten die einstigen Badeärzte, dass es entscheidend wichtig ist, die Lebensfreude in jedermann zu erwecken. Gewinnt jemand wiederum Witz, Heiterkeit und Lustigkeit, die man alle mit dem vielschichtigen Begriff Humor verband, dann bewegen sich seine «Humores» lebhafter. Der Vorgang der Reinigung und damit Erneuerung seiner Körpersäfte ist glücklich eingeleitet. Wie erwachende Bergströme im Frühling sind sie nun von neuem fähig, alles weg- und auszuschwemmen, was der Entfaltung des Lebens im Wege steht.

In diesem Sinn ist die heitere Lebensweise, die man mit so vielen Mitteln in den Bädern pflegte, die eigentliche Voraussetzung der Entschlackung des menschlichen Körpers. Das äussere Wasser, das dann seinerseits von allen Seiten auf den Körper einwirken muss, hilft nur diesen inneren Flüssen. Es verstärkt deren Kraft, weil man diese Ströme des Blutes und der anderen «Säfte» irgendwie als mit den Wasserfluten für verwandt ansah. Sie lassen durch ihre mannigfaltigen Einflüsse die Giftstoffe aus sämtlichen Poren treten und tragen sie mit ihren Wellen fort.

Gerade in der Zeit Karamsins, der sich so genau zu der furchtbaren seelischen Krankheit des Überdrusses äusserte, entdeckten übrigens die Engländer das Wunder der Alpenbäder. Viele dieser Menschen, so wird noch heute erzählt, fanden dann beim jährlichen Wandern und Baden im Alpenraum eine neue rettende Lebenslust. So haben anscheinend uralte Vorstellungen über das Wesen der Gesundheit noch im letzten Jahrhundert ihre Auferstehung gefeiert.

Verjüngung in Leuk und anderswo

Wir vernehmen auch, dies nach einer Quelle von 1816, dass dieses Spiel mit den Blumen auch in den andern Alpenbädern seine Verbreitung erhielt und überall die Menschen begeisterte:

> Das ist die Eigenschaft aller heissen Sprudel. In den Bädern zu Leuk in Wallis, wo alle Gäste in einem gemeinsamen Baderaum zusammen sitzen müssen, ist es eine eigene Spekulation des Badewärters, den Patienten auf die schwimmenden Tischchen, die er vermietetet, Alpenrosen hinzulegen. Sie bekommen, wenn auch schon halb verwelkt, im Badewasser wieder neues Leben.

Auch wenn wir keine alten Darstellungen über das märchenhafte Volkstreiben in den warmen Wassern von Baden oder Leuk hätten, erstehen vor uns aus solchen Stellen wunderbare Bilder. Viele Leute, die zu Ross oder sogar zu Fuss an die heilenden Plätze gepilgert waren, sitzen zusammen im Bad. Sie sind müde von ihren Wanderungen über holperige Wege und gefährliche Bergpässe. Eine «Badefahrt» von damals war ein grosses Abenteuer, manche Nacht musste in Gaststuben verbracht werden, und gelegentlich musste man räuberischem Gesindel ausweichen. Endlich im Heilbad angekommen, regte sich wohl in jedem Gast der verständliche Zweifel: Nun bin ich endlich da! Machen sich aber alle meine Anstrengungen und Ausgaben bezahlt?

Nun stellt der kluge Badewirt den Gästen Blumensträusse auf ihre Holztischchen. Eine Kräutersammlerin hat sie wohl schon am vorherigen Abend gebracht und man sieht ihnen an, dass sie matt und welk sind, sich auf ein baldiges Absterben bereiten. Traurig blicken die Badenden ihre Pflanzen an, und eine trübsinnige Stimmung schleicht durch ihre Gedanken. Fühlen nicht auch sie sich immer leichter müde? Naht nicht auch ihnen allen mit leisen Schritten das Alter und mit ihm eine Unzahl von Leiden für sämtliche Leibesglieder?

Traurig liess man also in Baden oder Leukerbad die Häupter hängen und die welken Blumen wurden zu melancholischen Symbolen für die Vergänglichkeit von sämtlichen schönen Dingen unserer so unbeständigen Welt. Doch auf einmal, in die Stille hinein, ein Freudenruf: Hatte sich nicht ein Blütenstengel wieder aufgerichtet? Wirkten nicht bereits die Blätter so frisch, als wäre die Pflanze noch auf einer grünen Weide? Man stritt nun herum, ob diese Beobachtung zuverlässig war oder aus einer Vorstellungskraft kam, von den phantasievollen Bademärchen entzündet.

Doch bald sahen es alle, es war unbestreitbar! Der Wärter und die Gäste, die schon viele Jahre an den Ort der Wunder kamen, schmunzelten über das offene Staunen der Neulinge. Die Pflanzen erholten sich zusehends in den warmen, sie von allen Seiten netzenden Dämpfen. Bald wirkten sie so frisch und farbig, als habe die gute Kräuterfrau sie erst vor einem kurzen Augenblick vom Erdboden geholt.

Die Menschen im Wasser jubelten, nicht nur um das Blumenwunder, sondern weil jetzt für sie alle eine leise Hoffnung zu einer festen Sicherheit wurde: Wenn sich hier Primeln oder Alpenrosen so schnell und gründlich erholen konnten, dann war es selbstverständlich auch für sie möglich. Was welk, matt, müde in ihrem Körper war, das würde jetzt durch die dampfenden Sprudel verschwinden. Ihr Leib war bereits daran, dessen waren sie überzeugt, sich in jeder Beziehung zum Guten zu wandeln. Jeder schwarze Trübsinn würde schon bald verschwinden und der frischen Tatkraft den Platz räumen.

Wohl aus solchen Überlegungen und Erfahrungen stammt die Redewendung: Man wird jedes Jahr nicht jünger, es sei denn, man verbringt den Maien im Bedli.

Medikament Lebenslust

Die «sinnlichen» Stimmungen im Umkreis des schweizerischen Badewesens und namentlich in den Gasthäusern, die diesem dienten, wurden oft genug missbilligt oder bestaunt. Die Volkskunst der Vergangenheit scheint, wenn wir ihre

Reste betrachten, der Ausdruck dieses Geists der Lebensfreude gewesen zu sein. Die naive Ursprünglichkeit des Mittelalters hält sich also zäh an solchen Kulturinseln. Der ganze melancholische Zeitgeist, der nach den vielen Religionskriegen und den damit zusammenhängenden Hexenverfolgungen dauernd das 15.–18. Jahrhundert verseuchte, flieht diese Badewirtschaften.

Der bereits erwähnte Karamsin war ein sehr guter und geistreicher Beobachter all der bunten Bräuche und Sitten, und es ist für uns sehr wichtig, dass er gerade bei seinem Besuch des Städtchens Baden feststellte: «Noch muss ich einer Sonderbarkeit erwähnen, die ich in allen Städten der Schweiz, durch die ich gereist bin, gefunden habe. An den meisten Häusern findet man nämlich Aushängeschilder mit Inschriften, die zum Teil höchst dumm und lächerlich sind.»

Ein anderer Reisender, es handelt sich um J. G. Heinzmann, der gleichzeitig die Schweiz erforschte, drückt sich über solche Beschriftungen und Malereien, noch eindeutiger aus:

> Man sehe die Menge von zottigen Weid-Sprüchen, die abscheulichen Epigramme, Figuren und Schweinereien, die in allen Schweizer Wirtshäusern an den Mauern meist in französischer Sprache hingesudelt und angeklext werden, und man schliesse daraus, was wir den Fremden zu verdanken haben. In keinem Lande findet man das so allgemein und mutwillig.

Diese lüsternen Bilder und Beschriftungen galten damit offensichtlich im damaligen Europa für einzigartig und scheinen, wenn wir das erwähnte Zeugnis aufmerksam genug lesen, die fremden Gäste geradezu angelockt zu haben.

Dem gleichen Reisenden verdanken wir bezeichnenderweise einige entsprechende Beobachtungen über das berühmte bernische Badewesen in der Matte, dem Quartier am Aarefluss. Als Schlussfolgerung zu all seinen Eindrücken stellt er fest: «Man hat mir auf meiner Reise erzählt, und ich habe der Beispiele viele gesehen, dass üppige Fremde bloss darum gewisse Orte unserer Schweiz gerne und oft bereisen ... um ihren wilden Gelüsten zu folgen – wo die Gelegenheiten ihnen offen stehen....»

Diese «gewissen Orte», die von den Gästen des Landes geradezu überlaufen wurden, scheinen sich nach den vorhandenen Zeugnissen ziemlich genau mit den Plätzen der wunderbaren Bäder gedeckt zu haben! Wir wollen selbstverständlich nicht die viel erwähnten «wilden Gelüste» rechtfertigen, die hier im 17.–18. Jahrhundert wohl wirklich gereizt und gepflegt wurden. Es war dies aber nach uns nur die Schattenseite des anscheinend wirklich «allgemeinen» Versuchs, das ganze Land und namentlich dessen Badefreuden zur «Heimat der Lebensfreude» zu machen.

Wenn die Überlieferung richtig unterrichtet, schmückte man die Gaststätten, dank denen man zu den Bädern gelangte, sehr gern mit den Bildern von allerlei Nymphen und Wassernixen. Sie verzierten auch die Wasserröhren, durch die der Segen der Heilquellen den Menschen zufloss. Man stellte etwa auch dar, wie sie an Ufern und auf dem Rand von Wunderbrunnen sassen. Was man nachträglich als Ausdruck der Lüsternheit verdammte, war wohl ursprünglich die Sehnsucht der Menschen, die ganze Natur als von einem sinnlichen und glücklichen Leben erfüllt zu schauen.

In diesem Sinn verstehen wir die Freude der Reisenden aus ganz Europa, wenn ihre «wilden Gelüste» durch die seltsame Volkskunst des Bäderlandes angeregt wurden. Möglicherweise tat sie nicht weniger zu ihrer Heilung als die Wasser, in die sie dann jedesmal tauchten, um herauszufinden, ob deren Weltruhm nicht doch etwas übertrieben sei.

Wiederum Paracelsus, dessen ärztlichem Scharfsinn wir so viel zum Verständnis des alten Bäderwesens verdanken, hat es grossartig ausgedrückt: Die äusseren Mittel, die man bei der Heilung eines Menschen braucht, also z. B. auch das gute Wasser, sind nach ihm die Krieger im Kampf gegen die Übel. Der General aber, der sie richtig in diesem Krieg zwischen Gesundheit und Leiden einsetzt, ist demnach die Vorstellungskraft des Menschen. In diesem selber muss zuerst einmal der Lebenswille, damit der Spass am Dasein, geweckt werden. Gelingt dies, dann ist nach ihm die Hilfe mit äusseren Mitteln eine verhältnismässig einfache Angelegenheit.

Geschenk der Fruchtbarkeit

In der Stadt Baden nannte man das Verenabad heilig! Aus dem Grund, weil man es geradezu als Geschenk der frommen Begleiterin der thebäischen Legion ansah, galt es geradezu als ein himmlisches Geschenk an alle bedürftigen Armen. Unentgeltlich durften sie es für ihre Gesundheit geniessen. Überall in der alten Eidgenossenschaft war diese Tatsache bekannt, und aus allen Kantonen der Eidgenossenschaft schickte man hierher die Notleidenden. Wurden die dank dem Bad der heiligen Verena wieder gesund, dessen war man fest überzeugt, dann fanden sie schon bald einen gangbaren Weg, für sich selber zu sorgen.

Gegen hundert Menschen fanden zusammen im Bad der Heiligen ihren Platz. In langen Reihen sassen sie dann, unentgeltlich und fast endlos geduldig, in den heilenden Wassern, der eine bis zum Hals, der andere bis zur Herzgrube eingetaucht. Es wird sogar zuverlässig erzählt, dass ein Bademeister unermüdlich zu den verschiedenartigen Sitten dieser weitgereisten Armen schauen musste. Er hatte angeblich eine Rute an einer langen Stange, und begann sich jemand im Verenabad ungebührlich aufzuführen, so konnte er ihn mit seiner Waffe recht schmerzhaft treffen.

Die Öffnung im Boden, aus der das warme Wasser zu den Unglücklichen sprudelte, heisst Verenaloch. Es spricht einiges für die gemeinnützige Gesinnung der alten Badener, dass sie für diese Armen aus sämtlichen Kantonen nicht etwa eine eher minderwertige Quelle bereitstellten, sondern eine, die man für die wirksamste hielt. Man sagt darum, Baden sei ein Ort gewesen, wo nicht etwa, wie fast überall auf der weiten Welt, die Armen mehr oder weniger Neid auf die Begüterten empfanden, sondern eher umgekehrt. Der Wassersprudel der liebenswürdigen heiligen Verena wurde deshalb oft auch von Reichen aufgesucht, die sich unauffällig unter das «Bettelvolk» mischten.

Besonders berühmt war die Wirkung des Verenalochs unter den Frauen, die es schwer genug hatten, in ihrem Leib Kinder tragen zu können. Auch die wohlhabendsten Damen blickten darum in Baden mit traurigen Augen auf ihre armen Schwestern im Bad für das bedürftige Volk. War es nicht zuletzt die Güte der Heiligen Verena, die den Bettlern so häufig eine zahlreiche und erstaunlich gesunde Kinderschar schenkte? Manche angesehene Ritter- oder Patrizierfrau hätte darum gern mit diesen Weibern in schlichtem Rock oder gar in bunten Lumpen getauscht! Ihre besten Jahre verstrichen, tiefer wurden die Sorgenfalten ihres Gatten und auch ihre eigenen, aber ihre schöne Adelsburg oder das schmukke Stadthaus besass immer noch keinen Erben.

So soll der Badewäscher des Verenabades von Baden einen recht einträglichen Beruf besessen haben. In nächtlichen Stunden musste er bekanntlich das von den vielen Besuchern verunreinigte Wasser abfliessen lassen und anschliessend den Steinboden und die Steinsitze spülen. Doch bei dieser Arbeit, sorgfältig getan, wenn die Bewohner des Städtchens schliefen, kam häufig aus dem Dunkeln eine verhüllte Frau, meistens mit ihrem Dienstmädchen. Der Badewäscher freute sich selbstverständlich über einen solchen meistens schweigsamen Besuch, da ihm dieser als ersten Gruss immer ein gutes Geldstück in die Hand drückte. Die Dame zog nun rasch ihre Badehre an, ein langes Hemd von feiner Wolle. Nun führte sie der diskrete Arbeiter zum Verenaloch, wo der heisse Sprudel unermüdlich aus den Erdtiefen emporrauscht. In der Ruhe der Nacht, im Dunkeln verborgen vor allen Blicken von Neugierigen, sollte die Kraft der Heiligen Verena besonders wirksam sein.

Offenbar glaubte man zumindest ebenso an ein unmittelbares Wunder der himmlischen Frau wie an den Zauber des Wassers. Manches Weib soll nur einige Zeit ein Bein in die Wasserröhre gesenkt haben, bis es völlig durchwärmt war. Dies soll völlig genügt haben, dass es recht bald in ihrem Leib die freudigen Anzeichen seiner Mutterschaft bemerkte. Schon im voraus waren darum solche zahlreichen Besucherinnen des Wunderbades bereit, der grossen Heiligen für ihre Güte gegenüber Not suchenden Frauen zu danken. Sie stellten dann anschliessend brennende Wachskerzen in das steinerne Gehäuse vor dem Verenabild.

Man kann es sich vorstellen, wie sehr solche nächtlichen Besuche auf die Vorstellungskraft der Ururgrossmütter gewirkt haben mögen. Die nächtliche Stille lag auf dem schlummernden Städtchen. Am Himmel schimmerten höchstens Mond und Gestirne, zurück gegrüsst von den kleinen Lichtern zu Ehren der Heiligen. Immer hatte das Bild frische Blumenkränze im langen Haar, das zusätzlich eine hohe Flitterkrone aus Golddraht zierte. Das wunderschöne Gesicht Verenas erschien durch den Schmuck und das schwache Licht von Sternen und Kerzen noch schöner, namentlich wenn der Glanz vom heilenden Wasser gespiegelt wurde.

Schon dieser märchenhafte Anblick, dessen Zeugen nur die Hilfe suchenden Frauen und die erfahrenen Badewäscher waren, liess in den Besucherinnen neue Sicherheit aufkommen. Die Heilige der heilenden Wasser wirkte nun lebendig, lächelte ihnen zu und versprach ihnen und ihrer ganzen Familie eine gute Zukunft.

Ist Gesundheit ansteckend?

Gesundheit galt den Alten als nicht weniger ansteckend als die Krankheiten. Man erzählt darum, dass diejenigen «Bedli» am beliebtesten waren, deren ganze Umgebung von echter Freude erfüllt war. Selbstverständlich war es dazu entscheidend wichtig, dass ihr ganzes «dienstbares Volk» von Wohlergehen strotzte und strahlte.

Massage durch geschickte Bader und Baderinnen war wichtig, wobei man ganz offensichtlich nicht nur an die unmittelbare Einwirkung der Hände glaubte, sondern auch an die «Kraft», die durch sie übertragen wurde. Vom alten Blumenstein-Bad wurde, ob nun als guter Scherz oder aus einigermassen zuverlässiger Überlieferung, folgendes erzählt: Da seien in dessen Umgebung weiche Himmelbetten gewesen, in denen sich die oft weitgereisten Gäste bequem erholen konnten. Nun hätten die aufmerksamen Wirte nach Wunsch dafür gesorgt, dass vorher diese Ruhegelegenheiten «richtig» durchwärmt wurden.

Ohne dass es der Wasserfreund sah, schlüpfte also zur Vorbereitung dieser Badeerholung ein, selbstverständlich wohlgewaschener, gesunder und junger Mensch in die Leintücher. Er blieb darin munter und entspannt eine kurze Weile, bis seine ganze Umgebung die angenehme Temperatur seines frischen Blutes angenommen hatte. Dann verzog sich diese menschliche Wärmeflasche möglichst unauffällig. Jetzt kam der Gast, der vielleicht recht lange in seinem Holzzuber gesessen hatte, um sich im Bett völlig zu trocknen und zu wärmen. Man war nun überzeugt, dass er auch auf diese Weise etwas von der überflüssigen, überschäumenden Gesundheit seines jungen Vorgängers übernehmen konnte.

Man weiss übrigens, wie sehr dann der in der Bodenseegegend aufgewachsene Arzt Franz Anton Mesmer solche Ahnungen und Vorstellungen des Volkes in ein wissenschaftliches System zu bringen versuchte. Zwischen jedem Wesen und den Dingen seiner Umgebung strömt nach ihm eine Fülle von unsichtbaren Wirkungen, die er mit denen des Magneten verglich und darum «tierischen (animalischen) Magnetismus» nannte. Auch nach ihm kann man eine Körpermassage, aber auch die Bereitung eines Bades noch heilender machen, wenn man sie durch dafür veranlagte «magnetische» Menschen durchführen lässt!

In seinem bekannten Buch «Mesmerismus», das er über diese geheimnisvolle Lebenskraft verfasste und das 1814 in Berlin erschien, schrieb er etwa: «Man magnetisiert ein Bad, in dem man die beiden Enden der Badewanne mit den Fingern ... reibt, damit bis in das Wasser hinabfährt, worin man eine Linie in der nämlichen Richtung beschreibt, und dies mehrmals wiederholt. Auch kann man noch die Wasser in verschiedener Bedeutung rühren...» Man sollte nach ihm etwa auch von den Bäumen der Umgebung «Schnüre» in das Bad führen, um es von diesen her aufzuladen.

Mesmers Lehren vom «tierischen Magnetismus» hatten schon im ausgehenden 18. Jahrhundert ihren starken Einfluss auf die Schweiz, mögen hier aber nur uralten medizinischen Volksglauben bestätigt haben. Wie wir gerade aus Badelehren von Paracelsus erkennen, hat er für die Wirkung seiner Quellen und Brunnen immer die geheimnisvolle Wirkung der ganzen Umgebung angenommen. Viele solcher Bräuche wurden, dies trotz allen Werken von Paracelsus bis Mesmer, nachträglich aufgegeben und dann fast vergessen, weil man in ihnen nur Aberglauben der Vergangenheit sah. Andere verdächtigte man, in etlichen Fällen sicher sehr ungerecht, nur aus Neigungen zur Unzucht zu stammen. Heute erst wird wieder von Möglichkeiten um das Gesundheitswesen der Bäder geredet, die man lange vergass. Es gibt bekanntlich immer mehr der Forschungen, die vermuten, dass es Erdplätze gibt, um die feinstoffliche Wirkungen, noch immer kaum messbare Strahlungen und andere noch rätselhafte Vorgänge bestehen, deren unmittelbarer Einfluss auf die menschliche Gesundheit möglich ist.

So hat auch ein russischer Arzt sehr vermerkenswerte Zeugnisse und Beobachtungen über die warmen Bäder veröffentlicht, die seit jeher als ein Hauptreichtum der Mongolei galten. Russen und andere Europäer finden hier regelmässig gute Linderung ihrer Leiden. Angehörige der einheimischen Völker betrachten diese Wasser aber nicht nur als mineralhaltig, sondern als von Mythen aller Art umgebene Schöpfungswunder der Gottheit, denen sie nur unter Beachtung von zahlreichen Vorschriften aus Ahnenzeiten nahen. Eigenartigerweise scheinen aber gerade die Mongolen, für die der Besuch ihrer Bäder eine Angelegenheit uralter Tradition ist, «heilendere» Einflüsse des Wassers zu erleben als all die Fremden. Vielen unter ihnen wird die Gesundheit geradezu auf wunderbare Art und Weise hergestellt, worüber die Menschen aus westlichen Ländern nur neidisch staunen können!

Wenn solche Berichte durch die neue Forschung vermehrt Bestätigung finden, wird die Erfahrung unserer eigenen Bädersagen im ganz neuen Licht dastehen. Je mehr der Gast dem heilenden Wasser aus den Erdtiefen mit Entspannung und Erwartung naht, desto mehr kann er aus dem Bad eine Stärkung seiner allgemeinen Gesundheit mitnehmen.

Von den Heilstätten der alten Griechen, die dem Gott Asklepios geweiht waren, wird etwa von Reisenden behauptet, man brauche gar nicht unbedingt zu wissen, wo sie lagen! Wo aber die Natur der Berge und Inseln des Mittelmeeres noch immer so berauschend schön ist, dass man sich sozusagen besser, glücklicher und gesünder fühlt, kann man vermuten, eine solche Stelle gefunden zu haben. Sicher findet man hier ihre Ruinen oder kann in kulturgeschichtlichen Werken nachlesen, dass ein Heiligtum genau hier lag.

Von den Jungbrunnen des Abendlandes

Ganz ähnliche Dinge kann man von den Orten der unzähligen «Bedli» behaupten, die sehr häufig etwas ausserhalb der bewohnten Ortschaften zu finden waren. In verschiedenen Städten und Dörfern, an denen die einstigen Heilplätze im eigentlichen Häusermeer liegen, war dies in der nahen Vergangenheit noch ganz und gar anders. Sogar die Badgasse im alten Bern, die unmittelbar unter dem Münster liegt, war nach den vorhandenen Darstellungen und den Schilderungen eines Casanova fast ein Tor in die malerische Natur. Sauber strömten die Fluten des Flusses von den Alpen her und wurden erst, wenn sie an den Bädern in Marzili und Matte vorbei waren, ein wenig von den anschliessend liegenden Stätten der städtischen Handwerker verunreinigt. Was die gegenüberliegenden Ufer und Abhänge angeht, waren sie nach den vorhandenen Kupferstichen und Malereien eine Welt grüner Natur, in der noch die Kühe weideten und die sie hütenden Hirten noch ihre bunten Trachten trugen.

In Baden lagen die Quellen und Brunnen, von denen man seine Gesundheit erwartete, im 18. Jahrhundert «300 Schritte von der Stadt entfernt» (Karamsin). Das schöne Wirtshaus Sommerhaus-Bad liegt unweit der ursprünglichen Stadt Burgdorf und des Flusses Emme. Man muss sich aber auch hier, wenn man den einstigen Zauber des Ortes verstehen will, eine Unzahl der modernen Überbauungen wegdenken. «Die Lebensfreude», so erzählte mir ein alter Burgdorfer, «die kam zu dem, der da baden wollte, nicht erst im Sommerhaus und in dessen Wasser. Er fühlte sie schon, wenn er durch die grüne Landschaft zu seinem Ziel spazierte».

Natur und Kunst soll an solchen Plätzen zusammengewirkt haben, den Menschen mit Hoffnung und Freude zu erfüllen. Gerade vom gleichen Burgdorfer Sommerhaus wird, wie von einer Unzahl ähnlicher Orte versichert, dass man doppelt erfreut wurde, wenn man ihm entgegen wanderte. Da war einmal der Weg, dessen natürliche Wirkung der Mensch mit Geschick gesteigert hatte. Dann tönte vom Bad selber, wenn man ihm nur zu Fuss oder mit der Kutsche nahte, sehr häufig Musik, Gesang, der Jubel der Gäste. Sind solche Schilderungen, angeblich getreu von den Grosseltern übernommen, stark übertrieben? Dies mag sein, mir war es sehr wichtig, immer mehr zu erkennen, wie sehr bis in unser Jahrhundert für die Überlieferung zwei Dinge zu einer vollkommenen Einheit verschmolzen sind: Die einheimischen Bade-Wirtschaften und alle möglichen Vorstellungen von der Lebensfreude.

Der eigenwillige und dichterisch begabte Arzt Dennler von Langenthal (1756–1824) verrät in seinen Gedankengängen noch immer eine gewisse Verwandtschaft mit seinen alchimistischen Vorgängern. Zum Verständnis seiner Gesundheitslehren, die sich fast vollkommen mit den damaligen Volkstraditionen deckten, sind folgende Sätze besonders wichtig: «Ein Hauptumstand bei der jährlichen vorbeugenden Badekur ist aber der, dass der Badeort immer auf allerwenigst eine gute Tagereise oder zwei (vom Wohnsitz) entfernt sei, und allfälliger Kummer und Sorge zu Haus, oder noch besser unterwegs gelassen werden».

Wer ins Bad ging, der wollte nicht nur die offensichtlichen und gleichzeitig geheimnisvollen Einflüsse der guten Wasser erleben. Er suchte auch eine andere

Wirklichkeit, also eine ganze Umwelt, die nichts mit seinen gewöhnlichen Zuständen, mit «Kummer und Sorge» seines Alltags zu tun hatte. Er ging in ein Märchenland, in welchem er durch sämtliche Umstände, die ihm hier begegneten, ein Gefühl bekam – «alles ist möglich»!

Wenn er über grüne Wiesen dem Badehaus nahte, um das fast immer stolze Bäume wuchsen und dessen Fenster bunte Blumen schmückten, fühlte er schon neues Leben durch seine Adern rinnen. Die Feenquellen und Jungbrunnen kamen ihm in den Sinn, von denen die alten Ritterromane so gern schwärmten, und von denen noch verschiedene während der Zeitalter von Barock und Rokoko mit unverminderter Freude gelesen wurden.

Die Besucher des Bades sahen sich auf ihrer Wanderung zum Wasserwunder wie Helden der Märchendichtung, die in ein paradiesisches Reich kamen, wo sie leicht von allen Wunden des schweren Lebenskampfes befreit werden konnten.

Literaturauswahl

Brunnhofer H: Die schweizerische Heldensage. Bern 1910
Golowin S: Sagen aus dem Bernbiet. Basel 1965/66
Golowin S: Heimliches/unheimliches Lieben im alten Bern. 1972
Golowin S: Lustige Eid-Genossen. Aus der phantastischen Geschichte der freien Schweiz. Zürich 1972
Grimm H. R: Poetisches Lust-Wäldlein. Bern 1703
Grimm H. R: Kleine Schweitzer Cronica. Oder Geschicht-Buch. Burgdorf 1723
Heinzmann J. G: Beschreibung der Stadt Bern. Bern 1796
Heinzmann J. G: Kleine Schweizerreise. Basel 1797
Kurennow P. M: Russkij narodnyj letschebnik (Russisches volkstümliches Heilbuch. Los Angeles 1975
Karamsin N. M: Briefe eines reisenden Russen. Berlin 1922
Lütolf A: Sagen ... aus den 5 Orten ... Luzern 1862
Paracelsus: Sämtliche Werke. Jena 1928 ff
Rochholz E. L: Naturmythen. Leipzig 1862
Rochholz E. L: Schweizersagen aus dem Aargau. Aarau 1856/57
Savi-Lopez M: Alpensagen. Stuttgart 1893
Volkstümliches aus Graubünden. Hrsg. Verlag Sprecher, Chur 1916

Al Imfeld

Genuss lebt von der Grenze

Einleitung

Viele würden sagen, dass Genuss mit Masshalten zusammenhängt. Andere jedoch glauben, dass Genuss nicht aus dem Masshalten, sondern aus dem Übertreten von menschlichen Grenzen kommt. Heute ist das Extrem populär oder *in.* Es gibt den Extremsport, ein Extrembergsteigen oder sogar ein Extremfasten. Mass ist inzwischen zum liberalen Wort geworden. Mass widerspricht dem Begriff Extrem. Ich wähle ein anderes Wort, nämlich Grenze, um vielleicht aus einem Dilemma herauszukommen.

In diesem Aufsatz geht es vor allem um den Begriff und Inhalt der Grenze. Das soll mein Schwerpunkt sein, doch ein paar Anmerkungen werde ich auch anfügen. Ist Genuss *Fun?* Wer kann sich einen 'Himmel' mit beständigem Genuss vorstellen? Weise wenden ein und verlangen nicht nach Genuss, sondern nach Genügsamkeit oder Zufriedenheit. Etwas eher manichäisch eingestellten Menschen liegt Genuss zu nah der Lust, und diese sei verdächtig.

Ich gehe in zwei Teilen vor. Um meine Denkweise im 2. Teil zu verstehen, braucht es den philosophisch 1. Teil. Man geht heute sehr oft direkt auf etwas los und vergisst dabei die Grundlagen und Denkweisen, auf denen diese Vorgehens- und Beurteilungsweisen fussen. Ich bin es müde, wie im Journalismus, sofort und direkt die Nachricht mitzuteilen, eine Nachricht, die die meisten ohne Hintergrund gar nicht verstehen können und für sie einfach ein Fakt ist. – Ich komme also erst im 2. Teil auf drei konkrete Produkte, nämlich Zucker, Tabak und Vitamine zu sprechen.

Ich werde den Begriff Grenze vieldeutig gebrauchen, einmal positiv, dann wieder eher warnend. Das kommt auch daher, weil ich ihn umkreise und immer wieder neue Seiten oder Aspekte sehe.

Teil 1

Etwas Theorie und Psychologie

Mass halten entspricht einer ganz anderen Denkweise als Grenze. Ich versuche es mit einem Beispiel etwas einsichtiger zu machen. Autofahren und Alkohol: da wird vom Gesetz einfach ein Messwert, der, ohne bei Kontrollen bestraft zu werden, nicht überschritten werden darf, gegeben. Hat nun jemand, der diesen Wert überschreitet, nicht Mass gehalten oder einfach das Gesetz gebrochen oder ist diese Person etwa an die Grenze gegangen? Sind Gesetze Grenz-Werte? Oder eher Vorsichtsmassnahmen, die sich sogar ziemlich weit vor der Grenze aufhalten. Ich würde solches mit der scholastischen Moraltheologie vergleichen. Als man damals so weit ging, um Menschen mit allen Mitteln vor der Sünde zu bewahren, meinte man, es sei besser, sich im Vorraum – und später sogar im Vorvorraum – zu bewegen, Diese ausgeklügelte Lehre wurde Tutiorismus genannt.

Ich wähle den Begriff Grenze bewusst, um damit auf das *Umfeld* aufmerksam zu machen. Die Grenze ist heute zu einem heissen und kontroversen Begriff geworden. Es geht mir bewusst nicht nur um Essen und Trinken, sondern auch um Raum und Zeit, um Politik und Wirtschaft. Ganzheitlich – das beteuern viele heutige Menschen – wollen Wir wieder werden. Und dafür wäre der Begriff vom Mass-Halten entweder zu eng oder zu moralisch. Zudem ist dieses Mass inzwischen sehr individualistisch geworden, denn der Mensch muss – wie es heisst – stets selbst entscheiden, wo sein Mass liegt. Wir müssen uns jedoch in dieser heutigen Zeit wieder etwas mehr Perspektive aneignen und vor allem Rücksicht auf die Gemeinschaft oder Gesellschaft nehmen, um uns und weltweit etwas schärfer zu sehen. Mit dem Begriff 'Grenze' kommen wir dem ein bisschen näher und es wird – wie es im Kinderspiel so schön heisst – 'heisser'.

Eine Grenze wurde von jemand einst gezogen und ist inzwischen meist einerseits selbstverständlich und andererseits lästig oder gar fragwürdig geworden. Unser Essen und Trinken etwa spielt sich genau in dieser Fragwürdigkeit ab. Die so genannte Wissenschaft vom Essen oder der Ernährung stellt fast jedes halbe Jahr etwas Neues fest und meint, diese kontextuelle Einsicht müsse sofort fast missionarisch verbreitet werden. Also hiess es mehr Vitamine und die grosse Vitaminfirma begann Vitamine zu produzieren. Dann hiess es zuviel Cholesterin; weniger Fett, vegetarisch wäre besser, nein, Trennkost mache es aus, etc. Die so genannte Wissenschaft treibt uns wie abgefallene Blätter im Herbstwind umher.

Damit bin ich nun eingedrungen zur wirklichen Frage nach Mass und Grenze. Beide Begriffe sind irgendwie vereint im Wort 'Selbstbegrenzung'. Da erkennen wir plötzlich etwas gegenseitige Verwandtschaft. Freiwillig geht man nicht über Grenzen; Grenzen und Mass sind also verwandt.

Mass und Grenze: zwei wichtige Gesichtspunkte

1. Es heisst, *Fortschritt* sei grenzenlos. Wir Menschen jedoch scheinen entgrenzt zu sein. Wir merken gar nicht, dass mit uns nicht nur ein Spiel, sondern auch Manipulation betrieben wird. Das Wort Mass kann zwar helfen, aber Grenze bringt neue Aspekte hinein. Mass halten heisst, es nicht übertreiben, Zurückhaltung üben, nicht alles überschwemmen oder überrennen. Also auch, Fortschritt in Raten.
2. Grenze erinnert an *Staaten* und stellt uns die Frage, wie durchlässig darf sie sein? Viele meinen, alle Nahrungsmittel (NM) müssten inländisch sein. Ich bin der Ansicht, dass dies falsch ist. Warum? Weil NM mehr sind als Speise, sondern auch Handelsprodukte, wichtig in der Vernetzung, völkerverbindend, wichtig im Kulturaustausch und somit Mittel zu etwas mehr Frieden. Hier nun erst käme der 2. Begriff, nämlich der vom Mass und es zeigt sich erneut, dass er wenig Perspektive hat. Viel wichtiger ist es zu lernen und wissen, wieviel Grenzüberschritt es verträgt.
3. Grenzen können verlegt oder gar verwischt werden. Das beste Beispiel sind *Wüsten und Gletscher*. Die Sahara etwa ist in den letzten Jahrzehnten gewachsen; jedoch in den letzten Jahren etwas zurückgegangen. Dasselbe trifft auf Gletscher zu, wobei momentan diese eher schwinden als wachsen.
4. Es gibt auch Grenzen im *geistigen* Bereich; also in der *Wissenschaft*, dort hat Entgrenzung eine ganz spezielle Bedeutung. Wissenschaft liebt es, sich auf einen Bereich zu beschränken; Interdisziplinarität ist verdächtig; genauso verdächtig wie ein Doppelbürger. Ich nehme das Beispiel der Geschichte als Wissenschaft. Historie ist wie ein Land mit vielen Grenzen, etwa zu Storytelling, zu Mythologie, zu Poesie, zu Literatur.
5. In der *Literatur* verhält es sich ähnlich und dennoch unterscheiden wir immer noch zwischen *Fiktion* und Sachbücher. Mit dem letztjährigen Literaturnobelpreisträger V.S. Naipaul wurden Grenzen durchbrochen. Er ist nämlich Reiseschriftsteller, Geschichtenerzähler, Analytiker, Historiker und auch Poet. Literatur verlässt mehr und mehr alle vorgegebenen Grenzen, und dennoch bleibt sie wahre Literatur.

6. Eigentlich ist es heute den allermeisten selbstverständlich, dass *Wissenschaft* viel mehr ist als blosses Messen und Quantifizieren. Die meisten reden nun von Qualität, obwohl manche damit sehr unbeholfen umgehen. Vielleicht wohl auch deshalb, weil Quantität und Qualität nicht immer klar zu trennen sind oder weil sehr oft dieses Ineinandergehen und Ineinandersein die Qualität ausmacht.
7. Und so ist auch *Essen* viel mehr als ein Zuführen einer gewissen Quantität von bestimmten Stoffen. Essen ist Teil der Lebensweise, ist Philosophie und Theologie, Ökonomie und Ökologie, Sexualität und Magie, Abfall und Recycling, usw. NM grenzen an alle Wissensgebiete des Menschen und somit der Wissenschaftler. Ich komme auf einige zurück.

Wir müssen begreifen lernen, dass NM nicht einfach NM sind, und dass es primär nicht um ein Mehr oder Weniger, aber auch nicht nur um Gesundheit geht. Zugegeben: Mass ist für mich darin als eine Verhaltensweise stets eingeschlossen. Doch zuvor müssen *Kontext* und *Bezugsmöglichkeiten* mit erforscht werden.

1. Kontext

Jedes NM ist ein Lebensmittel, d.h. Teil des Lebens und mehr als bloss Ernährung. Es ist viel wichtiger als manche meinen, woher und aus welchem System ein NM stammt, ob es mehrheitlich von Frauen produziert wurde, ob es aus einem armen Land importiert ist. Dieser Kontext kann ökonomisch, ökologisch, biologisch, aber auch zu billig oder zu teuer, zudem gut oder schlecht verpackt, mit einer gewissen Kunst (cf. Andy Warhol) umgeben sein. NM sind stets mit dem Essen anderer Menschen und Kulturen verbunden; daraus entstehen Geschichten.

Kontexte schaffen Nachbarschaft und somit Abgrenzungen und Übergänge. Wie gehen wir mit solchen Übergängen um? Mit Symbolen und/oder Festlichkeiten, mit einer kleinen Libation oder (wie einst) mit einem Kreuzzeichen? Hier würde uns der Begriff Mass wenig helfen; hier geht es definitiv um ein Handhaben von Grenzen.

2. Relationen

Jeder Apfel hat einen Bezug – sei es zum Baum oder zu anderen Äpfeln, sei es zu Sternen oder auch nur Marienkäferchen. Jedes Produkt hat Bezüge zur Natur und Menschen, zu Pflanzen und Tieren, selbst zu Steinen und natürlich Mineralien. In und zwischen diesen Bezügen gibt es Kraft- und Strahlungsfelder, mögen sie noch so minimal sein, aber sie existieren. Das haben z.B. alle Schamanen oder auch die Kelten gekannt und gewusst. Wir tun so, als ob wir wissenschaftlicher geworden seien, indem wir solches als Humbug von uns weisen.

Wir haben die Wahl einer Ausgrenzung oder des Verdrängens. Es geht um Nähe und Distanz, um Achtung und Respekt. Mass allein hilft wenig. Eine andere Geisteshaltung und Spiritualität sind erforderlich.

Wo stehen wir nun?

Es ist nicht erstaunlich, dass ein Umgang mit Grenzen sowohl kreativ als auch – als Konsequenz daraus – genüsslich ist. Mass hat zuviel mit Vorgegebenem und Vorschriften zu tun. Mass lehnt sich stark ans Messen an. Grenzen hingegen haben mit Vor- und Nachgeben, mit Nähe und Ferne, mit hier und dort, mit einst und jetzt zu tun. Dazu kommt, dass Grenzen den Menschen herausfordern können. Die Moderne zeigt es im Bereich des Körperlichen. Was zwar ziemlich vulgär und säkularisiert ist, könnte eine Spiritualität werden: das kreative Umgehen mit oder Handhaben von Grenzen. Momentan wird dieses Wort der Grenze sowohl strapaziert als auch missbraucht; einerseits hat es viel mit dem Guiness Buch der Rekorde zu tun, andererseits ist es der total unphilosophische Umgang der WTO mit dem Wort Grenze.

Was ist eigentlich Genuss?

Genuss kann es nach menschlichen Erfahrungen auf dieser Erde nur immer in Abständen auf kurze Dauer geben. Die beste Illustration ist Sexualität: das Hoch kommt und vergeht rasch, zu schnell und es folgen sogar eine Phase der Melancholie, der Traurigkeit und für einige gar der Depression.

Weil Genuss zeitlich so beschränkt und kurzfristig ist, wollen sich manche gar nicht auf diesen Begriff einlassen. Sie weisen darauf hin, dass es sich in der

Seligkeit nicht um Genuss, sondern eher um Wonne, Wohlbehagen, Zufriedenheit, Entzücktsein oder Glückseligkeit handelt.

In der christlichen Tradition war dieser Begriff immer wieder zu nah (also ein Grenzproblem!) von Schwelgerei, Prasserei, Schlemmerei oder gar Völlerei. Sie hatten recht, weil sie all das auf dem Hintergrund von Mass und der Mässigung sahen.

Da die Christen am Anfang aus armen Verhältnissen – sehr oft aus dem Sklavendasein – stammten, war eine Versuchung zum vielen Essen und Trinken verständlich. Daneben gab es eine zweite Falle, die der Sexualität, wie manche geistigen Führer glaubten; und deshalb wurde gar nicht öffentlich oder in Kirchen über sie geredet: sie war und blieb ein Tabu.

Aus diesem (verdächtigen) Hintergrund habe ich Genuss mit Grenze verbunden. Es mag zu Beginn eigenartig klingen, doch beginnen wir in der Zwischenzeit zu ahnen, dass Grenze ganz neue Dimensionen aufreisst. Das habe ich des Weiteren bewusst so formuliert, weil wir mit Globalismus und Globalisierung leben, viele ganz unzufrieden sind, und dennoch kaum eine Ahnung haben, was denn damit gemeint sei. Von meiner Seite beinhaltet dieser Begriff ganz stark einen Raum – Philosophie, enthält etwas von Entgrenzung, und daher wage ich diesen Zusammenhang herauszustreichen. Ich möchte also etwas Licht in die sterile Globalisierungsdebatte hineinbringen. Und wenn es nur schon eine Ahnung ist, bin ich damit zufrieden.

Somit sind wir ganz nahe an die Moderne herangekommen. Im Bereich des Materiellen, des Handels und des Geldes wird eine Öffnung der Grenzen gefordert. Viele verwechseln dies mit Globalisierung. Gerade weil ein solcher Geist mitten unter uns ist, will ich ihm nicht ausweichen. Mir scheint, dass wir uns dringend mit dem Begriff und Inhalt der Grenze beschäftigen sollten.

Was bedeutet Öffnung einer Grenze?

Sehen wir es einmal positiv. Wir öffnen die Grenzen, damit andere Menschen auch, ja, alle Menschen in den Genuss dieser irdischen Güter, vor allem der NM und der Trinksame, dem Lebensnotwendigen kommen.

Doch auch das Reisen: wäre es nicht ein Genuss, ohne diese Visa und all den Papierkram in die Welt reisen zu können?

Doch schon sind wir beim Hindernis. WTO, Internationaler Währungsfond und Weltbank wollen radikal und sofort die Grenzöffnung, jedoch bloss für

Geld und Güter, aber nicht für Menschen. Ein solches Konzept ist unreif und geradezu inhuman.

Sobald wir alle Grenzen öffnen, würden wir den *Bauernstand*, vor allem in den Bergen oder sogar im Hügelland, in der Savanne oder am Rand der Wüsten, also praktisch alle Bauern Afrikas ruinieren. Entweder muss die Grenze anders verstanden und gesehen werden oder wir haben etwas übersehen.

Sobald wir alle Grenzen einfach öffnen, zerstören wir *Klein- und Mittelbetriebe*, vernichten wir also nicht nur die Bauernschaft, sondern auch den Mittelstand. WTO denkt nur in der Kategorie der Grossbetriebe und vor allem der industriell hergestellten Ware. Am gewöhnlichen Apfel ist WTO nicht interessiert, aber am vitaminisierten.

Wenn wir alle Grenzen öffnen und keine Bedingungen stellen oder Vorgaben verlangen, dann sind die *ökologisch rücksichtsvollen Bauern und Industrien* verhöhnt. Solche Grenzüberschreitung führt zum ökologischen Ruin der Erde, weil die Kategorie der Ökologie nicht Teil des Produkts sein soll, genauso wenig wie menschliche Arbeit, da bloss die Maschinenkosten überwälzt werden dürfen.

Sobald es bei der Grenzöffnung nur noch um Preise geht, dann wird *Sklaven- und antisoziale* Arbeit belohnt, weil die Bedingungen und Voraussetzungen sich nicht mehr mit der Arbeit innerhalb sozialer Marktwirtschaft messen lassen. Die menschliche Rücksichtnahme und das soziale Gefüge sind nicht Teil des Produkts oder des Geldes; somit wird Menschlichkeit vernichtet.

Ich habe den Begriff der Grenze diskutiert, weil es verschiedene Grenzen gibt; *eine Grenze allein ist lächerlich* und zerstörerisch. Der Grenzbegriff der WTO war natürlich von Anfang an und immer problematisch, wenn nicht gar unsinnig, weil nämlich die nationale Grenze seit Beginn schon das war, was heute – positiv gesagt – die WTO aufheben möchte, nämlich ein Schutz der Nationalwirtschaft und der Pseudowissenschaft der Nationalökonomie.

Teil II

Ich werde die mehr philosophischen Ausführungen des 1. Teils nun mit Beispielen illustrieren.

Zucker

Nimmt man die verschiedenen Gesundheitsmagazine zur Hand, wird einfach vor Zucker aus gesundheitlichen Gründen gewarnt. Für diese Berater gibt es scheinbar nur ein Gebiet: die Gesundheit.

Aber ist mit Zucker nicht auch Genuss verbunden? Wohl gerade deshalb lässt sich der Mensch immer wieder so leicht dazu verführen.

Es ist die Zuckerindustrie auf allen Ebenen, die mit Zucker verführt, damit sie ihr Produkt verkaufen und Profit machen kann. Da sie genau weiss, dass Zucker süchtig macht, lässt sie in manches Produkt Zucker einschleusen und klammheimlich verpacken, damit der Mensch mehr und mehr davon essen will.

Besonders gemein ist ihr Umgang mit Kindern. Schleckwaren sind natürlich für Kinder ein besonderer Genuss. Wird jedoch eine bestimmte Grenze überschritten, kommt es zur versteckten und offenen Abhängigkeit. Die Industrie spurt für das weitere Leben vor, um so sichere Kunden zu behalten.

Zucker war bis vor kurzem eines der wichtigsten Handelsprodukte; im Spätmittelalter löste Zucker die Gewürze ertragsmässig ab. Der Zucker gelangte aus dem Mittleren Osten über die Türkei nach Italien; von dort ging er weiter unter den Fugger nach Bayern. Zucker wurde bald zum Mittel der Macht. Zucker gab Geld, Geld ist Macht. Oder auch anders herum: die Kirchen setzten den Zucker für ihre Gläubigen ein, an grossen Festen gab es Zuckerwatte und der Himmel wurde als verzuckert in Predigten vorgestellt. Ähnliches taten die Fürsten: mit Zucker hielten sie das Volk bei der Stange.

Als die Zeit des Kolonialismus kam, ging es vorerst einmal um Anbau von Zuckerrohr, um daraus Zucker und wiederum Macht zu gewinnen. Mit dem Zucker ist eng die Sklaverei verknüpft. Die karibischen Inseln wurden zu Zuckerinseln, Jamaika und Kuba an erster Stelle. Am Zucker Europas klebte wirklich der Schweiss afrikanischer Sklaven.

Die Verrücktheit wollte es, dass Kuba unter Castro, um die Macht des Marxismus zu beweisen, eine Zuckerernte von 10 Millionen Tonnen anstrebte, die Vision von der *Gran Zafra.* Der Sudan baute, um Unabhängigkeit zu beweisen, einen total verrückten Staudamm, um mit dem Wasser des Nils ausgerechnet

Zuckerrohr anpflanzen zu können. Brasilien wollte mit Zucker das Benzin verdrängen und trieb sich mit Zuckerenergie in die totale Verschuldung. Man sieht, in den Köpfen der Kolonisierten lebte dieser Zucker wie ein Wahnsinn selbst in der Unabhängigkeit weiter.

Die ersten transnationalen Firmen waren Zuckermultis wie die britische Tate & Lyle und die französische Sucden. Das Agribusiness war geboren. Die zwei genannten haben bis heute überlebt.

Ganz clever war Coca Cola, das vom direkten Rohrzucker wegging und auf dem amerikanischen Mais basiert. Dieser Kornsirup, kurz HFCS (für High Fructuose Corn Sirup) löst immer mehr den Rohrzucker aus dem Süden ab; nennt sich *light* und täuscht etwas vor.

Was die USA unternahmen, konnte auch Europa tun: man pflanzte Zuckerrüben. Diese waren während des 2. Weltkriegs, als alle Grenzen geschlossen wurden, notwendig geworden, weil inzwischen die Europäer vom Zucker abhängig geworden waren.

Der Rohrzucker der Dritten Welt kam in Marktschwierigkeiten. Die Kolonisatoren hatten ihn hochgezogen und beim Abgang ihn den neuen Staaten hämisch überlassen.

Der Zuckermarkt ist heute ruiniert. Wir haben über 400% mehr Zucker als wir benötigen zur Verfügung. Der Markt spielt total verrückt. Zucker muss national geschützt werden: So werden auch unsere Rübenzucker subventioniert. Wir alle zahlen Steuern, um uns zu schaden. Der Zucker der einstigen Kolonien bleibt liegen. Grenzen wurden überschritten, aber das, was alles zusammenhängt nie gesehen. Es waren also bloss koloniale, nationale und spekulative Grenzen.

Gerade weil dem so ist, war Zucker lange Zeit das heisseste Thema: Fabriken wurden wie spätere Atomkraftwerke bewacht.

Und wir kommen nicht mehr aus dem Zuckernetz heraus. Inzwischen sind verschiedene (bis 40) Süssstoffe hinzugekommen. Es begann vor gut 100 Jahren mit Saccharin, mehr und mehr abgelöst von Zyklamat, fortgesetzt von Aspartam bis Zylit.

Zucker ist nicht böse, aber sehr komplex – von der Wissenschaft bis zur Wirtschaft. Die Grenzen dazwischen wurden übersehen; die Vernetzung missachtet; und solange dem so ist, ist Zucker eher Pseudogenuss – selbst wenn er als Zuckerwatte bei den Engeln im Himmel genossen würde.

Tabak

Der Zucker, den der Mensch braucht, ist eigentlich in allen Pflanzen als Kohlehydrate enthalten. Was jedoch der Mensch nicht nötig hat, ist der Tabak. Tabak ist in den letzten Jahren endlich kontrovers geworden.

Tabak besitzt diese magische Anziehungskraft, weil die Industrie es verstand, ihn mit Symbolen zu umgeben. Ich denke an Marlboro mit den Cowboys, die Kamel-Vorgaukelungen von Camel, oder die Farbe Blau bei den Gauloise. Die Werbung gibt vor, dass Mann und nun auch Frau erst volljährig werden, wenn sie rauchen.

Nun gelangt dieser Trend in den Süden. Ausgerechnet in den armen Ländern wird mehr und mehr geraucht.

Tabakanbau ist ruinös für Mensch und Natur, denn er zerstört die Ökologie, holzt ab, um die grünen Tabakstaudenblätter zu trocknen und räuchern. Tabak zerstört die Gesundheit des Menschen, die Natur und auch die Wirtschaft. Tabakanbau in Zimbabwe, Tanzania, Malawi oder Uganda bringt ökonomisch wenig; er mag dem Staat einige Devisen bringen, aber treibt Kleinbauern in Verschuldung. Der Preis ist so niedrig, dass die Menschen ausgebeutet werden.

Interessant ist, dass bei uns der Staat inzwischen den Tabak braucht und froh ist, wenn viel geraucht wird. Europäische Staaten leben zum Teil von Tabaksteuern.

Zynisch ist auch, dass die afrikanischen, asiatischen oder lateinamerikanischen Bauern den Tabakanbau als Kolonialerbe mit in die Unabhängigkeit übernahmen und heute geschnitten werden. Dagegen bauen europäische Bauern heute Tabak an und dieser wird hoch subventioniert.

Also, unsere Bauern werden vom Staat und somit vom Steuerzahler subventioniert; dem Süden bringt dieser Tabak minimal wenig. Dieser Skandal ist für mich weit schlimmer als unsere Gesundheit.

Wir sehen ganz klar, dass es selbst beim Tabak viele und verschiedene Grenzen gibt. Ginge man mehr auf Grenzen der verschiedenen Ebenen ein, könnte der Mensch auch etwas Tabak geniessen. Nein, ich sage nicht, dass ich Rauchen total verbieten würde. Es gibt nun einmal diesen Tabak, und die Menschen haben im Laufe der Geschichte bestimmte Präjudizien geschaffen. Es gibt diesen Tabak in der Landwirtschaft; es gibt ihn in Nord und Süd. Dieser Anbau und Handel müsste in bestimmten Grenzen gehalten werden, wobei die sog. Dritt-Welt-Länder den Vorzug beim Anbau haben müssten, um ihnen damit Handel zu ermöglichen. So wie nun die Staaten hier im Norden sich mit der Tabaksteuer ihre Sozialleistungen abstützen, so müsste dem Süden der Tabak abgenommen werden, falls er von Kleinbauern stammt und es müsste ein fairer Preis bezahlt werden. Solche Aufklärungskampagnen wären vorderhand wichtiger als nur und radikal, sprich fundamentalistisch, ein totales Rauchverbot einzuführen.

Um zu Genuss im besten Sinn zu kommen, muss also besser mit Grenzen umgegangen werden. Hier beim Tabak geht es um Grenzen zum langsamen Überholen des Kolonialismus und der von ihm geschaffenen Strukturen und Grundlagen, mit den Produkten, die einst ausschliesslich für den Norden bestimmt waren – wie Zucker und Tabak.

Es geht des weiteren um ein besseres in den Griff bekommen der Multis – wie Philip Morris, Reynolds oder Reetsma –, denn diese sind so gross und mächtig, dass sie monopolistisch handeln können und somit automatisch andere an die Wand drücken und ausbeuten. Bei uns vermag der Staat mit einer Gesetzgebung solche beinah Allmacht einzuschränken; im Süden jedoch nicht und deshalb gibt es auch kein Weiterkommen dieser jungen Staaten und der Menschen, die in diesen Ländern leben.

Tabak kann ein gutes Beispiel sein, wie Grenzen immer wieder anders gesehen werden können und müssen; wir im Norden haben daher einen besseren Umgang mit Grenzen zu lernen, um global denken zu lernen; global kreativ und genüsslich. Ja, eine solche Kunst bereitet Genuss.

Tabaksteuer darf heute nicht nur für einen Staat allein da sein; sie muss zu einem Ausgleich beitragen und Grenzen überschreiten. In diesem Sinne hat der Globalismus ganz recht, wenn er behauptet, Grenzen müssten fallen. Doch die Globalisierung hat kein Studium der Räume und seiner Grenzen gemacht. Die WTO und Weltbank sind oftmals egoistisch und ohne Bezug zu den Völkern und ihrer Geschichte. Sie deuten Grenzen nur zu ihrem Nutzen, falls sie überhaupt deuten können und etwas von Grenzen insgesamt begreifen.

Vitamine

In den letzten Jahren wurden wir wahrlich vitaminisiert. Man hätte meinen können, der Westen sei gerade daran, an Vitaminnot zu sterben. Um sein Leben zu verlängern gibt es nichts anderes als reichliche Vitaminzufuhr. Als Vorbild – wie früher die Heiligen – wurde uns der Nobelpreisträger Linus Pauling vorgeführt, welcher täglich 12000 Milligramm Vitamin C bis zum Lebensende schluckte, was 24 kg Orangen pro Tag entspräche. Und mir konnte ein Arzt allen Ernstes raten, ihm nachzufolgen, wenn ich gesund bleiben wolle.

Alle Produkte sind wissenschaftlich verzeichnet, weil sie isoliert dem Kunden oder dem Studenten präsentiert werden. Und alle, seitdem sie industriell hergestellt werden können, sind mit Halbwahrheiten eingekleidet.

Selbst dem heutigen Forscher ist es kaum möglich, verschiedene Vitamine in Interaktion zu erforschen. Höchstens zwei kann er sich vornehmen und sie auf gegenseitige Beeinflussung überprüfen. Nehme er jedoch mehrere zugleich, dann wüsste er nachher nicht sicher, von welchem Teil die Wirkung vor allem ausgegangen ist. Die Wissenschaft muss auf Sicherheit und Gewissheit und nicht nach Grenzen oder gar Genuss aus sein.

Vitamine sind ein gutes Beispiel, wie eine totale Entgrenzung allen Genuss verdirbt.

Menschen meinten, sie könnten die Natur erweitern und gar verbessern. Dieses hat seinen Urgrund im alten Misstrauen der Menschen gegenüber der Natur. Also will der Mensch die Natur in seiner Hand haben.

Darüber hinaus kam die Überzeugung, je mehr Vitamine er einnehme, umso gesünder könne der Mensch sein. Man begann Industrievitamine natürlichen Produkten hinzuzufügen. Die Grenze der Natur wurde missachtet. Es hiess, man dynamisiere die Natur.

Selbst zu Bioprodukten kommen Vitamine hinzu, wie zum Beispiel beim Bio-Fruchtsaft, der meist vitaminisiert ist. Die Vita*magie* beginnt bereits beim Frühstück. In alles greift diese Vitamagie mittlerweile ein.

Es wird behauptet, natürliche oder industriell produzierte Vitamine seien doch chemisch dasselbe. Dann kommen noch die Zusatzstoffe, die E-Chemikalien dazu. Demnächst werden die Mineralien als notwendige Zutaten industrialisiert werden.

Warum? Es geht nicht primär um unsere Gesundheit, sondern ums Geschäft, was die Länder der Dritten Welt noch nicht begriffen haben, indem sie noch immer einfach Mangos schütteln oder Ananas pflücken und verschiffen.

Beim Wirtschaftsstudium des *added value* hätten längst auch *Grenzwerte* oder soziale Kosten über die Grenzen hinweg studiert werden müssen. Diesbezüglich erachte ich den Nationalstaat als gefährlich, weil er alle und alles, von den Menschen bis zur Kartoffel jenseits der Grenze zu Feinden macht.

Deshalb mag ich auch die Idealisten der Selbstversorgung nicht. Menschen brauchen Austausch und Handel; es hilft zur Selbstbestätigung. Selbstversorgung ist ein Begriff des Krieges und stammt bei uns aus der Anbauschlacht. Die Menschen wollen mehr als bloss einen Acker, Pflanzplätz oder Garten; sie hungern nach etwas Bewunderung von anderen. Genauso wie fremde Küche zum Kulturverständnis beiträgt, kann es auch der NM Handel.

Vernetztes Denken ist bei Gott nicht die Stärke des modernen Menschen, daher setzt er alles nebeneinander, nachdem er es auseinander genommen hat. Er schaut auf Vitamin A, dann B, dann C, Vitamin im Kopf und Gehirn, Vitamin auf der Haut. Nun fängt er an, jedes einzeln zu verstärken und nach und nach merkt er, dass manches am Menschen nun erst recht nicht mehr stimmt. Statt wieder die Grenze aufzulösen und ineinander gehen zu lassen, wird ein neues Produkt auf den Markt gebracht. Wir verlieren den Horizont total; immer mehr Krankheiten kommen auf, immer neue Allergien.

Diese Art von Entgrenzung bringt keinen Genuss sondern bloss Malheur.

Aber der Respekt der Grenzen bleibt die Bedingung, und zwar nicht im blossen Nebeneinander, nicht in der Isolation, sondern in der Kombination, im Austausch, zuerst einmal unter Nachbarn, dann auch zwischen Kontinenten, resp. den Menschen, die auf diesen wohnen. Erst und nur diese Art der Entgrenzung kann zu Frieden und somit Genuss führen und das sollte das Ziel der Menschen sein.

ROBERT HÄMMIG

Genuss und Substanzen: ein Weg zwischen Moral und Absturz

Zusammenfassung

Ausgehend von einer generellen Überlegung zum Verhältnis zwischen Genuss und Substanzen wird versucht, die Zusammenhänge zwischen Biologie, Individualpsychologie, soziologischen und kulturellen, insbesondere auch religiösen Aspekten aufzuzeigen. Substanzgenuss wird so als biologisch angelegtes Verhalten, als Überhandnehmen des Es, als Eintreten in einen liminalen Zustand und als dionysischer Weg in Richtung einer Unio mystica zu deuten versucht. Für abhängige Konsumenten von Substanzen droht dabei ständig der Absturz und das Abdrängen in die Vereinzelung, obschon Drogenkonsum von moralischen Geboten gesäumt ist. Das Verhältnis der Gesellschaft zu den abgestürzten Abhängigen zeigt Charakteristika einer sadomasochistischen Beziehung. Auch hier dürfte Lust, bzw. Genuss, involviert sein.

Die erste Frage, die im Zusammenhang mit Genuss und Substanzen zu klären ist, ist die Herkunft und Bedeutung des Wortes «Genuss». Im etymologischen Duden findet sich unter «Geniessen» folgender Eintrag:

> *Wurzel: neud «fangen, «ergreifen». Bedeutungswandel: «innehaben», «benutzen», «gebrauchen», «Freude haben an etwas».* [1].

Den Bedeutungswandel kann man sich so vorstellen, dass z.B. ein Jäger sich darüber freut, wenn er irgendein Tier gefangen oder erlegt hat, weil er es nutzen kann, d.h. er etwas zu essen hat. Interessant ist auch die Frage, ob in anderen Sprachen gleiche Bedeutungswandel erfolgt sind. Die Übersetzung von Genuss ins Französische lautet gemäss Dictionaire *jouissance* und *plaisir,* also etwas Lustvolles, Freude haben. Ähnliches findet man für die Übersetzung ins Englische: *enjoyment, delight, pleasure, treat, eating, drinking, usufruct, profit.* Die letzten beiden Begriffe gehen wieder auf den Begriff der Nutzung zurück. *«usufruct»* ist ein juristischer Term aus dem Lateinischen. Er bezeichnet, dass man etwas benützt oder nutzt, das einem nicht gehört und dass man daran Freude haben kann. Interessanterweise ist das nächste Wort nach *Genuss* in den Wörterbüchern das Wort *Genussmittel.* Es wird im Englischen mit *coffee, tea, tobacco, spirits* übersetzt und im Französischen mit *stimulant, boissons alcooliques, tabac et autres stimulants.* Damit haben wir auf einfache Art und Weise einen Bezug zwischen Genuss und Substanzen hergestellt. Substanzen sind ein Mittel, um zu Genuss zu gelangen.

Wie steht es nun mit dem Genuss in unserer Gesellschaft? Erhellen kann dies das lateinische Zitat aus den Oden von Horaz: «Carpe diem!» [13]. «Carpe diem» ist dabei die auffordernde Schlussfolgerung aus der Tatsache, dass die Zukunft sehr ungewiss ist und man nicht wissen kann, wie lange man noch zu leben hat. Aber wie ist «Carpe diem» zu übersetzen? In den 1980er Jahren war ein Buch, das erbauen sollte, mit dem Titel «Pflücke den Tag!» sehr beliebt [5]. Der Titel ist eine Übersetzung von «Carpe diem», aber eigentlich kann man sich mit dieser Übersetzung nicht ohne weiteres vorstellen, was damit gemeint sein soll. Das lateinische Verb «Carpere» bezeichnet den Erntevorgang. Wenn man von obigen etymologischen Ausführungen ausgeht, dann wird es klar, dass die Übersetzung auch heissen kann «Nütze den Tag!», und im Sinne des Bedeutungswandels natürlich auch «Geniesse den Tag!». Umgekehrt bedeutet dies, dass es gut ist, wenn wir geniessen. Daraus leitet sich so etwas wie ein Genussimperativ ab. Versucht man dies kulturgeschichtlich zurückzuverfolgen, stösst man auf Epikur (341 – 270 v. Chr.). Er war Philosoph und seine philosophische Richtung nennt man Eudämonismus: Seine Lehre besagt, dass das eigentliche Ziel des menschlichen Lebens die vollkommene Glückseligkeit sei. Die äussere Welt sei letztendlich nur eine Serie zufälliger Kombinationen von Atomen und das höchste Gut sei der Genuss. Der Genuss wird dabei interpretiert als Freisein von Störung und Schmerz. Die Moral als eine allgemeine Vorschrift schreibt also vor, dass wir geniessen sollen[1].

Genuss vermittelt durch Substanzen ist deshalb prinzipiell auch in Ordnung, da er ein Weg ist, den Genussimperativ zu erfüllen. Er darf entsprechend auch etwas kosten. Wie die Preise von altem Cognac und edlen handgerollten Zigarren zeigen, ist man ohne weiteres bereit, Unsummen für nur einen Schluck oder ein flüchtiges Rauchvergnügen auszugeben. Wir dürfen das, weil es in der epikurischen Tradition ist. Die englische Übersetzung von Genussmensch lautet entsprechend «epicurean».

Allerdings ist die Sache nicht so einfach, da wir moralisch auch anderen Imperativen verpflichtet sind. Es gibt deshalb einige «Abers» in Bezug auf Genuss

1 Wie immer bei der Philosophie, war dies natürlich auch zur Zeit der Entstehung nur eine von verschiedenen Lehren.

durch Substanzen. Wir haben nämlich neben dem Genussimperativ auch noch andern Imperativen nachzuleben, insbesondere auch dem Gesundheitsimperativ, der zunehmend wichtig wird. Wir sollen gesund sein, sollen leistungsfähig sein. Nur so können wir das Leben geniessen. Wahrscheinlich ist die Leistungsfähigkeit die gesellschaftlich moralische Begründung für das Gesundsein-Sollen. Wenn wir gesund sind, können wir auch etwas leisten. Wir nennen nicht von ungefähr unsere moderne Gesellschaft eine «Leistungsgesellschaft». Alles was die Gesundheit und somit die Leistungsfähigkeit beeinträchtigt ist somit nicht akzeptabel. Das Glück und der Genuss des Einzelnen spielt eigentlich keine Rolle. Geniessen und Glücklichsein haben sich dem Primat der Leistungsfähigkeit zu unterziehen. Die Moral schreibt also vor, wir sollen gesund sein und auf den Genuss verzichten, vor allem wenn oder weil er uns in der Leistungsfähigkeit beeinträchtigt.

Heute sind entsprechend viele Substanzen, die wie oben ausgeführt auch als Genussmittel gesehen werden können, unter ein Verbot gestellt und ihr Konsum ist nicht mehr erlaubt. Mindestens teilweise steht hinter dieser Prohibition in der Drogengesetzgebung der leistungsbedingte Gesundheitsimperativ. Unter diesem Aspekt ist heute eigentlich nur noch Kräutertee ohne Süssstoffe gesellschaftlich wirklich akzeptabel. Alles andere beinhaltet entweder Nikotin, Koffein, Teein oder was auch immer und kann die Gesundheit beeinträchtigen. Kaffee nimmt dabei eine zwiespältige Rolle ein, indem ihm einerseits eine leistungssteigernde Wirkung attribuiert wird, andererseits aber auch eine gesundheitsbeeinträchtigende. Da Leistung offensichtlich nicht nur von der Gesundheit abhängt, ist Kaffee der Saft, der die Leistungsgesellschaft unterstützt und ist deshalb akzeptiert. Sogar zu Zucker gibt es grosse Diskussionen, weil von gewissen Gruppierungen behauptet wird, er mache Kinder nervös.

Drogen stehen heute weltweit unter Prohibition. Auch wenn heute andere Zeiten herrschen als damals, als man die Prohibition eingeführt hatte, findet man vordergründig immer noch die gleichen Begründungen. Das Drogenverbot sei ein moralisches Gebot. Dass dies nur eine Teilwahrheit ist und sich die Moral mit diversen anderen Interessen verknüpfte, zeigt ein kurzer Blick auf die Geschichte. 1898 führten die USA Krieg gegen Spanien. Der Krieg dauerte nur kurz, brachte aber Puerto Rico, Kuba, Guam und die Philippinen unter amerikanische Kontrolle. Damit wurde zum ersten Mal in der amerikanischen Geschichte nach Aufhebung der Sklaverei das Prinzip der Gleichberechtigung aller Menschen im Territorium der USA durchbrochen. Man gestand zwar den Menschen in diesen Gebieten generell die Fähigkeit zu, sich selber verwalten zu können, jedoch herrschte die Meinung vor, die Bewohner der Gebiete müssten erst langsam unter der Führung der USA diese Fähigkeit entwickeln. Der damit errichtete Zustand besteht teilweise heute noch (z.B. in Puerto Rico) und ist historisch als Ursprung des Gebarens als Weltpolizei zu sehen. Die dazu nötige Autorität wird aus der sich selber zugestanden moralischen Integrität bezogen.

Das unter den Spaniern errichtete Opiummonopol auf den Philippinen, das nur den Verkauf von Opium an Chinesen erlaubte, wurde von den USA aufgehoben, worauf sich die Opiumimporte vergrösserten und der Konsum sich auf die einheimische Bevölkerung ausweitete. Der von der Episcopalen Kirche auf die Philippinen entsandte Missionsbischof Charles Henry Brent pflegte mit dem Gouverneur auf den Philippinen und späteren Präsidenten der USA, William Howard Taft, gute Beziehungen. Sein Auftrag war ein moralischer, er musste die lokale Bevölkerung auf den rechten Weg führen. Das beinhaltete neben dem Errichten von Schulen natürlich auch die Missionierung der heidnischen Bevölkerung. Er kam unter den gegebenen Umständen nicht umhin, sich um die Problematik des Opiumkonsums zu kümmern. Er wurde von Taft als Mitglied einer Kommission eingesetzt, die das Opiumproblem auch in den umliegenden fernöstlichen asiatischen Ländern studieren sollte. Bischof Brent besuchte so Japan, Formosa, Shanghai, Hong Kong, Saigon, Singapur, Burma und Java. Im Schlussbericht schlug die Kommission als Lösung des Opiumproblems vor, für 3 Jahre ein Staatsmonopol zu errichten, das nur Männern über 21 das Rauchen von Opium erlaubt und nachdem die Rationen graduell reduziert worden sind, Opium ausser für medizinische Zwecke ganz zu verbieten.

Ein Vorschlag von Bischof Brent an die US-Regierung, eine internationale Drogenkonferenz einzuberufen, stiess auf offene Ohren, befanden sich die Beziehungen zu China nach der Verabschiedung eines Gesetzes in den USA im Jahr 1904, das die chinesischen Arbeiter von der amerikanischen Gesellschaft ausschloss, auf einem absoluten Tiefpunkt. Präsident Theodore Roosevelt sah im Vorschlag eine Möglichkeit, gegenüber China zu demonstrieren, dass man China dabei unterstützen will, sich von den Fesseln des kolonialen Opiumhandels zu befreien. Der Kaiser von China hatte versucht, die chinesische Bevölkerung mit Verboten vom Opiumkonsum abzuhalten, wurde aber durch die Kolonialmächte in den Opiumkriegen daran gehindert. Interessant ist, dass Roosevelt selber Truppen nach China entsenden wollte, um das als Reaktion auf das amerikanische Gesetz errichtete Embargo für amerikanische Waren in China mit Waffengewalt zu zerschlagen, was aber von Senat und Kongress als zu riskant abgelehnt wurde (Roosevelt erhielt übrigens später den Friedensnobelpreis für seine Vermittlung zwischen Russland und Japan) [2; 16; 24; 28].

Bischof Brent erhielt von Roosevelt den Auftrag, eine Opiumkonferenz zu organisieren, die 1909 in Shanghai stattfand. Diese wie auch die Folgekonferenz zeigten kaum Resultate. Ein weltweites Drogenverbot konnten die USA erst als Siegermacht nach dem ersten Weltkrieg durchsetzen. Die Versailler Verträge von 1919 brachten neben dem Völkerbund eine Einschränkung des Opiumhandels.

In diesem Zusammenhang sei erwähnt, dass im gleichen Jahr in den USA die Alkoholprohibition beschlossen wurde als Resultat von jahrzehntelangen Bemühungen verschiedener Gruppierungen. Diese Gruppierungen verfolgten grundsätzlich eine laiistische Moral [8]. Es wurde vertreten, dass der Mensch aufgrund seiner Vernunftbegabtheit in der Lage sei, moralisch richtig zu handeln. Da aber die Vernunft unter dem Alkoholkonsum leide, sei dieser zu verbieten. Auch wenn beim Opiumverbot das Moralische das Vordergründige und Vorgeschobene war, standen handfeste politische und ökonomische Interesse dahinter. Es bleibt aber eine moralische Verpflichtung, den Genuss von Substanzen zu verbieten, weil sie die Moral des Individuums untergraben.

Es stellt sich natürlich die Frage, weshalb der Mensch entgegen den moralischen Geboten trotzdem Substanzen konsumiert. Um diese Frage zu klären, muss zuerst verstanden werden, wie der Genuss im Menschen ausgelöst wird. Was geschieht, wenn das Gefühl im Gehirn entsteht, man geniesse etwas? 1954 entdeckte man im Gehirn von Ratten eine Struktur, die gewisses Verhalten verstärkt. Man hatte den Ratten Elektroden in eine bestimmte Region des Gehirns verpflanzt und die Ratten konnten durch Betätigen einer Taste sich selber Reize in dieser Hirnregion zuführen. Man beobachtete, dass die Ratten ständig die Tasten bedienten. Dies schien bei ihnen einen angenehmen Zustand auszulösen, den man auch als Genuss interpretieren kann [18]. Ausgehend von diesen ersten Beobachtungen folgte eine Vielzahl weiterer Versuche, die das Wissen über dieses System vertieften. Die Struktur im Gehirn nannte man das Belohnungssystem (brain reward system). Die biologische Funktion dieses Systems ortet man einerseits in der Erhaltung des Individuums und anderseits der Erhaltung der Art. Verhalten, das diesen beiden Funktionen dient, wird dadurch verstärkt.

Eine zentrale Struktur im Belohnungssystem ist der Nucleus accumbens, den man populär wissenschaftlich auch als Lustzentrum bezeichnet. Mit Lust verbundene Aktivitäten lösen hier eine Reaktion aus. Aktivitäten, die Lust auslösen und der Erhaltung des Individuums dienen, sind Essen und Trinken. Essen und Trinken werden entsprechend generell als Möglichkeit des Geniessens angesehen.

Der Arterhaltung dient die sexuelle Betätigung. Man muss sich vermehren, um die Art zu erhalten, und der Nachwuchs muss auch überleben. Deshalb haben die Frauen etwas mehr Glück als die Männer, weil auch das Mutterverhalten Lust erzeugt. Diese Steuerung von Verhalten findet man sicher bei allen Säugetieren.

Zusammenfassend kann man sagen, dass es im Gehirn eine Struktur gibt, die biologisch begründet, wie es dazu kommt, dass der Mensch und die Tiere Genuss suchen. Eine Eigenheit des Menschen ist es, dass er Verhalten von der biologischen Funktion entkoppeln kann. So ist beim menschlichen Verhalten die Sexualität zumeist nicht mehr mit der Vermehrung verbunden. Essen dient nicht mehr nur der Erhaltung des Individuums und das Nahrungsangebot in der westlichen Welt ist so gross, dass Übergewicht zu einem grossen Problem der Gesundheit wird.

Drogen greifen von Extern in das Belohnungssystem ein. Sie machen dort eine Art Mimikry natürlicher Vorgänge. Drogen reagieren im Gehirn mit Rezeptoren. Das führt dazu, dass direkt oder indirekt Neurotransmitter ausgeschüttet werden. Dies löst elektrophysiologische Vorgänge aus und ist mit einer Kaskade von Reaktionen im Innern der Hirnzellen verbunden. Es ergeben sich dadurch strukturelle Veränderungen der Gehirnzellen. Ob diese Veränderungen rückgängig zu machen sind oder nicht, weiss man heute noch nicht genau.

Die Vorgänge sind nicht auf den Menschen beschränkt, man findet Drogenkonsum auch bei Tieren [22; 26]. Es scheint, dass sogar Insekten und Weichtiere sich gerne psychoaktive Substanzen zuführen. Man macht sich dies zu Nutze, wenn man zur Bekämpfung der Schneckenplage im Salatbeet ein Glas Bier hinstellt. Eine unangenehme Erscheinung sind die Fruchtfliegen, die versuchen, sich im Weinglas zu ertränken.

Das biologische Modell des Belohnungssystems befriedigt nicht ganz, weil es menschliches Verhalten und seine Ausprägungen nur teilweise erklären kann. Es ist ein einfaches Modell und erklärt nur einen Teil der Phänomene.

Sandor Radó, ein Schüler von Sigmund Freud, lieferte schon 1926 ein psychoanalytisches Modell über die Wirkung der Drogen. Der Titel seines Artikels zu diesem Thema war «Die psychischen Wirkungen der Rauschgifte» [21]. Der Autor bedient sich im Artikel einer eher altertümlich wirkenden Terminologie und benützt Begriffe wie «Rauschgift» und «pharmakotoxischer Orgasmus», die heute als ziemlich überholt gelten. Dennoch führen Radós Überlegungen weiter als das oben beschriebene biologische Modell.

Radó hat aufgrund seiner Beobachtungen festgestellt, dass die Einnahme von Rauschgiften einerseits eine Hilfe sein kann. Analgetische (schmerzstillende), sedative (beruhigende), hypnotische (schlafanstossende) und narkotische (betäubende) Substanzen bewirken einen Reizschutz gegen Innen, das Ich wird vor dem Vordringen äusserer Reize geschützt. Dies nützt die Medizin mit ihren Medikamenten auf vielfältige Weise. Man gibt z.B. bei Schmerzzuständen ein Analgetikum und der Schmerzreiz wird nicht mehr bis ins tiefste Innere weitergeleitet. Der betroffene Mensch leidet so weniger. Sein Leiden ist eine Funktion des Ich und dieses geniesst den Schutz vor unangenehmen äusseren Reizen.

Die Stimulanzien, also Substanzen mit stimulierender Wirkung, fördern gemäss Radó die Ich-Funktionen. Das auf diese Weise gestärkte Ich entlastet das Ich nach Innen und steht damit im Dienste der Bewältigung der Realität.

Andererseits grenzt Radó von der Hilfefunktion die Lustfunktion ab. Was mit der Einnahme von Rauschgiften bewirkt werden kann, nennt er pharmakotoxischer Orgasmus. Das bedeutet, dass ein Pharmakon, eine Substanz, mit irgendeiner Art toxischer Wirkung auf den Körper einwirkt und so eine Art Orgasmus auslöst. So hängt der Rauschgiftkonsum mit gewissen Lustgefühlen und Genuss zusammen. Für das Ich bedeutet dies, dass es dadurch durch das Es unterjocht wird und somit die Beziehung zur Realität zerstört wird.

Rauschgifte haben also eine doppelte Wirkung. Einerseits können sie den Realitätsbezug verstärken, anderseits aber auch zerstören. Damit wird begründet, wieso Genuss auch eine fatale Wirkung haben kann. Sie bringt die betroffene Person unter die Regentschaft des Es.

A) Hilfe	
a) Reizschutz nach Innen (Analgetische, sedative, hypnotische, narkotische Wirkungen)	*Entlastung des Ichs nach Innen*
b) Förderung der Ichfunktionen (Stimulierende Wirkungen)	*im Dienste der Realität*
B) Lust	
Pharmakotoxischer Orgasmus	*Unterjochung des Ichs durch das Es*
(Rauschwirkungen)	*Zerstörung seiner Beziehung zur Realität*

Radó führt im Artikel die weiteren Konsequenzen des phamakotoxischen Orgasmus aus: Sucht tritt dann ein, wenn der toxische Rausch zum Sexualziel wird. Es werden die natürlichen erogenen Zonen ausgeschaltet, dadurch entsteht eine Metaerotik. Als pharmakotoxische Impotenz bezeichnet er die physiologische Gewöhnung, die zu einer Abwehr des Ödipuskomplex führt, was sich in Angstzuständen, quälenden Erregungen, schreckhaften Visionen usw. äussert. Das Genitale verliert das Primat und deshalb kommt es zu infantilen Fixierungen der Libido, was sich in Träumereien, Phantasien und wunscherfüllten Halluzinationen äussert. Wenn dann die Partialtriebe versiegen, kommt es zu einer seelischen Verödung und das Ich ist durch die Libido des Es unterjocht.

Die Triebe beim Menschen sind zu einem Gesamttrieb vereint und halten sich bis zu einem gewissen Grad gegenseitig unter Kontrolle. Es ist gefährlich, wenn sich die Triebe entmischen. Wenn z. B. der Aggressionstrieb nicht mehr eingebunden ist in eine Gesamtpersönlichkeit, dann führt dies zu destruktivem Verhalten. Genau dies geschieht bei der Substanzeinnahme. Aggressive Regungen des Über-Ich auf das Ich führen zu einem Strafbedürfnis. Schlussendlich vergleicht Radó den pharmakotoxischen Orgasmus mit etwas, das er den «alimentären Orgasmus» nennt. Als alimentären Orgasmus versteht er das Lust beinhaltende Verhalten zur Erhaltung des Individuums und der Art bei Tieren. Radó hat somit mit seiner genauen Beobachtung im Rahmen seiner psychoanalytischen Überlegungen 30 Jahre bevor das biologische Modell des Belohnungssystems entdeckt wurde, dessen Wirkweise und Mechanismus schon beschrieben.

Auch wenn Radó mit seinen auf einem Triebmodell basierenden Ausführungen zeigen kann, wie Genuss, Substanzkonsum und Sucht für das Individuum zusammenhängen, fehlt dabei die gesellschaftliche und kulturelle Dimension. Die Frage, warum Leute Drogen nehmen, ist somit noch nicht beantwortet.

Die Ethnologin Andrea Blätter hat die Funktionen des Drogenkonsums untersucht. Sie hat eine grössere Studie dazu gemacht, wie Jugendliche in Deutschland Cannabis konsumieren, welche Funktionen der Cannabiskonsum für die Jugendlichen hat [6].

Sie konnte dabei 7 verschiedene Funktionen unterscheiden:

1. Religiöse Funktionen
2. Medizinische Funktionen
3. identitätsbildende und gruppenkohäsive Funktionen
4. hedonistische Funktionen
5. Kompensations- und Ventilfunktionen
6. ökonomische und kommerzielle Funktionen
7. politische Funktionen

In den hedonistischen Funktionen liegt der eigentliche Genuss. Wie man bei diesem Modell sieht, geht die Nutzung der Substanz weit über die reine Hedonie, die Lust, den Genuss hinaus. Währenddem bei Radó die medizinischen Funktionen, die identitätsbildenden und gruppenkohäsiven und Kompensations- und Ventilfunktionen Eingang gefunden haben, kommen hier als neue Dimensionen das Religiöse, das Ökonomische und das Politische dazu. Der Konsum des Einzelnen hat wohl nur in den seltensten Fällen nur eine Funktion. Man trifft im

Einzelfall sicher immer ein Gemisch von solchen Funktionen an. Auch wenn der Genuss als primäre Motivation eines Konsums stehen kann, kann man aus dem Gesagten die Schlussfolgerung ziehen, dass es den reinen Genuss als Folge von Substanzkonsum nicht gibt. Es schwingt immer noch etwas anderes mit.

Drogenabhängige, wenn sie irgendwo draussen auf der Strasse herumhängen, verdreckt und in zerlumpten Kleidern, geben von sich nicht das Bild eines Genussmenschen. Aus dem bisher Gesagten lässt sich noch keine Erklärung für diesen Zustand finden.

Ein Modell, das uns in der Betrachtung weiterbringt, ist das Konzept der «Rites de passage» von Arnold van Gennep (1873–1953], das er 1909 veröffentlichte [30]. Van Gennep war Franzose und sprach 18 Sprachen. Für die Schweiz ist er zusätzlich wichtig, weil er von 1912–1915 in Neuenburg den Lehrstuhl für Ethnografie innehatte und er in dieser Zeit das Ethnologische Museum in Neuenburg begründet hatte. Seine Beobachtung war, dass Riten, die einen Orts-, Zustands-, Positions- oder Altersgruppenwechsel begleiten, einen konstanten Ablauf in 3 Phasen haben. Die erste Phase beinhaltet Trennungsriten. Die Leute müssen Abschied nehmen von einer gewissen Situation, von einem gewissen Status, Jugendliche müssen die Kindheit aufgeben usw. Der nächste Zustand ist der Schwellenzustand, wo diverse Umwandlungen stattfinden. Die Riten dieser Phase hatte er «rites de marge» genannt. Die dritte Phase ist durch Angliederungsriten («rites d'agrégation») gekennzeichnet. Bezogen auf unser Thema ist dies der Moment, wo der Vater seinem Sohn auf die Schultern klopft, ihm die Zigarre anzündet und ihn in der Erwachsenenwelt willkommen heisst.

Für unser Thema besonders interessant ist die mittlere Phase, der Schwellenzustand. Ein weiterer Ethnologe, Victor Witter Turner (1920–1983), hat das Konzept von van Gennep weiter ausgearbeitet [29] und hat vor allem diese Übergangsphase oder liminale Phase detaillierter beschrieben. Er belegte, dass diese durch eine Art Antistruktur charakterisiert ist. Als Übergang steht sie als Gegenstück zu einem Zustand. Im Normalfall ist jedem sozialen Status ein Platz in der sozialen Hierarchie zugewiesen. Im Übergangszustand löst sich dieser Zustand des Status auf und wird durch den Zustand der Communitas ersetzt. Statusunterschiede werden aufgehoben. Dies steht im Gegensatz zur Struktur. Alle sind in der Communitas gleich und erst ausserhalb dieses Zustandes herrscht Ungleichheit. Die Communitas kann auch in der Kleidung symbolisiert oder repräsentiert und dargestellt werden. Nacktheit oder uniforme Kleider können ein Ausdruck davon sein, oder wenn wir an die Drogenabhängigen denken, die zerlumpten Kleider, die diese tragen. Die Beschreibung der Antistruktur führt zu einer Reihe von dichotom angeordneten Begriffspaaren:

- Communitas / Status
- Übergang / Zustand
- Totalität / Partialität
- Antistruktur / Struktur
- Gleichheit / Ungleichheit
- Nacktheit oder uniforme Kleider / Kleidungsunterschiede
- Schweigen / Sprechen
- Hinnahme von Schmerz und Leid / Vermeidung von Schmerz und Leid

Interessanterweise beschreibt dies sehr gut die Phänomene, die wir bei den Drogenabhängigen antreffen. Die Drogenabhängigen treten durch ihren Drogenkonsum in einen Schwellenzustand ein. Sie bilden damit eine Communitas und es spielt keine Rolle mehr, dass einer aus einem reichen Hause kommt und ein anderer aus einer Unterschichtfamilie. Dieses Sein ist total und stumm. Über Drogenabhängigkeit sprechen nicht die Abhängigen in der Intoxikation, sondern die anderen.

Es gibt kein ewiges Verweilen in diesem Schwellenzustand. Alle werden früher oder später wieder aus diesem Zustand herausgeworfen, wie Turner an dem Beispiel des Franziskaner Ordens eindrücklich darstellt. Das ursprünglich Regellose bei diesem Orden, das einzig auf dem Gebot der Besitzlosigkeit beruhte, musste eine Regelung finden, wie z.B. Spenden angenommen werden konnten. Dadurch stellte sich ein neuer Status ein, der Franziskaner Orden wurde zur Institution. Gleiches widerfährt den Drogenabhängigen. Aus dem Drogenrausch aufgewacht, finden sie sich als Junkie wieder, ihr neuer Status. Diesem können sie durch erneute Drogeneinnahme entfliehen.

Wie wir bei Radó gesehen haben, lässt sich beim Drogenkonsum der Lustteil beim Drogenkonsum durch das Überhand nehmen des Es erklären. Freud hat sich selber wenig dem Es gewidmet [9]. Die Entdeckung des Es schrieb er Georg Groddeck zu [12]. Das Es, diese Instanz, die Lust vermittelt, beschrieb Freud in der «Neue Folge der Vorlesungen zur Einführung in die Psychoanalyse» folgendermassen [10]:

> Es ist der dunkle, unzugängliche Teil unserer Persönlichkeit; … das meiste davon hat negativen Charakter, lässt sich nur als Gegensatz zum Ich beschreiben. Wir näheren uns dem Es mit Vergleichen, nennen es ein Chaos, einen Kessel voll brodelnder Erregungen. … aber es hat keine Organisation, bringt keinen Gesamtwillen auf, nur das Bestreben, den Triebbedürfnissen unter Einhaltung des Lustprinzips Befriedigung schaffen. Für die Vorgänge im Es gelten die logischen Denkgesetze nicht, vor allem nicht der Satz des Widerspruchs. Gegensätzliche Regungen bestehen nebeneinander, ohne einander aufzuheben oder sich voneinander abzuziehen, höchstens dass sie unter dem herrschenden

> ökonomischen Zwang zur Abfuhr der Energie zu Kompromissbildungen zusammentreten. Es gibt im Es nichts, was man der Negation gleichstellen könnte, auch nimmt man mit Überraschung die Ausnahme von dem Satz der Philosophen wahr, dass Raum und Zeit notwendige Formen unserer seelischen Akte sei. Im Es findet sich nichts, was der Zeitvorstellung entspricht, keine Anerkennung eines zeitlichen Ablaufs und, was höchst merkwürdig ist und seiner Würdigung im philosophischen Denken wartet, keine Veränderung des seelischen Vorgangs durch den Zeitablauf. …

Es ist auffällig wie stark die Beschreibung des Es durch Freud der Beschreibung des Übergangszustand von Turner gleicht. Der vom Es gesteuerte Drogenkonsum wird im Übergangszustand repräsentiert und äussert sich in Auflösung jeglicher Struktur wie Status, Zeit, Raum usw. Wie wir gesehen haben, kann dieser Übergangszustand, die Regentschaft des Es, nicht ewig andauern.

Nun sind wir einen Schritt weiter. Noch nicht geklärt ist, weshalb der Drogenkonsum so stark mit Tabus belegt ist, d. h. warum es häufig sehr schwierig ist, darüber vernünftig zu reden, und weshalb die gesellschaftliche Reaktion auf Drogenkonsum so heftig ausfällt.

Westliche Gesellschaften sind heute säkulare Gesellschaften, die Religion scheint entsprechend keine grosse Rolle mehr zu spielen. Wir sind aber alle auch als Mitglieder dieser modernen Gesellschaften in Übergangsriten eingebunden. Wir alle unterliegen einem unser Leben umspannenden «rite de passage», den ich den grossen «rite de passage» nennen will. Es ist die Spanne zwischen Geburt und Tod. Die zwischen diesen Punkten liegende Spanne, das Leben, kann als eine Art Zwischenzustand aufgefasst werden, der wiederum selber in weitere «rites de passage» aufgeteilt ist. In diesem Zwischenzustand sind wir aber nicht in der Lage einzuschätzen, welchen Zustand wir danach, nach dem Tod, einnehmen werden. Trotzdem die Religion in der heutigen säkularen Gesellschaft ganz stark an Bedeutung verloren hat, greift man immer noch gerne für die Erklärung des Unerklärlichen auf sie zurück. Es ist deshalb nicht weiter erstaunlich, dass Menschen, die ihrer Lebzeit nie eine Kirche besucht haben, mit einer Abdankung in der Kirche beerdigt werden. Es ist dies als Versuch zu werten, einen unguten Ausgang abzuwenden.

Auch wenn der direkte Einfluss der Religion abzunehmen scheint, sind längst ihre moralischen Anliegen in das gesellschaftliche Leben integriert und nicht mehr wegzudenken. So sind z. B. die Vorschriften der 10 Gebote in die Gesetzesbücher aufgenommen worden (Ruhetag im Arbeitsgesetz, Schutz von Eigentum und Leib und Leben im Strafgesetzbuch etc.) und auch wird in der westlichen Welt kaum jemand daran zweifeln, soweit er glaubt, Gott existiere, dass es nur einen Gott gibt. Darum ist es auch heute noch in einer säkularen Gesellschaft interessant zu sehen, was die Kirche als moralische Instanz zum Drogenkonsum sagt. Papst Johannes Paul II. sagte zu diesem Thema Folgendes:

> Es besteht natürlich ein klarer Unterschied zwischen dem Drogen- und Alkoholkonsum: Während letzterer bei moderatem Gebrauch als Getränk keine moralischen Verbote verletzt und nur dessen Missbrauch verurteilt werden muss, so ist der Drogenkonsum immer illegal, weil er einen ungerechtfertigten und irrationalen Verzicht des Denkens, Wollens und Handelns als freie Menschen mit sich bringt. ... Drogensucht und Alkoholismus sind gegen das Leben: Man kann weder von der 'Freiheit Drogen zu nehmen' noch von dem 'Recht auf Drogen' sprechen, weil das menschliche Wesen nicht das Recht hat, sich selbst zu schädigen. Es kann und darf nie auf die persönliche Würde verzichten, die ihm von Gott gegeben ist! [19].

Die persönliche Würde ist in dieser Argumentationslinie ein unveräusserbares Naturrecht, das sich völlig anachronistisch direkt auf Gotteswillen zurückführen lässt.

Entsprechend gibt es für die Leute, die Drogen trotzdem konsumieren, einen Konflikt zwischen Weltsicht und Ethos. So wie die Begriffe von Clifford Geertz definiert wurden, bezeichnet die Weltsicht die Idee einer generellen Ordnung der Existenz, also der Moral, wie sie auch in obiger Aussage des Papstes zum Ausdruck kommt [3; 11]. Auf der andern Seite steht der Ethos des Einzelnen, die Disposition zum Handeln. Gerade bei Drogenabhängigen ist der Gegensatz zwischen Ethos und Weltsicht sehr stark vorhanden und sie leiden stark unter dem Konflikt, einerseits Drogen zu konsumieren und damit Beziehungen zu zerstören und sich am Rande der Gesellschaft zu positionieren, und andererseits sehr kleinbürgerliche Lebensziele zu haben. Im persönlichen Ritual des Drogenkonsums löst sich dieser Konflikt zwischen Gedanken und Handlung auf. Wie wir gesehen haben, übernimmt das Es im Drogenkonsum die Regentschaft, und für das Es haben solche Konflikte keine Bedeutung.

Ethos	*Weltsicht*
Moralische & ästhetische Aspekte der Kultur	Kognitive, existenzielle Aspekte der Kultur
Zugrundeliegende Haltung in Bezug auf sich selber und die eigene Welt	Der Leute Sinn für das wirklich Wirkliche
Disposition, Wahrscheinlichkeit des Handelns	Die am meisten zusammenfassende Idee einer generellen Ordnung der Existenz
Stimmungen Motivationen	
Handlung	Gedanken

Fusion des Konzeptuellen und des Dispositionellen
Ritual integriert Gedanken und Handlung

Die ganze Entwicklung der Säkularisierung führt aber auch dazu, dass es zu einer Entsakralisierung kommt und damit zu einer Dezentrierung und Subjektivierung des Chaos. Es gibt kein gemeinsames Ritual mehr, das Ethos und Weltsicht integrieren würde. Die Problematik verschiebt sich weg von der gesellschaftlichen Instanz zum Individuum. Das Individuum ist so letztlich sich selber überlassen.

Wenn wir die Drogenabhängigen fragen, was subjektiv für sie die Wirkungen von Drogen sind, dann gibt es ein wiederkehrendes Set von Aussagen. Die Drogenabhängigen berichten, dass sie von einer Substanz wie dem Heroin eine grosse Ruhe, eine innere Wärme, die alles umhüllt, eine unendliche Zufriedenheit erleben, dass alle Zweifel und Konflikte aufgehoben und beseitigt sind. Es stellt sich eine emotionale Ausgeglichenheit ein. Das Gefühl ist wie eine Art Lebensenergie und wird so auch zum zentralen Aspekt. Das Erlebte hat eindeutig spirituelle Qualitäten.

Spirituelle Erlebnisse bei Drogenkonsum sind natürlich wohl bekannt. Es gibt viele Beispiele aus der ethnografischen Literatur, vor allem sei dabei an schamanistische Praktiken in verschiedenen Gebieten der Welt erinnert. Allerdings ist Drogenkonsum im Rahmen eines religiösen Rituals nicht auf heidnische Religionen und Rituale beschränkt, es kommt dies durchaus auch in christlichen Kirchen vor. Ein erwähnenswertes Beispiel ist die Native American Church in den USA, die auf den Komantschen Quanah Parker zurückgeht. Diese synkretistische Schöpfung mit lokal sehr unterschiedlicher Ausprägung hat geradezu einen Siegeszug durch die USA angetreten. 1885 erstmals legal als religiöse Organisation anerkannt, hatte sie 1922 13'300 Mitglieder, heute jedoch schon ca. 250'000. Das Spezielle ist, dass es den Mitgliedern der Kirche erlaubt ist, während ihrer Versammlung den meskalinhaltigen Peyotekaktus zu essen (Lophophora Williamsii) [23]. J.S. Slotkin [27] bringt dabei das religiöse Erleben mit seiner kurzen Aussage auf den Punkt: «The white man goes into his church house and talks about Jesus; the Indian goes into his teepee and talks to Jesus.»[2]

Ein weiterer synkretistischer Kult, bei dem Substanzen genommen werden, ist der brasilianische Santo Daime Kult, dessen Ableger bis nach Europa vorgestossen sind. Afrikanische und indianische Elemente verbindend unter einem christlichen Dach gehört die Einnahme von Ayahuasca dazu. Ayahuasca ist eine Mischung aus Pflanzen und beinhaltet kurzwirksame Tryptamine, die erst durch das Zufügen eines pflanzlichen Mono-Amino-Oxidasehemmers eine halluzinogene Wirkung beim Menschen erzeugen. Erstaunlicherweise zeigt eine

2 «Der weisse Mann geht in sein Kirchenhaus und spricht über Jesus; der Indianer geht in sein Tipi und spricht zu Jesus.»

Untersuchung, dass es Menschen in Brasilien, die an diesen Kulten teilnehmen, psychisch besser geht, als ihren Nachbarn, die nicht daran teilnehmen [25].

Grössere Verwirrung und Aufregung stiftete Pahnke's Karfreitagsexperiment, wo eine Anzahl Leute tiefgreifende religiöse Erlebnisse nach Einnahme einer beachtlichen Menge Psilocibin hatten [15]. Die Frage wurde aufgeworfen, ob Religion und religiöses Erleben in Molekülen festgemacht werden kann.

Auf seinem Weg der Entwicklung kommt der Mensch immer wieder an einen Punkt, wo er Grenzen überschreiten muss. Transgressionen oder Grenzüberschreitungen sind völlig normale Teile einer menschlichen Entwicklung. Transgressionen tragen aber die Gefahr in sich, dass sie einen unguten Ausgang nehmen können. Bei obigen Beispielen ist letztlich immer Ausgangs- und Endpunkt das Hier und Jetzt. Die Drogeneinnahme bringt vielleicht eine Klärung der Vergangenheit oder Hinweise für die Zukunft, aber dies sind beides Zeitpunkte, die letztlich vom Jetzt her definiert sind. Sibirische Schamanen benutzen beispielweise für ihre drogengestützten inneren Reisen «Landkarten», wo die Gefahren der anderen Welt, aber auch der Ausgang zur hiesigen Welt eingezeichnet sind [14].

Dem entsprechend ist ein Drogenkonsum problematisch, wenn die Leute mit dem Drogenkonsum der Realität dauerhaft zu entfliehen versuchen, wenn Drogenkonsum einen permanenten psychischen Schmerz lindern soll, und wenn Drogenkonsum zur Coping Strategie wird, d.h. zu einer Strategie wird, um überleben zu können. Chronischer psychischer Schmerz hat in westlichen Gesellschaften einen sehr niedrigen Stellenwert. Obschon sich auch ein somatisch begründeter chronischer Schmerz nur in der Psyche ausdrücken kann, wird psychisch begründeter Schmerz, der nicht in einem definierten Organ festgemacht werden kann, kaum öffentlich anerkannt. Das führt zu einer starken Privatisierung dieses Schmerzes, weil er ohne zweifelnde und ablehnende Reaktion der Allgemeinheit nicht geäussert werden kann. Problematisch ist in der Folge der dadurch begründete Drogenkonsum, weil auch der Konsum dadurch privatisiert und von der Gesellschaft abgekoppelt wird. Die Drogenkonsumenten, obschon Mitglieder unserer Gesellschaft, werden marginalisiert, d.h. sie markieren den Rand dessen, was wir als Menschsein zu akzeptieren bereit sind.

Unsere Welt ist heute stark nach Dichotomien wie schwarz und weiss oder gut und böse aufgeteilt. Grautöne scheint es kaum mehr zu geben, ein Phänomen das sehr stark auch im aktuellen politischen Diskurs zum Ausdruck kommt. Drogen werden in unserer heutigen Situation als schlecht und böse angesehen, ohne Berücksichtigung irgendwelcher Grautöne. Es lohnt sich zu schauen, wie sich der Begriff des Bösen in unserer Gesellschaft entwickelt hat und wie er zu seiner Eigenständigkeit gekommen ist.

In der Bibel findet man von Gott eigentlich zwei in einander verschmelzende Darstellungen: einerseits gibt es das Bild des gerechten und gütigen Gottes, andererseits das des zürnenden und strafenden Gottes. Der «Liebgott», geschrieben in einem Wort, zu dem die Kinder früher angehalten wurden zu beten, existiert in der Bibel nicht. Gott ist im Ursprung ein Mischwesen, das gute und «böse» Anteile vereint.

In verschiedenen Kulturen gibt es aber eine Aufteilung des Gottesbildes in Gut und Böse. Im Altiranischen steht z.B. der gute Gott Ahura Mazda zu Ahriman, der Missernten bringt, im Gegensatz. Die Manichäer haben an Demiurg als den Weltenerschaffer geglaubt. Er wurde mit der Materie in Verbindung gebracht und stand in der Dichotomie zum Licht, dem eigentlich Göttlichen.

Im Alten Testament tritt Satan selten auf. Man findet ihn z.B. im Buch Hiob und er ist hier einer der Gottessöhne. Seine Rolle ist in der Hiobgeschichte nicht primär die des Bösen, sondern die des Herausforderers und des in Versuchung Führenden.

Der «gefallene Morgenstern» bei Jesaia wird als Luzifer gedeutet, auch wenn er namentlich in der Bibel nicht erwähnt wird. Der Name Luzifer ist erst später dazu gekommen.

Erst neutestamentlich tritt Satan als Herr eines dem Reich Gottes entgegenstehenden Reiches, als Fürst dieser Welt oder als Gott dieser Welt auf.

Zusammenfassend kann man sagen, dass die Aufteilung der Welt in gut und böse (oder in «us – the good guys» und «them – the axis of evil»), eine Entwicklung ausgehend von einer göttlichen Gesamtheit ist, die im Verlaufe der Zeit partikularisiert wurde.

Durch eine strenge Askese kann es zur Überwindung dieses Gegensatzes von Gut und Böse kommen. Diese Sichtweise wurde vor allem von den Katharern, einer mittelalterlichen Sekte, und anderen christlichen Armutsbewegungen jener Zeit popularisiert.

Neben der Überwindung der Dichotomie von Gut und Böse war und ist natürlich die vollständige Vereinigung mit dem Göttlichen das Ziel der Askese, die Unio mystica. Gemäss Beschreibung in der «Catholic Encyclopedia», die im Internet gefunden werden kann, gibt es bei der Unio mystica drei Stufen [20]:

- Die spirituelle Ruhe: in diesem Zustand ist die Ablenkung noch möglich, Imagination behält noch eine gewisse Freiheit
- Volle Vereinigung: die Seele ist in diesem Zustand vollständig besetzt mit dem göttlichen Objekt
- Ekstase: die Kommunikation mit der äusseren Welt ist fast oder vollständig gekappt, willengesteuerte Bewegungen sind nicht mehr möglich.

Die weiteren Charakterisierungen weisen auf die gefühlte Präsenz von Gott hin, auf innere Besessenheit, auf die Unwillkürlichkeit des Ereignisses, auf das An- und Abfluten in der Intensität, auf die Unerklärlichkeit, aber auch die damit verbundenen Gefühle von Liebe, Ruhe und der Freude oder des Genusses.

Die Beschreibungen der Drogenabhängigen ihrer Erlebnisse mit den Drogen und das was man von aussen als Drogenwirkung beobachten kann, kommen der Unio mystica eigentlich sehr nahe. Nicht verwunderlich ist deshalb die negative Reaktion gegenüber den Leuten, die Drogen nehmen, weil die Unio mystica auf dem Weg der Askese und des Gebetes nur einer kleinen Zahl von Auserwählten offen steht. Über den Drogenkonsum gibt es eine einfache Abkürzung, die jedermann offen zu stehen scheint.

Das Erstaunliche ist, dass offensichtlich zwei sehr unterschiedliche Vorgehensweisen in etwa zu einem ähnlichen Schlusszustand führen. Allerdings muss es auch Unterschiede geben.

So findet sich bei Nietzsche ein Konzept, wo zwei unterschiedliche Zustände oder Eigenschaften durch gegenseitige Beeinflussung die Höchstform erst möglich machen. In seinem Essay «Die Geburt der Tragödie aus dem Geist der Musik» stellt er dar, dass die Fortentwicklung der Kunst an die Duplizität des Apollinischen und Dionysischen gebunden ist [17]. Gegenseitig reizen sich die beiden immer wieder zu neuen «Geburten». Die zwei Zustände charakterisiert er zusammenfassend folgendermassen:

Apollinisch	*Dionysisch*
Traum	Rausch
höhere Wahrheit	Selbstvergessenheit
Vollkommenheit	Versöhnung mit der Natur
massvolle Begrenzung	Aufhebung der Abgrenzungen
Freiheit von wilderen Regungen	Weltenharmonie
Principium individuationis	

Damit reiht sich die Dichotomie apollinisch / dionysisch in die Reihe Ich / Es, Struktur / Schwellenzustand und Kultur / Natur ein. Erst die Überwindung der Dichotomie führt zu einem höheren Zustand.

Damit wird es klar, dass es eigentlich nur auf dem apollinischen Weg zu Selbsterkenntnis kommen kann. Im Rauschzustand dürfte dies schwierig sein, und am Schluss in der Selbstvergessenheit wieder den Ausgang in die Realität zu finden, in die strukturierte Welt, dürfte oft unmöglich sein. Dies lässt sich bei den Drogenabhängigen in unserer Gesellschaft im Detail beobachten.

Das rein Apollinische wird es wohl nicht geben. Zur Askese und Meditation wird ab einem Punkt Selbstvergessenheit dazugehören und bei genügend langer und intensiver Depravation von äusseren Reizen wird es bei allen Menschen zu halluzinatorischem Erleben kommen. Gleiche Überlegungen gelten für das Dionysische.

Das Drogenthema ist einer rationalen Diskussion ganz oft nicht zugänglich. Es wird mit Dämonisierungen gearbeitet, man behandelt die Drogen so, wie wenn sie ein infektiöses Kontagion wären. Wenn man mit ihnen in Kontakt kommt, dann wird man auch angesteckt. Wenn man die Zeitungen durchschaut, findet man häufig Geschichten wie «damals habe ich das erste Mal Heroin genommen, und dann war ich ein Leben lang süchtig».

Drogen sind deshalb mit einem Tabu belegt, die Drogenkonsumenten werden einer (strafrechtlichen) Verfolgung ausgesetzt [7]. Der dabei zu Tage tretende Eifer ist beachtlich und es gibt kein gesellschaftliches Verhalten, das in einer so hohen Ratio von Verfolger zu Verfolgten resultiert. Man kann damit mit einer gewissen Berechtigung von einer «Hexenjagd» sprechen. Die typische Funktion eines Tabus ist natürlich, die Ambivalenz und die Versuchung abzuwehren, in unserem Fall die Versuchung, Drogen zu nehmen. Letztendlich ist die Funktion des Tabus, die bestehende Ordnung aufrecht zu erhalten. Diese scheint aufgrund der Heftigkeit der Reaktion auf den primär auf einen Genuss abzielenden Akt, der sich als Überhandnehmen des Es präsentiert und in seiner Natur dionysisch und liminal zu klassifizieren ist, zentrale Werte des gesellschaftlichen Lebens zu bedrohen. Einen Hinweis kann geben, dass Drogenabhängige sich aus den Produktionsprozessen auskoppeln. Es stellt sich deshalb die Frage, ob dadurch der «Geist» des Kapitalismus, wie ihn Max Weber darstellte, ins Wanken kommt [31].

Drogenabhängige und Staat stehen gemäss obigen Ausführungen in einer Beziehung zueinander, die es noch etwas auszuführen gilt. Der Staat tritt gegenüber den Abhängigen als strenger und gerechter Vater auf. Das wird sehr schön auch bildlich dargestellt, indem es sich bei den Vertretern von Justiz und Polizei in der Mehrzahl um Männer handelt. In diesen Institutionen kümmert man sich um die Leute, man verfolgt sie, man ist zwar streng, aber man ist gerecht. Die Drogenabhängigen sind auf der anderen Seite sehr unterwürfig. Sie lassen sich von Polizei und Justiz bluffen und beeindrucken. Sie belasten sich selber mit ihren Aussagen, beschuldigen sich gegenseitig. Wenn sie in der Situation der Untersuchungshaft nicht so gesprächig wären, könnte ein guter Teil der heutigen

Verurteilungen wegen Beweismangel gar nicht erfolgen. Das Ganze macht den Eindruck eines «Spiels». Es gibt Regeln, die abgesehen von einigem Schummeln eingehalten werden, und die so banal sind, dass sie alle verstehen. Es gibt Gewinner und Verlierer. Obschon die Abläufe mehr oder weniger immer gleich sind und wenig Abwechslung bieten, wird das Spiel immer wieder gespielt, es scheint also Spass zu machen. Es lohnt sich deshalb zu untersuchen, welchen Charakter die Beziehung zwischen den Parteien hat. Eine Beziehung von zwei Personen, in der die eine Person eine dominante, strafende Rolle übernimmt und die andere Person eine submissive, erduldende Position einnimmt, dabei geradezu nach der strafenden Hand lechzt, nennt man eine sadomasochistische Beziehung. Dabei spielen natürlich eine Reihe von weiteren Elementen eine Rolle, wie Macht ausüben und an die Grenze gehen, offensichtlich Dinge, die mit Lust verbunden sind. Die Teilnehmer dieses Spiels dürfen bis an den Rand der totalen Vernichtung gehen, aber nicht darüber hinaus. Die finale Grenzüberschreitung ist verboten [4; 32].

Die skizzierten Elemente finden sich in der Beziehung von Staat und seinen Vertretern und den Drogenabhängigen wieder. Die Drogenabhängigen lassen sich quälen, gehen dabei an Grenzen. Die Substanzen helfen ihnen, noch grössere Qualen durchzustehen, noch besser am Spiel mitzumachen. Das Einzige, was sie nicht dürfen, ist sterben. Wenn ein Drogenabhängiger stirbt, dann wird er einzeln gezählt und wird zum medialen Ereignis. Die Drogentoten haben eine mediale Präsenz wie keine andere Gruppe von Toten. Dies ist eigentlich nur dadurch zu erklären, dass die unerlaubte Grenzüberschreitung im sadomasochistischen Spiel nach einer Sühne verlangt.

Damit sind wir in unseren Überlegungen von Substanzkonsum und Genuss vom individuellen Erlebnis über seine Einbindung in einen grösseren Rahmen, den gesellschaftlichen, hin zur Situation gekommen, wo Substanzkonsum von gewissen Leuten Genuss und Lust bei Leuten auslösen, die selber keine Substanzen nehmen.

Literatur

[1] Duden. Herkunftswörterbuch. Etymologie der deutschen Sprache. 3. Auflage ed. Mannheim, Leipzig, Wien, Zürich: Dudenverlag, 2001.

[2] Behr H-G. Weltmacht Droge. Das Geschäft mit der Sucht. Wien, Düsseldorf: Econ Verlag, 1984.

[3] Bell C. Ritual theory, ritual practice. New York, Oxford: Oxford University Press, 1992.

[4] Benjamin J. Die Fesseln der Liebe. Psychoanalyse, Feminismus und das Problem der Macht. Basel, Frankfurt a. M.: Stroemfeld/Roter Stern, 1991.
[5] Bickel M, Steigert H. Pflücke den Tag. Freiburg: Herder, 1981.
[6] Blätter A. Die Funktion des Drogengebrauchs und ihre kulturspezifische Nutzung. Curare 1995; 18(2):279–290.
[7] Böllinger L. Lust und Last – Zur sozialen Kontrolle von Ekstase. In: Uhlig S, Thiele M, editors. Rausch – Sucht – Lust. Giessen: Psychosozial-Verlag, 2002: 53–71.
[8] Durkheim E. Erziehung, Moral und Gesellschaft. Vorlesung an der Sorbonne 1902/1903. Frankfurt (Main): Suhrkamp, 1999.
[9] Freud S. Das Ich und das Es. Gesammelte Werke ed. Frankfurt a. M.: Fischer Taschenbuch Verlag, 1999.
[10] Freud S. Neue Folge der Vorlesungen zur Einführung in die Psychoanalyse. Gesammelte Werke ed. Frankfurt a. M.: Fischer Taschenbuch Verlag, 1999.
[11] Geertz C. The interpretaion of cultures. New York: Basic Books, 2000.
[12] Groddeck G. Das Buch vom Es. Psychoanalytische Briefe an eine Freundin. Frankfurt a. M.: Fischer Taschenbuch Verlag, 1979.
[13] Horatius Flaccus Q. Carminum Lib. I 11. In: Wyss B, editor. Opera Omnia. Frauenfeld: Huber & Co., 1969: 16.
[14] Kutalek R. Ethnomykologie des Fliegenpilzes am Beispiel Nordamerikas und Sibiriens. Curare 1995; 18(2):25–30.
[15] Leary T. The politics of ecstasy. St Albans, Herts: Paladin, 1973.
[16] Musto DF. The American Disease. Origins of narcotic control. New York: Oxford University Press, 1987.
[17] Nietsche F. Die Geburt der Tragödie aus dem Geiste der Musik. In: Messer A, editor. Friedrich Nietsche Werke in zwei Bänden. Leipzig: Alfred Kröner Verlag, 1930: 1–40.
[18] Olds J, Milner P. Positive reinforcement produced by electrical stimulation of septal area and other regions of rat brain. Journal of Comparative & Physiological Psychology 1954; 47:419–427.
[19] Papst Johannes Paul II. Ansprache des Heiligen Vaters Papst Johannes Paul II. an die Teilnehmer der Internationalen Konferenz zu Drogenmissbrauch und Alkoholismus, durchgeführt vom Päpstlichen Rat für die Pastoral im Krankendienst vom 21. bis 23. November 1991 in Rom, Vatikan. In: Verein zur Förderung der Psychologischen Menschenkenntnis (VPM), editor. Ansprache des Heiligen Vaters Papst Johannes Paul II. Zürich: Verlag Menschenkenntnis, 1992: 9–16.
[20] Poulain A. Contemplation. The Catholic Encyclopedia, Volume IV. Robert Appleton Company, 1908, online edition 1999. <http://www.newadvent.org/cathen/04324b.htm>
[21] Radó S. Die psychischen Wirkungen der Rauschgifte. Versuch einer psychoanalytischen Theorie der Süchte. Internationale Zeitschrift für Psychoanalyse 1926; XII:540–556.
[22] Samorini G. Liebestolle Katzen und berauschte Kühe. Vom Drogenkonsum der Tiere. Aarau: AT Verlag, 2002.
[23] Schultes RE, Hofmann A. Pflanzen der Götter. Die magischen Kräfte der Rausch- und Giftgewächse. Bern: Hallwag, 1987.
[24] Selling P. Die Karriere des Drogenproblems in den USA. Eine Studie über Verlaufs- und Entstehungsformen sozialer Probleme. Pfaffenweiler: Centaurus-Verlagsgesellschaft, 1989.

[25] Siebert U, Dilchert S. Angstreduktion durch Santo Daime. Ethnomedizinische Untersuchungen im brasilianischen Regenwald. Curare / Sonderband 1998; 14:149–153.

[26] Siegel RK. Rausch Drogen. Sehnsucht nach dem künstlichen Paradies. Reinbek: Rowohlt Taschenbuch Verlag, 2000.

[27] Slotkin JS. The Peyote Religion: A Study in Indian-White Relations. New York: Octagon – Farrar, Straus and Giroux, 1975.

[28] Thamm BG. Drogenfreigabe – Kapitulation oder Ausweg? Pro und Contra zur Liberalisierung von Rauschgiften als Massnahme zur Kriminalitätsprophylaxe. Hilden/Rhld.: Verlag Deutsche Polizeiliteratur, 1989.

[29] Turner VW. Das Ritual. Struktur und Anti-Struktur. Frankfurt / New York: Campus, 2000.

[30] van Gennep A. Übergangsriten (les rites de passage). Frankfurt / New York: Campus, 1999.

[31] Weber M. Die protestantische Ethik und der «Geist» des Kapitalismus. Weinheim: Beltz Athenäum, 2000.

[32] Wurmser L. Das Rätsel des Masochismus. Psychoanalytische Untersuchungen von Gewissenszwang und Leidenssucht. Berlin, Heidelberg, New York: Springer Verlag, 1998.

Silvia Schroer

Am siebenten Tag aber sollst du feiern…
Vom Sabbat und anderen biblischen Impulsen zu gesundheitsförderndem Genuss

Die christliche Religion hat aus verschiedenen Gründen den Ruf ausgeprägter Lust- und Genussfeindlichkeit. Auch nur die dafür hauptsächlich Verantwortlichen zu nennen, wäre ein anspruchsvolles Vorhaben, das schon mit dem heiligen Paulus beginnen und über Augustinus und andere Kirchenväter bis in die Neuzeit fortgesetzt werden müsste. Ob Johannes Calvin, Papst Johannes Paul II. oder der von ihm kürzlich heiliggesprochene Gründer des Opus Dei, Josemaría Escrivà de Balaguer, es fanden und finden sich immer wieder Exponenten der Botschaft, die salopp zusammengefasst lautet «Erlaubt ist, was nicht Spass macht». Ganze Generationen von Kindern, ob reformiert oder katholisch, sind mit dem Bild eines alles kontrollierenden, unerbittlich sittenstrengen göttlichen Tyrannen aufgewachsen. Die Kirchen unterließen keine Gelegenheit, den ewigen SünderInnen ein schlechtes Gewissen und Angst vor der göttlichen Strafe einzuimpfen, mit dem Unterschied, dass die KatholikInnen auf raschere und häufigere Befreiung von ihrer Sündenlast zählen durften. «Gottesvergiftung» war der prägnante Titel eines Buches von Tilman Moser, das die psychischen Folgen solcher religiöser Prägung noch für die Generation der heute im Pensionsalter Stehenden aufzeigte.[1]

Trotz dieser problematischen Vorzeichen lohnt es sich jedoch genauer hinzuschauen. Die biblische Tradition selbst ist nämlich, wenn wir sie als ganze – und d.h. mitsamt dem Ersten (Alten) Testament – in den Blick nehmen, ganz und gar nicht genussfeindlich. Sie kennt aber Grenzen des Genießens, einerseits natürliche Grenzen, die durch die damalige Lebenswelt vorgegeben und unumstößlich waren, andererseits Grenzen, die die Kultur selbst setzte, ohne dass es sich dabei um Akte der Lustfeindlichkeit oder des Misstrauens gegenüber dem Genießen handelt.

1 Tilman Moser, Gottesvergiftung, Frankfurt a. M. 1926.

Grenzen des Genießens im alten Palästina/Israel

Die Texte des Ersten Testaments sind wichtige Zeugnisse der Weltanschauung, des Menschenbildes und des Gottesbildes eines Volkes der Antike. Zu fast allen Fragen des Lebens finden wir hier interessante Geschichten, Gedichte, Lieder, Gesetze, Alltagsbeobachtungen und philosophisch-theologische Überlegungen. Das antike Palästina/Israel gehörte zum alten Orient, war aber eine Region an der Peripherie der großen Zentren damaliger Kultur und Herrschaft. Die materielle Hinterlassenschaft des Landes ist vergleichsweise bescheiden, keine monumentale Architektur und wenig große oder teure Kunstwerke. In diesem Land hat es für die breite Bevölkerung kaum Möglichkeiten zu Ausschweifungen gegeben. Die Lebenserwartung der Männer wird dreißig bis vierzig Jahre betragen haben, die der Frauen lag aufgrund der hohen Risiken von Schwangerschaften und zahlreichen Geburten weit darunter. Den Lebensunterhalt verdienten sich die meisten mit ihrer Hände Arbeit, schwerster Arbeit auf den steinigen Feldern und Weinbergen, beim Kornmahlen, Wasserholen, Wolleverarbeiten, Waschen, beim Bauen des eigenen Hauses oder der Stadtmauer usw. Unter- und Fehlernährung kamen nicht selten vor.

Das Leben war kurz, hart und heißgeliebt – und so war das Genießenkönnen und der Genuss ein ganz und gar unbestrittener Wert, und zwar nicht erst bei Kohelet, der in hellenistischer Zeit schrieb und dessen «carpe diem» auch moderne Menschen sehr unmittelbar anzusprechen vermag. Dass man sich selbst gesundheitlich durch übermäßigen Genuss ruinieren kann, tritt als Thema nicht in Erscheinung, und tatsächlich werden die wenigsten Menschen Zeit gehabt haben, die Folgen ihres unmäßigen Alkoholkonsums oder ihrer Fettleibigkeit zu erleben. Dass es solche Exzesse natürlich in den Oberschichtskreisen gab, wissen wir, weil sich Propheten wie Amos über die Völlerei und Zecherei der Reichen entsetzten (Am 6,1–8). Aber sie traten nicht als Gesundheitsapostel auf, sondern kritisierten die ungerechte Verteilung der Güter und die Habgier und Maßlosigkeit der städtischen Oberschicht auf Kosten der Landbevölkerung. Ihre Sozialkritik richtete sich gleichermaßen gegen Luxusimporte wie Elfenbein und Zedernholz, uneingeschränkten Fleisch- und Weingenuss, teure Kleidung und Parfüms, Boden- und Immobilienakkumulation und anderes mehr. Nichts davon ist als solches verpönt, im Gegenteil gelten diese Freuden der ganzen Bevölkerung durchaus als erstrebenswert und als Segensgaben, doch die Propheten verteidigen das Recht aller auf gutes Leben gegen die Eliten und ihre Ausschweifungen.

Vor unmäßigem Alkoholkonsum warnen die Weisheitslehrer, aber nicht aus Interesse an der Gesundheit der Menschen, sondern wegen der sozialen Folgen, die der Rausch haben kann:

> Halte dich nicht zu den Trunkenbolden, zu denen, die Fleisch essen und prassen.
> Denn Säufer und Prasser geraten in Armut, und Schläfrigkeit kleidet in Lumpen.
> (Spr 23,20f)

In Spr 23,29–35 wird eindrücklich vor den Wirkungen von zuviel Wein gewarnt, u. a. vor seiner anästhesierenden Eigenschaft bei Prügeleien im Zustand der Volltrunkenheit. Als Tröster wird der Wein aber den Armen ausdrücklich zugestanden:

> Nicht schickt es sich für Könige, Wein zu trinken,
> noch für die Fürsten das Verlangen nach Rauschtrank.
> Es könnte sonst einer über dem Trinken das Gesetz vergessen
> und die Rechtssache der Elenden verdrehen.
> Dem Verlorenen gebt Rauschtrank und Wein den Deprimierten.
> Ein solcher trinkt und vergisst dabei seine Armut,
> und an sein Unglück denkt er nicht mehr. (Spr 31,4–7)

Sexueller Genuss wird im Ersten Testament – anders als in den neutestamentlichen Schriften – nicht grundsätzlich problematisiert. Die Liebeslieder des Hohenlieds sind zwar diskret, was den Akt des Beischlafes angeht, ähnlich wie die ihnen am engsten verwandten ägyptischen Liebeslieder, aber sie bezeugen doch einen völlig freien Umgang mit den Freuden der Erotik und der Sexualität, den Rausch des Verliebtseins, die Lust der Küsse und Zärtlichkeiten (vgl. zum Beispiel Hld 7,7–10[2]).

Prophetie und Weisheit versuchen allerdings, die Sexualität zu reglementieren. Die der Frauen wird strikt an die Ehe gebunden, die der Männer hat zusätzliche, jedoch nicht völlig unkontrollierte Freiräume in Beziehungen mit Nebenfrauen, Sklavinnen und Prostituierten. Aus dem Kult wird die Sexualität in Israel stark verdrängt. Hosea (Hos 4,13f) und spätere prophetische Stimmen (Jer 2,20 und öfter) polemisieren gegen das sexuelle Treiben der IsraelitInnen unter den grünen Bäumen,[3] und nach 1 Sam 6 musste sich schon König David rechtfertigen, als er in allzu sparsamer Bekleidung vor JHWH tanzte. Die Kritik richtet sich gegen die kanaanäischen Bräuche und stark sexualisierten Vorstellungen vom Wettergott und seiner Partnerin in Israel[4]. Sie wurzelt aber nicht in einer prinzipiellen Skepsis gegenüber den Bedürfnissen und Freuden, die die leibliche

2 Vgl. Othmar Keel, Das Hohelied (Zürcher Bibelkommentar AT 18), Zürich 1986.

3 Silvia Schroer, Die Zweiggöttin in Palästina/Israel. Von der Mittelbronze IIB-Zeit bis zu Jesus Sirach, in: Max Küchler/Christoph Uehlinger (Hg.), Jerusalem. Texte – Bilder – Steine. FS Hildi und Othmar Keel-Leu (NTOA 6), Freiburg CH/Göttingen 1987, 201–225, bes. 215ff.

4 Othmar Keel, Davids «Tanz» vor der Lade: Bibel und Kirche 51 (1996) 11–14.

und geschlechtliche Existenz des Menschen mit sich bringen, wofür auch die Schöpfungserzählungen in Gen 1–2 mit ihrem Jubel über die göttliche Idee der Erschaffung der beiden Geschlechter ein glaubwürdiges Zeugnis ablegen.[5]

Askese ist keine Grundhaltung der altisraelitischen Gesellschaft. Dennoch gab es Zeiten des gemeinsamen Fastens oder der sexuellen Enthaltsamkeit, z.B. während der Trauerzeit für Verstorbene, als Vorbereitung auf Kriegszüge, auch als Ausdruck von Widerstand und Protest, ja Hungerstreik, wie beim lebensmüden Elija (1 Kön 19,3–8). In Extremsituationen wurde sogar den Haustieren ein Fasten verordnet (Jona 3,7f). Die Enthaltung von Rauschgetränken, der Verzicht auf das Scheren des Kopfhaares u.a. gehörte zum Gelübde der Nasiräer, die ihr Leben auf Zeit der Gottheit weihten (Num 6). Die Rechabiter tranken keinen Wein und wohnten in Zelten, um ihre Tradition der Nicht-Sesshaften gegenüber den Errungenschaften der Kultur der Sesshaften zu wahren und in Ehren zu halten (Jer 35). Nie geht es bei solchen asketischen Anstrengungen um einen Verzicht auf Genuss aus gesundheitsfördernden Gründen oder aus einer prinzipiellen Abneigung gegenüber den Freuden des Lebens, sondern immer um einen höheren Zweck, dem die Einschränkung des Genusses, die dann nicht eigentlich als solche angesehen wird, dienen soll.[6]

In der Zeit der Jesusbewegung und der frühchristlichen Gemeinden liegen die Dinge anders. Jesus wird zwar als «Fresser und Säufer» (Mt 11,19–, Lk 7,34) tituliert, weil ihm das Essen und Trinken in Gemeinschaft mit seinen FreundInnen sehr wichtig war. Auch war er keineswegs unzugänglich für die erotischen Komponenten solcher Gelage, wie die Geschichte von der Salbung in Bethanien zeigt (Mk 14,3–9). Eine Frau überschüttet ihn während des Mahls im Freundeskreis mit teuerstem Parfüm. Die Jünger protestieren gegen solche Verschwendung, Jesus aber verteidigt die überschwengliche Geste der Frau.

Dennoch bleiben Erotik und Sexualität als vitale Kräfte ganz im Hintergrund, wenn die Evangelien von der Jesusbewegung erzählen. Ein Grund dafür dürfte die zunehmende Dämonisierung der Erotik, vor allem der weiblichen Erotik, in Kreisen des frühen Judentums gewesen sein.[7] Angesichts des hereinbrechenden Gottesreiches sähe dann Paulus – anders als z.B. manche gnostische Gruppen –

5 Vgl. dazu ausführlich Othmar Keel/Silvia Schroer, Schöpfung. Biblische Theologien im Kontext altorientalischer Religionen, Göttingen 2002.

6 Das gilt auch für die Reduktion des Speisezettels durch die Rein-Unrein-Bestimmungen in Lev 11.

7 Max Küchler, Schweigen, Schmuck und Schleier. Drei neutestamentliche Vorschriften zur Verdrängung der Frauen auf dem Hintergrund einer frauenfeindlichen Exegese des Alten Testaments im antiken Judentum (NTOA 1), Freiburg CH – Göttingen 1986.

am liebsten sexualitäts- und ehelose ChristInnen. Die Sexualität wird mit Misstrauen belegt, der Körper und seine Bedürfnisse in Zucht genommen, ganz ähnlich wie bei den Stoikern. Zwar kennt Paulus die Leib-Seele-Spaltung des griechischen Menschenbildes nicht, im Gegenteil beharrt er darauf, dass der menschliche Körper Wohn- und Wirkstätte Gottes, ein Tempel des heiligen Geistes sei (1 Kor 3,16f–, 6,19f), aber die Anforderungen an Reinigung und Heiligung des Leibes sind hoch. Wir können in dieser restriktiven Grundhaltung eine ablehnende Reaktion auf den ausschweifenden Lebensstil der römischen Besatzerkultur,[8] der in den Provinzen von der jeweiligen judäischen, phönizischen oder palmyrenischen Oberschicht sehr bewundert und imitiert wurde, erkennen. Für Christinnen mag jedoch die von Paulus gewünschte sexuelle Enthaltsamkeit darüber hinaus eine konkrete neue Freiheit und eine lebensverlängemde Maßnahme[9] dargestellt haben. Mehr Lebensfreude durch Askese – eine Sichtweise, die ungewohnt, aber nicht unbedingt lebensfremd ist.

Gesundheit als Geschenk, nicht als Auftrag

Dass Gesundheit ein durch kluges Verhalten zu bewahrendes Gut sei, ist eine der ganzen Bibel fremde Idee. Gott selbst schenkte oder versagte nach damaliger Auffassung einem Menschen die Gesundheit oder Heilung (Gen 20,17f; Dtn 32,39; 2Kön 20,5; Ijob 5,18; Ps 6,3; 30,3 u. ö.), und so kam es eher darauf an, sich an die Tora zu halten und sich vor Gott und den Mitmenschen nichts zu Schulden kommen zu lassen, als sich zum Beispiel regelmäßig Bewegung zu schaffen, um die Gesundheit zu fördern.[10] Im Buch Deuteronomium wird immer wieder dazu

8 Philippe Aries/Georges Duby (Hg.), Geschichte des privaten Lebens. 1. Band: Vom Römischen Imperium zum Byzantinischen Reich, Frankfurt 1989, bes. 181 ff.

9 Vgl. oben zum Risiko von Schwangerschaft und Geburt für Frauen.

10 Der in den Texten des Ersten Testaments vorausgesetzte, komplexe Zusammenhang von Tun und Ergehen kann hier nicht entfaltet werden. Nach diesem Weltbild ist Krankheit und anderes Schicksal die (schöpfungsbegründete und quasi automatische) Folge von Vergehen des Kollektivs oder eines Einzelnen beispielsweise im sozialen oder kultischen Bereich. Ijob rebelliert gegen diese Dogmatik, weil er sicher ist unschuldig zu sein. Vgl. Klaus Koch, Gibt es ein Vergeltmgsdogma im Alten Testament? (1955), in: ders., (Hg.), Um das Prinzip der Vergeltung in Religion und Recht des Alten Testaments (WdF 75), Darmstadt 1972, 130–180. Einen ärztlichen Berufsstand kennt das alte Israel nicht, sondern überlässt Diagnose und Heilung weitgehend Priestern und CharismatikerInnen. Erst Jesus Sirach (38,1–15) versucht die hellenistische medizinische Wissenschaft mit der traditionel-

aufgefordert, die Gaben des Landes Kanaan, das von Milch und Honig fließt, dankbar als Geschenk anzunehmen und zu genießen, aber JHWH, den Geber all des Guten, darüber nicht zu vergessen (Dtn 8 u. ö.). Die Vorstellung, dass Bewegung für ein menschliches Lebewesen gesund ist, kennt der alte – und wahrscheinlich auch der moderne – Orient kaum. Wer es irgendwie vermeiden kann, läuft nicht, sondern sitzt und lässt andere laufen. Die Realität blieb vermutlich oft weit hinter diesem Wunschideal zurück, zumal wenn bei der Ernte alles, was Füße hatte, tagelang in der Hitze draußen sein musste. Das hebräische Wort für «Läufer» (m^{e}raggel) bedeutet auch «Spion», was die damals verbreitete Skepsis gegenüber zuviel unnötiger Bewegung erahnen lässt. Der athletische Sport, im antiken Griechenland ein so wichtiger Bereich des öffentlichen Lebens, wird in Palästina/Israel als Selbstzweck kaum greifbar, er hätte vermutlich als ungesund gegolten.[11] Es entspricht dem biblischen Menschenbild nicht, den Körper durch Training und Disziplin auf ein Ideal hin zu erziehen. Einzig im militärischen Rahmen war körperliche Leistungsfähigkeit ein Wert, und in solchem Zusammenhang finden sich auch Hinweise auf sportliche Kampfspiele, die der Unterhaltung dienten, ganz ähnlich wie Ringer und Fechter in Ägypten vor dem König oder einer Gottheit ihre Künste zeigten.[12] Als das Heer Davids und das des Saulsohnes Eschbaal im Streit um die Nachfolge Sauls aufeinandertreffen, schlägt einer der Feldherren vor, die jungen Burschen sollten etwas zur Unterhaltung aufführen (2Sam 2,14–16). Dabei handelt es sich um einen Wettkampf mit blutigem Ausgang. Häufiger als von Wettkämpfen ist in den biblischen Texten aber vom Tanz die Rede, an dem sich vor allem auch die Frauen freuen konnten. In den Weinbergen von Schilo wurden jährlich Tanzfeste der heiratsfähigen Mädchen veranstaltet (Ri 21,21). Meistens hat man, begleitet von einer Handtrommel, bei freudigen Anlässen wie Siegesfeiern den Reigen getanzt, bei Prozessionen gab es auch Solodarbietungen. David tanzt als kanaanäischer Stadtfürst bei der Überführung der ehrwürdigen Lade nach Jerusalem (2Sam 6,20ff). Ekstatisches Tanzen wird jedoch in der alttestamentlichen Tradition immer negativ konnotiert (1Kön 18,26ff; Ps 107,27).[13] Wir erfahren auch gar nichts darüber, ob die alten

len Vorstellung von Gott als einzigem Heiler und Arzt zu verbinden, doch ist auch in den neutestamentlichen Schriften die Skepsis gegenüber den Ärzten durchwegs greifbar (Mk 5,26 und Parallelen), während Jesus in der charismatischen Rolle des Heilers erfolgreich wirkt.

11 Silvia Schroer, Sport ist ungesund. Die Widerständigkeit des Alten Testaments gegenüber Körperkult und Sport: Berliner Debatte Initial 14 (2003) 56–62.

12 Othmar Keel, Die Weisheit spielt vor Gott. Ein ikonographischer Beitrag zur Deutung des m^{e}saḥāqät in Sprüche 8,30f., Freiburg CH 1974, bes. 33f.

13 Silvia Schroer, Art. Tanz, Neues Bibellexikon III 779–781.

IsraelitInnen freiwillig in Flüssen oder im Meer schwammen. Ballspiele und ähnliche spielerisch-sportliche Betätigungen gab es, aber ein großes Gewicht misst ihnen zumindest die biblische Überlieferung nicht bei.

Wenden wir uns nun den biblischen Traditionen zu, die die gesundheitsfördernden Aspekte des Genusses behandeln oder Grundlagen dafür legen. Impulse, die für uns heutige Menschen wertvoll sein könnten, finden wir einerseits im biblischen Menschenbild und der Körpersymbolik des Ersten Testaments, und andererseits in der kulturprägenden Vorschrift, sich regelmäßig einen kleinen Genuss zu gönnen und den Sabbat zu halten.

Das Wissen um den Zusammenhang von Genuss und Wohlbefinden

Die Weisheitslehrer Israels waren u.a. Kenner der Zusammenhänge, die wir als psychosomatische beschreiben würden. Sie wussten beispielsweise, dass Freundlichkeit, wohlmeinende Worte und Fröhlichkeit ein Lebenselixier für die Vitalität und die Knochen eines Menschen sind:

> Liebliche Reden sind Honigwaben, süß für die Kehle/Lebenskraft *(næfæsch)* und eine Arznei dem Gebein. (Spr 16,24; vgl. 17,22)

Eifersucht, Stress und eine mühsame Partnerschaft bedeuten hingegen Knochenfraß.[14] Allzu lange enttäuschte Hoffnungen führen gemäß der Philosophie des Proverbienbuches zu Depressionen, während erfülltes Verlangen ein «Baum des Lebens» ist (Spr 13,12). Ausdrücklich rufen diese Schriften daher beispielsweise zum Sich Erfreuen an der Sexualität innerhalb der Ehe auf (Spr 5,15–19).

Die biblischen Texte lassen durchaus erkennen, welche Arten von Genuss man damals kannte und schätzte. Dass das Erzählen von Geschichten und das Zuhören einen hohen Stellenwert hatte in Dörfern, wo über das Jahr wenig passierte, belegen die vielen über lange Zeit tradierten Erzählkränze z.B. der Genesis und sehr vieler anderer biblischer Schriften. Genossen hat man auch die Musik, das Spiel auf der Leier und der Doppelflöte und den rhythmischen Klang der Handtrommeln. Die Erzählungen von David und Saul zeigen, dass man damals Musik auch schon als Therapie einsetzte. Saul, der an manisch-depressiven Verstimmungen leidet, lässt den Leierspieler David an seinen Hof kommen, weil ihm dessen Spiel Erleichterung verschafft (1Sam 16,14–23). Aber nicht nur

14 Silvia Schroer/Thomas Staubli, Die Körpersymbolik der Bibel, Darmstadt 1998, 238.

solche geistigen Erquickungen, auch leibliche Genüsse wurden gepflegt. Der Wein und das Öl standen, was auch die archäologischen Ausgrabungen in aller Deutlichkeit zeigen, an erster Stelle, denn Palästina/Israel war seit je ein Land der Weinberge und Ölbäume. Das Olivenöl diente neben anderem zur Kosmetik und Herstellung von Heilmitteln oder Parfüms.

Die häufigste Art von Genuss dürfte damals im geselligen Beisammensein, Essen und Trinken bestanden haben. Hausgemeinschaft und Verwandtschaft, aber auch Nachbarschaft und Dorfgemeinschaft waren eminent wichtig für die Wohlbefindlichkeit von Menschen, die ihre Identität nicht als Individuen, sondern im Kollektiv erfuhren. Musizieren und Singen gehörte zum Zusammensein (vgl. Am 6,5), sicher das Geschichtenerzählen, wahrscheinlich auch der Zeitvertreib von Kindern wie Erwachsenen durch Brett-, Würfel- und andere Spiele, wovon die biblischen Texte allerdings sehr wenig berichten.[15] Feste hat man sich immer und mit großer Regelmäßigkeit gegönnt. Ob Vollmond oder Neumond, Ernte oder Lese, es gab zu allen Zeiten festliche Anlässe, manchmal mehrtägige Feiern, wie das Mazzotfest (später Pessach) zur Zeit der Gerstenernte, das Wochenfest Schawuot zur Zeit der Weizenemte und das Laubhüttenfest zur Zeit der Trauben- und Olivenernte. Man gedachte der Ahnen im Kreis der Sippen und Dorfgemeinschaften, veranstaltete ein Fest für Gäste, die unerwartet kamen, wie Abraham und Sara für die drei Fremden in Mamre (Gen 18). Man feierte einen errungenen militärischen Sieg oder die Inthronisation des Königs, tanzte und schwelgte bei Prozessionen (1Sam 6) oder traf sich beim Tempel zum jährlichen Opfer (1 Sam 1). In den Häusern, bei den Freilichtheiligtümern der Dörfer und Städte und bei den größeren Kultzentren wurde viel gefeiert. Bei solchen Anlässen wurde Fleisch, vor allem das Fleisch von Opfertieren, gegessen. Wein und Parfüm flossen in Strömen (vgl. Ps 133), man ließ es sich gut gehen:

> Dann sollt ihr an die Stätte, die JHWH euer Gott erwählt, um seinen Namen dort wohnen zu lassen, alles bringen, was ich euch gebiete, eure Brandopfer und Schlachtopfer … und sollt fröhlich sein vor dem Angesicht JHWHs eures Gottes, ihr und eure Söhne und Töchter, eure Sklaven und Sklavinnen und auch der Levit, der an eurem Orte wohnt (Dtn 12,11f)

Nach biblischer Vorstellung hat auch Gott an der Freude der Feste selbst teil und genießt beispielsweise den Duft von Opfergaben oder musikalische Darbietungen im Kult.[16]

15 Hübner, Ulrich, Spiele und Spielzeug im antiken Palästina (OBO 121), Freiburg CH/Göttingen 1992.

16 Vgl. Othmar Keel, Die Welt der altorientalischen Bildsymbolik. Am Beispiel der Psalmen, Göttingen [5]1996, bes. 287–331.

Der wöchentliche Tag des Genießens

Stärker als durch die Festtage wurde die Struktur des harten Alltaglebens in den Hausgemeinschaften durch den regelmäßig wiederkehrenden freien Wochentag, den Sabbat, geprägt. Die Arbeitspause am siebenten Tag galt sogar für die Haustiere.

> Gedenke des Sabbattages, dass du ihn heilig haltest. Sechs Tage sollst du arbeiten und all dein Werk tun, aber der siebente Tag ist ein Ruhetag, JHWH deinem Gott geweiht. Du sollst keine Arbeit tun, weder du noch dein Sohn, noch deine Tochter, noch dein Sklave, noch deine Sklavin, noch dein Vieh, noch der Fremdling, der innert deiner Tore ist. Denn in sechs Tagen hat JHWH Himmel und Erde gemacht und das Meer und alles, was in ihnen ist, und er ruhte am siebenten Tag, darum segnete JHWH den Sabbattag und heiligte ihn (Ex 20,8).

> Sechs Tage sollst du deine Arbeit tun, am siebenten Tag aber sollst du feiern, damit dein Rind und dein Esel ruhen und der Sohn deiner Sklavin und der Fremdling aufatmen können. (Ex 23,12)

> Sechs Tage darf man arbeiten, am siebenten Tag aber ist hoher Feiertag, JHWH geweiht [...] (Ex 31,15)

> Achte auf den Sabbattag, dass du ihn heilig haltest, wie dir JHWH dein Gott, geboten hat. Sechs Tage sollst du arbeiten und all dein Werk tun, aber der siebente Tag ist ein Ruhetag, JHWH deinem Gott geweiht. Da sollst du keine Arbeit tun, weder du noch dein Sohn, noch deine Tochter, noch dein Sklave, noch deine Sklavin, noch dein Rind, noch dein Esel, noch all dein Vieh, noch der Fremdling, der innert deiner Tore ist, auf dass dein Sklave und deine Sklavin ruhen wie du. Und sei dessen eingedenk, dass du Sklave gewesen bist im Land Ägypten und dass JHWH, dein Gott, dich von dannen herausgeführt hat mit starker Hand und ausgerecktem Arm. Darum hat dir JHWH dein Gott geboten, den Ruhetag zu halten. (Dtn 5,12–15)

In vorexilischer Zeit, aber auch noch später (Ez 46,3; Jes 56,4), dürfte der Sabbat in Israel ein fröhliches, öffentlich begangenes Vollmondfest gewesen sein, wie es zuvor schon die kanaanäische Bevölkerung im Land gefeiert hatte und wie es auch die Phönizier, Israels nördliche Nachbarn feierten.[17] Häufig wird dieser Festtag in Parallele zum Neumondfest erwähnt (2Kön 4,23; Am 8,5; Hos 2,13; Jes 1,13). Man hielt ihn sogar während der arbeitsreichen Erntezeit ein (2Kön 4,18ff; vgl. Ex 34,21b), und nach ihm richteten sich die Termine für das Pessach- und Laubhüttenfest. Unter der babylonischen Oberherrschaft haben israelitische Priester den Festkalender reformiert. Erst in diesem Zusammenhang scheint,

17 Vgl. Keel/Schroer, Schöpfung, bes. 87f.

vielleicht in Anlehnung an die von der astrologiegläubigen assyrischen und babylonischen Bevölkerung etwa alle sieben Tage eingehaltenen, arbeitsfreien «Unglückstage» jeden Monats, der Sabbat als ein im Abstand von sieben Tagen wiederkehrender Ruhetag (hebr. *šabat* «aufhören, ruhen») eingeführt worden zu sein. Neh 13,15–22, eine Anordnung zur Durchsetzung des Sabbat, zeigt, dass noch im 5. Jh. v. Chr. in der ländlichen und mit agrarischen Produkten handelnden judäischen Bevölkerung nicht nur eitel Freude über die verschriebene Arbeitsunterbrechung herrschte (vgl. schon Am 8,5f). Der wöchentlich wiederkehrende Sabbattag war legitimationsbedürftig.

In den beiden überlieferten Dekalogfassungen finden sich interessanterweise zwei verschiedene Begründungen für die nachdrücklich eingeforderte Einhaltung der Arbeitsruhe, die anders als bei den alten Vollmondtagen nun im Vordergrund steht. Dtn 5,15 begründet das Einhalten eines Sabbat «für JHWH» sozial und historisch. Ob Söhne und Töchter, Sklaven und Sklavinnen, die Haustiere oder ansässige Fremde (Gastarbeiter?) – alle, die arbeiten, haben Anrecht auf den Ruhetag. Weil Israel die Erfahrung der Sklaverei selbst gemacht hat und von JHWH aus der Knechtschaft Ägyptens befreit wurde, soll es die Erfahrung der Befreiung vom Arbeitszwang weitergeben. Ex 20,11 hingegen ist eine schöpfungstheologische Fundierung des Sabbat, die auf den priesterschriftlichen Schöpfungsbericht in Gen 1 und seinen Schluss in Gen 2,3 Bezug nimmt und die regelmäßig wiederkehrende Abfolge von sechs Werktagen und einem Ruhetag im Schöpfungswerk Gottes selbst verankert sieht. Im Einhalten des Sabbat soll Israel den Schöpfergott nachahmen, der die Ordnung von Tag und Nacht erschaffen und den siebten Tag gesegnet und geheiligt hat, nachdem die Erschaffung der Weit vollendet war. Ex 20,11 dürfte dem primären Bedürfnis priesterlicher Kreise entsprungen sein, das ursprüngliche Vollmondfest zu einem wöchentlichen «Fest für JHWH», den der Welt souverän gegenüberstehenden Gott, umzuprägen und mit dem Siebenerrhythmus (vgl. auch das Sabbatjahr) zugleich ein von Land und Tempel unabhängiges Charakteristikum israelitischer Identität zu schaffen.

Kulturgeschichtlich ist die Institution des Sabbats und des davon abgeleiteten freien Sonntags der ChristInnen bis heute von größter Bedeutung. Allen Bestrebungen, den festgelegten arbeits- und verkaufsfreien Wochentag abzuschaffen bzw. seine Existenz durch Sonntagsverkäufe und zunehmende Sonntagsarbeit zu unterhöhlen, muss daher vonseiten der Religionsgemeinschaften, die das religiöse Erbe des Abendlandes verwalten, ein entschiedenes Nein entgegengesetzt werden. Es geht um den Erhalt eines wesentlichen religiösen Impulses zum sinnvollen Umgang mit Ressourcen und mit Zeit. Der Sabbat oder Sonntag hält dazu an, rechtzeitig Pause vom leistungsorientierten Funktionieren zu machen. Er lehrt uns, an wenigstens einem Tag pro Woche der Schöpfung projektlos und in Muße zu begegnen.

Essen, Trinken und Fröhlich sein

Genuss lebt von der Grenze.[18] Den Menschen im antiken Israel waren mit wenigen Ausnahmen die Grenzen gesetzt, und so lernten die meisten zu genießen, die Freuden des Essens und Trinkens, der guten Düfte, der ersten Küsse, der Sexualität, der wachsenden Kinderschar (Ps 37,26), des Ausruhens nach der Arbeit, des ruhigen und – wenigstens vorübergehend – sorgenfreien Sitzens unter dem eigenen Weinstock und dem eigenen Feigenbaum (Mi 4,4). Wer diese kleinen und doch gar nicht selbstverständlichen Dinge hatte genießen und dabei sogar alt werden dürfen, ging lebenssatt und ohne Protest in die Scheol. Wem sie verweigert wurden, der oder die hörte dennoch nicht auf zu hoffen, dass in einer kommenden Heilszeit Gott selbst zu einem großen Fest mit erlesenen Speisen und bestem Wein einladen würde (Jes 25,6–12).

Kohelet, ein gebildeter, reicher Jude der Jerusalemer Oberschicht in der zweiten Hälfte des 3. Jh. v. Chr. kommt bei seiner Suche nach Weisheit vorübergehend zum Entschluss, sich angesichts der vielen Nichtigkeiten des Lebens ganz und gar auf das Genießen und die Freude an seinem Wohlstand zu konzentrieren:

> Ich dachte mir: Versuch es doch mit der Freude und genieße etwas Gutes! Und siehe: Auch dies war nichtig.
>
> Vom Lachen sagte ich: töricht!
> Und von der Freude: Was kann sie bewirken?
>
> Ich dachte mir aus, meinen Leib im Wein zu baden – doch sollte mein Verstand in Weisheit die Führung behalten – und nach der Torheit zu greifen, bis ich sehen würde, was gut ist für die Menschen, was sie tun sollten unter dem Himmel, so lange sie leben. Ich vollbrachte große Werke: Ich baute mir Häuser. Ich pflanzte Weinberge. Ich legte mir Gärten an und Parks und pflanzte darin Fruchtbäume jeglicher Art. Ich machte mir Wasserteiche, um aus ihnen den Wald zu tränken, voller sprießender Bäume. Ich kaufte Sklaven und Sklavinnen und besaß auch im Haus geborene. Auch Herden, Rinder und Kleinvieh, hatte ich mehr als alle, die vor mir in Jerusalem waren. Ich häufte mir auch Silber an und Gold und das Eigentum von Königen und Ländern. Ich verschaffte mir

18 Vgl. den Titel des Beitrags von Al Imfeld.

> Sänger und Sängerinnen und die höchste Lust der Männer: Frauen und nochmals Frauen. So wurde ich größer und reicher als jeder, der vor mir in Jerusalem gewesen war. Auch meine Weisheit blieb mir erhalten. Und was immer meine Augen wünschten, verwehrte ich ihnen nicht. Ich versagte meinem Herzen keine Freude. Mein Herz freute sich über all meinen Besitz. Und das war mein Anteil von meinem ganzen Besitz. Doch als ich alle meine Werke ansah, die meine Hände vollbracht hatten, und den Besitz, den ich mir mühsam erworben hatte, siehe: All dies war nichtig und ein Streben nach Wind und kein Gewinn unter der Sonne. (Koh 2,1–11).[19]

Kohelet begreift bald einmal, dass Genuss und Wohlergehen, wenn sie zum Lebensinhalt und Lebensziel werden, einen schalen Beigeschmack haben. Und so bleibt als Fazit seiner Weisheitssuche die biblische Weise des «carpe diem», der Aufruf, das geschenkte kurze Leben im Angesicht des ständig drohenden Todes in einer Haltung der Bescheidenheit, nicht des Zynismus zu genießen.[20] Die Freuden, die Bestand haben, sind die kleinen Freuden des israelitischen Lebens, Essen und Trinken, das Zusammensein von Mann und Frau, das Fröhlichsein in Gemeinschaft. Nicht gerade begeistert, sondern eher demütig klingt sein bis heute Gültigkeit beanspruchender Appell, das begrenzte Leben trotz all seiner Mühen, Unzulänglichkeiten und Widersprüche als Gottesgeschenk anzunehmen und seine Gaben zu genießen, ohne dem Genuss zu verfallen und damit die Gesundheit und die Freude zu zerstören:

> So pries ich die Freude: Es gibt für den Menschen nichts Gutes unter der Sonne außer zu essen und zu trinken und sich zu freuen. Das kann ihn begleiten bei seiner Mühe in der Zeit seines Lebens, die der Gott ihm gegeben hat unter der Sonne. (Koh 8,15).[21]

19 Übersetzung von Thomas Krüger, Kohelet (Prediger) (Biblischer Kommentar Altes Testament XIX Sonderband), Neukirchen 2000, 124f.

20 Vgl. zur ägyptischen und vorderorientalischen Tradition der Harfnerlieder und zu ihrer Kunst des *momento mori* Christoph Uehlinger, Qohelet im Horizont der mesopotamischen, levantinischen und ägyptischen Weisheit der persischen und hellenistischen Zeit, in: Schwienhorst-Schönberger Ludger (Hg.), Das Buch Kohelet. Studien zur Struktur, Geschichte, Rezeption und Theologie (BZAW 254), Berlin 1997, 155–247. Im noch späteren, griechisch verfassten Buch der Weisheit (Sapientia Salomonis) wird allerdings gegenüber dem «carpe diem» (von Interpreten Kohelets?) der Vorwurf des Zynismus erhoben (Weish 2).

21 Übersetzung nach Krüger, Kohelet, 284.

David Gilmore

Die Kraft des Lachens – Gesundheit, Lebensweg und Lebenshaltung

Meine Ausführungen liegen weniger einer wissenschaftlich gesicherten Studie zugrunde liegt, sondern sind vielmehr das Ergebnis aus meinen eigenen Erfolgen und Fehlschlägen. Meine zwanzig jährige Tätigkeit als praktizierender und lehrender Narr und Clown in Kliniken, Psychiatrie, Schulen, Betrieben wie auch in Seminaren hat auch dazu geführt, dass ich viel Gelegenheit gehabt habe, Menschen und ihre Lebensprozesse ganz aus der Nähe zu beobachten und mit ihnen zu spielen. Dadurch konnte ich vieles zusätzlich überprüfen und somit bieten die «Ergebnisse meiner Versuche» die Grundlage meines persönlichen, spielerischen Handelns und meiner Lehrtätigkeit als Narren- und Clownlehrer.

Die Sprache des Lachens, des Narren, des Clowns als Aufsatz? Nicht, dass das Lachen nicht hierher passt, aber die geschriebene Form liegt mir nicht. Ich geniesse es nämlich, mich zu bewegen – und drücke mich dadurch aus. Viele Zusammenhänge werden erst richtig begreifbar und fühlbar durch das Erleben, durch die Unmittelbarkeit des Erfahrens. Ich nehme aber die Herausforderung an, das vermeintlich «Unmögliche» doch möglich zu machen, obschon ich sicherlich nicht nur durch das Wort vermittle, was ich sagen möchte.

Die Kraft des Lachens

Es ist nicht meine Absicht, nachzuweisen, dass das Lachen gesund ist. Ich bin auch kein «Gelontologe». Ich finde die Untersuchungen der letzten Jahre, die dies längst nachgewiesen haben, sehr interessant und beruhigend. Es wäre doch schwer erträglich, wenn sie herausgefunden hätten, Lachen sei nachträglich für die Gesundheit. Ich bin den Wissenschaftlern sehr dankbar. Lachen hat auf die Stimmung, aber auch auf den Körper eine nur vorteilhafte Wirkung. Ausnahmen sind sicherlich die Krankheitszustände, bei denen zum Beispiel Zwergfell und Rippen aneinander kleben u. ä. Aber auch diese Einschränkungen gehen an der Sache vorbei: nämlich an der Art und Weise, wie wir das Leben sehen und wie wir tatsächlich leben, in welcher Atmosphäre wir arbeiten und was wir für eine Beziehung zu anderen Menschen und zur Welt haben.

Lebensfreude schliesst auch eine Achtung des eigenen Lebens, aber auch die von anderen Menschen ein. Sonst freuen wir uns auf Kosten Anderer. Das würde vielleicht noch die Gesundheit von dem fördern, der sich freut, wenn aber jemand dadurch darunter leiden muss, ist das nicht die Freude, die ich meine. Daraus kommt keine Kraft, sondern Macht. Für den Einzelnen mag das noch in seiner Verantwortung liegen, für die Kultur insgesamt ist das ungesund.

Jan Huizinga, Autor des Buches: «Homo Ludens – Vom Ursprung der Kultur im Spiel» schrieb: «Der Begriff Spiel als solcher ist höherer Ordnung als der des Ernstes. Denn Ernst sucht das Spiel auszuschliessen, Spiel jedoch kann sehr wohl den Ernst in sich einbeschliessen.» Spiel als eine Spielart der Lebensfreude ist unser erstes Mittel zum unmittelbaren Lernen – es schafft Momente, die nicht vorhersehbar sind, auch wenn ein Spiel selbst nach Regeln verläuft. Ein Spiel spielen ohne Genuss – dann würde die ganze Motivation fehlen. Das Leben leben ohne Genuss, hiesse keine Freude am eigenen Leben haben und zu welchem Leben würde uns das motivieren.

Ich muss immer wieder an eine Postkarte denken, die mir neulich jemand schickte, auf der ein Mann abgebildet ist. Er ist in Biedermanns Bürokleidung und geht durch die Wüste. Er hat gerade an einem Schild kehrt gemacht – man sieht es an seinen Fussstapfen – und geht eben den Weg wieder zurück, den er gerade gekommen ist. Auf dem Schild steht: «Hier hört der Spass auf!»

Seine Miene gibt zu erkennen: Er bleibt nicht einmal stehen, es reicht, das Schild gesehen zu haben – er kehrt um! Er hat möglicherweise schon erwartet, dass ausgerechnet bzw. auch in der Wüste, solche Schilder stehen. Vielleicht ist er froh darum.

Hier sind viele Ebenen auf einmal konzentriert: Das Bild des Biedermanns in der Wüste; Ein Schild, eine Begrenzung in der Einöde; Das Unerwartete ruft nicht einmal Erstaunen, wohl aber Gehorsam, gar Ergebenheit bei ihm hervor; War es überhaupt ein Spass durch die Wüste zu laufen; Und besonders symbolträchtig: Ist das seine eigene, innere Wüste? Und die Botschaft selbst: Skurril! Kann der Spass aufhören?

Oder ist es doch selbstverständlich: Der Spass hört ja immer auf. So ist das Leben, eben. Aber Spass mit diesem Mann in Verbindung zu bringen, fällt ja genauso schwer. Vielleicht gönnt er sich mal einen kleineren Spass, dann eher im Geheimen, mal gegen die Grossen, die mehr verdienen – viel eher gegen die noch Kleineren. Und am Schild vorbeigehen… Schon gar nicht…

Immerhin gehen tut er noch!

Hier treffen sich zwei Elemente, um die es mir geht. Auf der einen Seite, eine Lebenshaltung, die sich auf Bekanntes, Vorgegebenes begrenzt, die vielleicht Pflicht, aber wenig Eigenes ausstrahlt und auf der anderen Seite die hier angedeutete Möglichkeit, über die eigenen, vermeintlichen Grenzen hinauszugehen und mit einem kraftvollen, sich befreienden Lachen über die eigenen Begrenzungen und Ängste zu lachen. Zwar lachen wir über ihn, aber ist nicht seine Haltung uns bekannt? Wir brauchen kein Biedermann zu sein, um überzeugt zu sein, dass wir an der Grenze unserer Möglichkeiten angelangt sind. Oder dass wir aufhören müssen, weil wir uns sonst in den Augen unserer Mitmenschen lächerlich machen. Wer ist aber hier der Narr, wer der Clown?

Lebensweg

In der Familie, aus der ich komme, fühlte ich mich aus den verschiedensten Gründen unwohl. Ich war sowohl als Kind als auch als Jugendlicher und dann auch als Erwachsene sehr verspannt. Die Erwartungen meiner Familie haben eine besondere Leistung von mir verlangt, nicht nur im schulischen Sinne. Ich hörte aber immer wieder: «Entspanne Dich!»

Bei jeder von mir unter Druck verlangter Leistung versagte ich. Und entspannen konnte ich mich auch nicht.

Dennoch befand ich mich immer wieder in der Schule auf einer Bühne, vielleicht auch weil ich ständig zu Hause auf einer Bühne stand. Ich brauchte wohl eine Entspannung, wusste aber nicht wie. Auf der Bühne fühlte ich mich durch feste Rollen eingeengt, sogar durch den Text und die Handlung – ich wollte gesehen, aber nicht erkannt werden. Und ohne mein bewusstes Zutun ging immer wieder etwas schief. Und ich fühlte mich keineswegs unwohl: Ich fühlte mich wohl – befreit und fing an, darauf zu reagieren und zu spielen, auch wenn der Regisseur sich die Haare raufte. Was mir gefiel, waren die Narrenfreiheit, die Möglichkeiten des Augenblicks. Und ich fühlte mich keineswegs dadurch ausgeschlossen, sondern sehr wohl und vertraut. Es tat mir gut, wenn die Zuschauer mit mir lachten. Das entspannte mich. Und ich merkte, ich hatte das Vertrauen – ich wusste nicht woher – das Richtige zu tun, dass sie noch mehr lachten, dass wir uns noch wohler miteinander fühlten, uns ja geniessen konnten.

Das hörte nicht bei der Bühne auf.

Ich habe mich einmal vor etwa zehn Jahren gefragt, mit welcher Frage ich wohl auf die Welt gekommen bin? Ich antwortete mit der Frage: Worauf kann ich mich verlassen? Was stimmt? Was ist sicher?

Ich fühlte mich sehr unsicher. Es war nicht nur die Unsicherheit, die wir von unsicheren Eltern lernen, sondern auch ihre panische Angst als Juden: «Es wird etwas Schlimmes geschehen und keiner wird mir helfen». Dass ich gerade nach Deutschland kam, war für sie schwer zu ertragen und in den Augen Anderer muss es ausgesehen haben, als ob ich nicht ganz richtig im Kopf sein konnte. Ein Tor. Ich ging ausgerechnet nach Deutschland, ausgerechnet nach Westberlin, in die Stadt der Mauer, und suchte nach der Narrenfreiheit. Viel später erfuhr ich, dass meine Urgrossmutter mütterlicherseits und mein Urgrossvater 1911 in Berlin lebten. Er ging auf der Suche nach neuer Arbeit in Amerika mit der Titanic unter.

Meine Eltern hatten ihr Bild von Deutschen, *ich* wollte meine eigenen Erfahrungen machen. Ich wollte ein wahres Bild – zu meinem eigenen Wohlsein. Das war mein Ziel. Dabei hatte man mir an der Universität angedeutet – und ein deutscher Freund mir offen gesagt – ich sei nicht sprachbegabt. Auch hier wollte ich mir eine Chance geben, denn ich hatte das «verrückte» Gefühl: Ich bin doch begabt, auch wenn es jetzt noch nicht so scheint. Ich wollte auch in einer anderen Zeitrechnung leben: In England, wo ich herkomme, hatte ich aufgrund meines Geburtsdatums immer das Gefühl, ein Jahr hinter den Anderen zu sein – in jedem Land gibt es eine Vorstellung davon, wie «weit» jemand bis wann gekommen sein sollte. Ich wollte also mein eigenes Leben führen und meine eigene Sprache sprechen – herausfinden, was ich wirklich wollte und danach leben. Das hiess für mich, mich von Werten und Bildern der Anderen zu befreien und neu zu wählen.

Gleichzeitig hatte ich Angst. Ich hatte schon mit sechzehn festgestellt, dass meine Mutter mich so beherrschte, dass ich vor ihrer Stimme Angst hatte und wenn sie den Arm hob, zuckte ich zurück, auch wenn sie mich umarmen wollte. Mit dreizehn hatte ich schon beschlossen, meine Familie und das Land zu verlassen und danach äusserte ich mich nur selten und konzentrierte mich nur noch auf den Absprung ins Ausland. Ungefähr mit achtzehn hatte ich die grösste Mühe, irgendetwas noch zu schreiben oder zu sagen, weil nichts von mir war. Alles war mir fremd.

Ich befand mich in einer äussersten Notsituation. Um meinen Weg zu gehen, um Vertrauen in das Leben zu bekommen, musste ich paradoxerweise dem Leben vertrauen. Ein Bild vom Narren zeigt ihn, wie er gerade zur Sonne will und am Rand einer Klippe vor dem Abgrund steht. Ich «sprang» von England nach Deutschland (Westberlin) in meine eigene Narrenfreiheit. Ich nenne es auch heute einen Narrensprung. Für mich war dieser Sprung Ausdruck davon, ich selbst zu sein. Es hätte auch schief gehen können, und seitdem gab es immer Situationen, in denen ich erkennen musste, dass ich Fehler machte. Diesen Sprung habe ich aber nie bereut. Denn danach war alles wirklich, was ich tat und auf eigene Rechnung – ein mögliches Scheitern inbegriffen.

Wenn ich andere jetzt dazu anrege, den Clown in sich zu finden, den Narren zu leben, heisst es für mich, den eigenen freien Raum zu finden. Nicht allein in ein fremdes Land zu ziehen, sondern innere Freiheit zu finden. Innere Freiheit heisst wiederum Versöhnung. Freiheit kannst Du nicht erkämpfen oder abtrotzen. Und ich habe auch die Erfahrung gemacht, alle Ziele, die ich mir vorgab, erreicht zu haben (zum Beispiel: eine erfolgreiche Seminartätigkeit, ein eigenes Stück, verhältnismässige finanzielle Sicherheit), um dann zu merken, das ist es nicht allein, was ich brauche!

Wer Clown werden will, findet die Leichtigkeit in sich, mit solchen Bildern und Grenzen zu spielen und sich auf das Unbekannte einzulassen. Wer dies aber im eigenen Leben nicht kennt, müsste den Clown oder den Narren spielen. Und dies kostet viel Kraft, viel Energie. Das Lachen, von dem ich spreche, gibt Kraft, Energie, Leichtigkeit und den Mut, eine andere Sicht der Dinge einzunehmen und den Sprung ins Unbekannte zu wagen, weil dort das Lebendige zu finden ist. Auf eigenes Risiko. Auf Kosten von niemandem sonst. Nur ist das Unbekannte sehr oft das Alltägliche, das zu gut Bekannte. Der Narr ist im Alltag zu finden und wer ihn findet, hat das Lachen auf seiner Seite, erlebt und geniesst. Er braucht für das Leben keinen Ersatz, keine Sicherheiten, kein Aufputschmittel und kein Nirwana, keine Kontrolle und keine Macht. Und dass er das nicht braucht, ist oft die grösste Störung, das Unbegreiflichste und das Unbekannte für so viele.

Wo der Spass aufhört

Wenn alle so einverstanden sind, die Dinge schon geklärt und geordnet haben, alles so selbstverständlich geworden ist, ist es höchste Zeit, dass etwas schief geht. Und es ist vielleicht auch so, dass Ordnung das Chaos sogar hervorruft. Je mehr Ordnung, umso mehr Chaos – und umgekehrt. Überhaupt – die Dinge umzukehren und wahrheitssuchend zu polarisieren – ist sogar eine soziale Aufgabe des Narren, des Clowns und der Augenblick ist sein Leben. Wir erleben dies oft in der Fassungslosigkeit, besonders wenn Widersprüche in uns Konflikte schaffen. Wir sind dann dem «Null-Punkt» nahe. Dies bei jemand anderem zu sehen, erzeugt eine Spannung, die oft das Lachen auslöst, aber schwieriger ist es, aus solchen Augenblicken Kraft zu gewinnen und darin eine Chance und Möglichkeit zu sehen. Öfters erleben wir sie als dramatische, unangenehme Momente, denen wir aus dem Weg gehen wollen. Gerade diese Art, mit dem Leben umzugehen, schafft eher Spannungen, die bleiben, als solche, die sich lösen.

Der «Lebensspass» hört oft in dem Augenblick auf, wenn Rollen, die wir leben und atmen, uns nicht atmen lassen und uns in Zwänge und Konflikte bringen; wenn wir gegen das, was wir empfinden kämpfen, Meinungen darüber entwickeln und uns abgrenzen; wenn wir uns dumm fühlen und uns schämen; wenn wir Angst davor haben, Fehler zu machen; wenn uns etwas weh tut. Es ist aber nicht so sehr die Angst oder der Schmerz, die Meinungen oder die Konflikte, die uns den Genuss am Leben verderben, sondern eher unser Unwille, diese Tatsachen und tatsächlichen Empfindungen so wahrzunehmen, wie sie sind.

Gesundheit in diesem Sinne heisst nicht, dass man nie krank wird. Sie ist eher die Bereitschaft, Krankheit wie auch den Tod als Teil des Lebens anzunehmen. Humor heisst nicht, dass man nie weint. Er schliesst eher die Fähigkeit ein, Gefühle zuzulassen, und sie zu erleben, wie sie sind, ohne sich darin zu versteigern, noch sich darin zu verlieren. Der Spass am Leben hört eher auf, wenn jemand das Gefühl hat, nicht zu genügen, egal was er oder sie unternimmt. Ich habe sogar über die Schweiz die Theorie – eine sehr gefährliche Angelegenheit, ich weiss, aber ich wage es trotzdem – dass man im allgemeinen von sich erwartet, die Dinge *richtig* gut (nicht einfach gut) zu machen. In Schulen und Krankenhäusern zumindest, sind die drei Wörter «kompetent», «professionell», «seriös» so oft verwendet, dass sie sogar das Gegenteil bewirken können: Wenn sie zum Bespiel nur für einen nicht näher beschriebenen Anspruch oder für eine Forderung stehen, die durch Forderungen nicht zu erreichen ist; wenn eher Zusammenarbeit und gegenseitiges Vertrauen notwendig ist durch den Kontakt und die Offenheit unter Menschen, die zusammen arbeiten. Und gerade dies scheint mir im allgemeinen ein grosses Problem zu bleiben – trotz aller Bemühungen, es richtig gut zu machen.

Wenn ich Leute frage, ob sie gerne lachen, ob sie Humor haben, sagen sie überall, selbstverständlich: Natürlich! Wenn ich hinzufüge: und bei der Arbeit? Freuen Sie sich jeden Morgen darauf, die Mitarbeiter, den Chef, die Vorgesetzte aufs Neue zu begrüssen? Dann lachen sie zumeist. Auch wenn ich anfange, einen Tag voller Freude zu beschreiben. Denn wir lachen auch, wenn wir etwas für übertrieben oder unmöglich halten. Gerade beim Thema: Fehler machen,

Fehler zugeben, wird mir deutlich: Zwar gibt es Theorien darüber, dass es in Ordnung ist, Fehler zu machen: «Wenn Du einen Fehler machst, feiere ein Fest!» «Fehler sind Chancen!» Aber in der Wirklichkeit?

Was ist die Ursache von gesundheitsgefährdender Ernsthaftigkeit? Die Angst davor, sich nicht zu verhalten, wie erwartet. Die Angst vor der Angst, die Angst vor der Scham, die Angst vor der Wut, die Angst davor etwas zu verlieren, was die eigene Sicherheit gefährden würde. Die Opfer in diesen Fällen sind die Wahrhaftigkeit, die Gesundheit und der Humor. Was unterstützt den Humor am meisten? Die Freiheit, der oder die zu sein, die wir sind – oder es herauszufinden. Und wenn wir uns diese Freiheit nehmen würden, würde die Welt in Chaos verfallen? Wohl in eine andere Ordnung.

In der Tradition setzt der Narr die Wahrheit vor das eigene Leben. Er verändert nicht die Welt, sondern zeigt unsere Lebensspiele und Täuschungen im blanken Spiegel des Narren auf. Dadurch werden sie als Masken entlarvt, die sonst unsere Wahrhaftigkeit und wahres Selbst verschleiern. Das bringt unsere vermeintliche äussere Ordnung durcheinander. Das Spiel des Narren führt den Menschen immer auf sein Wesen zurück. Wir müssen darüber lachen, wie wir uns immer wieder in den eigenen Schwanz beissen. Oder wir empfinden dies schmerzhaft als eine Trennung vom eigentlichen Selbst, vom Lebendigen in uns. Der Narr ist dem Leben verpflichtet, nicht unserer Vorstellung davon. Wer mit dem Leben verbunden ist, muss *auch* ein Narr sein.

Deshalb heisst es in Seminaren bei mir, das geniessen zu lernen, was ich an mir wahrnehme und die sogenannten Schwächen mit Lust zu spielen. Wenn ich körperlich geniesse, was ich bis jetzt abgelehnt habe, muss ich über mich lachen, ich erweitere meinen Horizont. Ich kann sogar mich in diejenigen einfühlen, die ich bis jetzt nicht verstehen konnte und wollte, wie zum Beispiel, die eigenen Eltern.

Der Körper, das Fühlen, das Denken, die Begeisterung und die Null dienen mir als praktischer Kompass: Lebe ich in meinem Körper? Wie fühle ich? Was denke ich? Was feuert mich an? Und kann ich so sein, wie ich bin? Stimme ich mit mir und mit dem Leben überein oder stehe ich mir selbst im Weg, kämpfe gegen das Leben? Was immer ich auch finde, wenn ich es geniessen kann, muss ich mich nicht ändern. Vieles ändert sich dadurch, dass ich aufhöre, gegen mich selbst oder einen vermeintlichen Feind anzukämpfen.

Denn die Kraft, die ich gegen mich verwende, kann ich für mich verwenden. Und das tue ich, wenn ich 100% das sein kann, was ich ohnehin bin. Das nenne ich: «Scheitern mit Lust». 100% von etwas überzeugt zu sein, braucht Kraft, besonders wenn wir zunächst einmal nicht so sein wollen. Wenn ich zum Beispiel wütend bin, nützt es nichts, mir vorzugaukeln, ich wäre es nicht. Überall herrscht die automatische Tendenz, das zu leugnen, was wir gerade tun, fühlen oder denken. Selbst das, was jemand begeistert, versteckt man oft vor Anderen und auch das gute Herz oder Momente des Glücks machen hier keine Ausnahme. Ebenfalls aus einem Schamgefühl – man kann sich sogar vor dem eigenen Glück schämen, wenn es verpönt ist, Glück öffentlich zu zeigen.

Warum ist das «ein Scheitern mit Lust»? Weil das Erleben zwar immer 100% ist, aber dennoch ist alles nur von allem ein Teil vom Leben insgesamt. Depression wird zum Beispiel wie jeder andere Zustand als allumfassend erlebt. Aber selbst wenn es Vieles in der Welt gibt, was einen deprimieren kann, ist das wirklich nur ein Teil der möglichen Erfahrungen, die sie uns bietet. Wenn jemand depressiv ist, ist er (oder sie natürlich) nicht von Natur aus so. Gut, manche sagen, dass es die Gene sind. Ich komme trotzdem nicht davon ab, Depression mit der Angst zu verbinden, die jemand vor dem Leben oder Erleben von Gefühlen und Begegnungen hat, die zum Leben gehören, die ihm aber äusserst unangenehm sind. Es könnte ja die Angst vor der eigenen traurigen Wahrheit sein.

In der Psychiatrie habe ich (nicht nur für die Depression) ein Spiel ausgedacht, das ich «Café Depression» nenne. Der Name des Cafés kann beliebig verändert werden – Café Blödsinn, Café Vorsicht, Café Diskussion – es ist alles möglich. Wichtig ist, dass in diesem Café nur eine Eigenschaft möglich ist, und die bis zu 100% – Tendenz steigernd. Die Bedienung ist so, die Gäste sind so. Und sie kommen, weil sie sich dort wohl fühlen, weil sie sich darin ausleben dürfen. Bei Café Depression in der Psychiatrie wollte zunächst kein Patient es wagen mitzuspielen. Denn sie befürchteten: Ich bin ja depressiv und will nicht noch depressiver werden. Ich habe sie meistens dann zu Café Lustig begeistern können. Aber gerade dort erlebten sie: Sie wurden immer depressiver, weil sie sich verstellen mussten. 100% lustig ist ja das, was sie als Antidote gegen die Depression versuchen. Das verstärkt die Depression nur! Bei Café Depression fingen immer wieder sowohl Spieler als auch Zuschauer – ebenfalls Patienten – an zu lachen. Das war auch nicht Abwehr, wie eine Psychoanalytikerin mich einmal über das Lachen aufklärte, so weit ich erkennen konnte. Es war ein Lachenmüssen über ihr absolutes Können – über das Paradox, dass sie die Depression nicht nur sehr gut kennen, sondern diese ist so vertraut, dass sie zu einem merkwürdigen Freund geworden ist. Und für einen Moment mussten die Meisten lachen.

So spielen wir im Laufe der Jahresgruppe die ungeliebten Seiten der Eltern. In jedem Kurs geht es irgendwann um etwas, wozu jemand eine Abneigung hat. Die Eltern stellen für viele das sensibelste Thema dar. Und es gibt viele Gründe, weshalb jemand das sehr schwer finden könnte. Im Grunde geht es aber nicht um die Eltern, sondern nur um Verhaltensweisen. Immer wieder erlebe ich, wie jemand dadurch nicht nur Vater oder Mutter näher kommt. Sie entdecken auch in der Gewalt oder Missachtung Fähigkeiten des Ausdrucks, eine Freiheit und Gelassenheit. Sie hören mit dem inneren Kampf auf, auch mit dem Kampf oder der Verachtung gegen sich selbst

Dazu ein Beispiel: Im Kurs: «Der verlorene Sohn – Die verlorene Tochter», in welchem es gerade um die Wandlung des Leidens wegen ungeliebter Seiten in Freude geht, trafen sich auf der Bühne als Clown ein Mann und eine Frau. Der Vater des Mannes war Nazi gewesen und zum Sohn – und wir wissen nicht zu wem sonst – brutal. Der Mann selber beschloss immer gütig zu sein, war aber sehr vorsichtig – weil er wohl Angst davor hatte, wie viel Vater er möglicherweise in sich hat. Er war auch deshalb sehr gehemmt. Die Frau war ständig am Weinen. Sie stellte auch fest, dass sie eine ganze Reihe weinender Frauen – Mutter, Grossmutter, Urgrossmutter – in ihrer Ahnenreihe hatte. Sie fühlte sich insgesamt sehr schwach. Es ging auf der Bühne um Gegensätze und alle beide schafften es nicht, die Rollen zu geniessen, die sie wohl in sich schon gemerkt hatten – der herumnörgelnde Kommandant und die unterwürfige Leitende. Die Rollen waren zu nah an verinnerlichten Vorbildern, die sie entweder schlichtweg ablehnten oder hatten widerwillig ertragen müssen. Es ging um ein Ehepaar, das umziehen wollte – besser gesagt, um einen Ehemann, der umziehen wollte und die Anweisungen gab, während die Ehefrau alles schleppen musste. Dieses Spiel hatte bis zum dem Zeitpunkt keine Kraft, als die Frau alles von der Bühne entfernt hatte, was sie tragen konnte. Nun war auf der Bühne nur noch ein Klavier. Klar, sagte ich als Regisseur, auch das muss weg! In diesem Augenblick ist etwas in der Frau geschehen und sie fing an, sich die beste Mühe zu geben, das Klavier eigenhändig von der Bühne zu tragen. Der Mann bekam Lust, sie bei diesem unmöglichen Unterfangen anzutreiben. Daraufhin steigerte die Frau nur noch ihre Bemühungen. Beide bekamen immer mehr Lust, wurden im Ausdruck stark und wir als Publikum konnten uns vor Lachen nicht mehr halten. Sie haben es geschafft, am Ungeliebten noch Lust zu empfinden und sind beide über eine Grenze gegangen, die bis dahin für sie Tabu war. So fehlte ihnen genau diese Kraft.

Im Gesicht werden unsere Gefühle sichtbar oder unsichtbar gehalten. Aber auch die Haltung ist fühl- und sichtbar. Ein Gesichtsausdruck zeigt eine Lebenshaltung an. Und wenn wir diese Lebenshaltung zu 100% verkörpern, zeigt sie uns, wie jemand aus dieser Haltung heraus die Welt sieht und wenn diese auch noch unsere Haltung ist, merken wir auf eine sehr praktische, anschauliche Weise, wie wir funktionieren. Es kann sehr viel Spass machen. Ich sage: «Kann», weil es natürlich

u. U. jemandem auch auf deutliche Weise ein bestimmtes, ungeliebtes Merkmal zeigt. Diese Merkmale im Zusammenspiel ergeben ohne Mühe kleine Clownnummern, nach dem Motto: Je mehr Du so bist, um so mehr *muss* ich so sein.

Das Denken ist wiederum eine ergiebige Quelle sowohl zur Selbstkenntnis als auch zum Clownspiel. Wir nehmen unsere Gedanken sehr wichtig und das Denken ist die Grundlage für so vieles, was heute unser Leben bestimmt. Es ist aber auch die Quelle von viel Unheil, wenn wir meinen, wir wüssten Bescheid oder überhaupt eine feste Meinung zu etwas haben. Wenn wir schon wissen, wie die Dinge oder andere Menschen sind, bevor wir ihnen überhaupt begegnen, haben wir keine Chance, das zu erleben, was zwischen Menschen auch möglich ist. Ein solches Denken trennt uns sowohl von Anderen als auch vom Leben selbst und schafft dadurch Grundüberzeugungen, Grundhaltungen, die den Körper und das Erleben insgesamt prägen. «Wie ich in den Wald hineinschreie, so hallt's wieder hinaus»: sagt man und es stimmt. Allein der Satz: «So ist es!», der in den verschiedensten Dialekten verbreitet ist, stellt eine Haltung zum Leben, die mancherorts wirklich grundlegend ist. Es gibt zu viele Beispiele dafür, dass eine Überzeugung dazu führt, dass Menschen nicht wahrnehmen, was tatsächlich stattfindet.

Der Träger des Ausdrucks sind der Körper, der Atem und die Stimme. Kraft und die Flexibilität können trainiert werden, aber sie sind so mit unserer Gefühls- und Vorstellungswelt verbunden, dass ein einfühlendes Kennenlernen dieser Aspekte immer zu Veränderungen und Bewegungen führt. Ich habe erlebt, wie auch körperliche Beschwerden wie Tinnitus aufgehört hatten oder gelindert wurden, nachdem ein Teilnehmer es sich erlaubte, genau die Geräusche mit der eigenen Stimme oder mit dem Körper mit Lust zuzulassen, gegen die er sich bis dahin immer gewehrt hatte und die er als unerträglich empfand.

Das Schlüsselwort ist eben: Die Lust. Denn ohne sie wären solche Übungen eine Qual und keine Erleichterung. Um eine solche Erfahrung machen zu können, ja selbst wählen zu können, braucht es einen Raum des Vertrauens, eine Offenheit und einen Schutz. Der Witz ist: Je mehr Vertrauen wir in etwas hineingeben, um so mehr können wir vertrauen. Und je mehr wir in der Lage sind, die Lust in unseren (auch ungewollten) Handlungen und Verhalten zu spüren, um so mehr Lust empfinden wir. Nur braucht es die Bereitschaft, dies auch zu tun. Sobald jemand da ist, der wie ich die Leitung übernimmt, ist es erstaunlich, zu welchen Leistungen Einzelne in der Lage sind. Sie zeigen sich, wie sie es sonst nicht tun würden und fühlen sich nicht nur wohl: Es wird zunehmend gelacht und eine allgemeine Freude steigt. Das darf nicht darüber hinwegtäuschen, dass es immer wieder Gründe gibt, auch in einer solchen Gruppe, oder natürlich danach, weshalb der Spass wieder einmal aufhört. Meistens hat es mit einer Selbstkritik oder Abneigung zu tun und mit der Angst, sie sich selbst zuzugestehen. Natürlich gibt es immer wieder diejenigen, die allzu gern ihre Abneigungen zum Ausdruck bringen, sich geradewegs verpflichtet fühlen, es zu tun. Es geht mir aber mehr darum, den Zwang wahrzunehmen, und ihn deutlich und lustvoll (eben nicht zwanghaft) auszudrücken, d.h., die Kritik oder Abneigung mit Lust noch viel grösser zu machen. Sie entpuppen sich meistens als ein weiterer Weg, sich einer Begegnung zu entziehen aus Angst, sich selbst zu begegnen.

Letzten Endes ist Humor Beziehung

Letzten Endes ist Humor Beziehung: Beziehung zur Welt, zu Deinem Körper, Deinen Gefühlen, Deinem Denken. Er ist ein Leben aus dem Herzen und Vertrauen in die Welt. Er ist der Mut, ein Narr zu sein – was so viel für mich ist wie Mensch sein. Sicher gibt es Allzumenschliches: Ja, die Welt ist «voller Idioten». Gerade das ist das Paradoxe: Je mehr Menschen Bescheid wissen, um so weniger stellen sie ihr Wissen in den Dienst ihrer Menschlichkeit. Die Folgen können «chaotisch» sein.

Es gibt eine Übung, die diese Haltung: «Humor ist Beziehung» verkörpert: Am Besten den eigenen Namen symbolisch ausatmen, die rote Nase damit anziehen und auf den ersten Impuls warten. Vielleicht ist der erste Impuls das Warten. Dann warte! Mit Lust. Entdecke alles, was zum Warten dazu gehört, wie der Körper sich verhält, wie Du atmest. Warte mit Lust, wiederhole das Warten, bis Dir die Lust vergeht. Dann kommt automatisch der nächste Impuls. So wie bei Gefühlen, die jemand zulässt und erlebt, hört ein Impuls irgendwann auf oder unsere Aufmerksamkeit geht woanders hin. Folge diesem Impuls. Die Impulse reihen sich aneinander – Du kannst frühere Impulse wieder aufgreifen. Alles, auch Langeweile und Gefühle von Einsamkeit oder Freude gehören dazu. Irgendwann hören sie alle auf. Keiner bleibt. Was bleibt, ist das Spiel. Es entwickelt sich ein Spiel, bei dem jeder Impuls Ernst genommen, aufgegriffen und durchlebt wird und irgendwann vergeht. Wir können dabei erfahren, wie widersprüchlich wir sind, besonders wenn wir noch die Gedanken als Spielmöglichkeit miteinbeziehen. Dabei ist auch wichtig, nie «den Clown» zu spielen – d.h. die Vorstellung, die wir alle von ihm haben. Wenn aber diese Vorstellung da ist, spiele bewusst diese Vorstellung!

Es ist leicht und es ist schwer, Menschen zum Lachen zu bringen. Wenn jemand das Gefühl hat, Du willst sie unbedingt zum Lachen bringen, wehren sie sich dagegen. Keiner will dazu gezwungen sein. Das heisst natürlich nicht, dass es nicht möglich ist, zu tun als ob man lachen würde oder sogar Lust dabei zu haben, zu tun als ob man Lust hätte. Hier steigen wir in das Dickicht der Ironie und des Zynismus, Galgenhumor und spitzen Bemerkungen, die Menschen durch Rückzug oder Verletzung eher voneinander trennen, auch wenn anscheinend gelacht wird. Eine sehr verbreitete Art von Humor ist eben der, der über den Anderen lacht. Daher die Befürchtungen, die viele haben, sich wirklich zu zeigen, besonders in der Öffentlichkeit.

Und in der Öffentlichkeit eine rote Nase tragen? Eher eine Zumutung. Sie gehört aber weiterhin zu einer der Übungen für den Alltag. Schon allein die Vorstellung löst die verschiedensten Gefühle aus und wird zu einer der grössten Herausforderungen für Teilnehmer meiner Kurse. Entweder sie begegnen mehr Nähe und Freude als sie jemals erwarten konnten und sie können ohne Mühe Kontakt und Spiel öffentlich geniessen. Oder sie stellen fest, wie verschämt und verstört manche Menschen sind, wenn jemand offensichtlich anders aussieht, besonders nachdem sie festgestellt haben, dass es nicht mehr Fasnacht ist. Oder wie bei einer meiner Teilnehmerinnen: Sie überlegte es sich wochenlang, wie sie diese Übung überhaupt machen kann, ohne ihren Ruf gänzlich zu verlieren. Sie ist Dorfschullehrerin in der Schweiz. Alles hat sie sich überlegt, bis sie – intelligent wie sie ist – darauf kam, dass ich nicht gesagt hatte, zu welcher Tageszeit sie die Nase anziehen soll. Um Mitternacht ging sie also aufs Feld und schaute sich um. Vielleicht war einer hinter dem Busch und lauerte, aber sie schaffte es! Und ich sage nur soviel: Diese mutige Tat blieb nicht ohne Folge. Nachdem sie einmal das «Unmögliche» gewagt hatte, fing sie an, noch Unmöglicheres auszuprobieren, wie: Den Rektor um 3 Monate Urlaub zu bitten, damit sie nach Südamerika konnte, wo sie herstammte. Und er stimmte zu! Damit hatte sie wirklich nicht gerechnet. Deshalb hätte sie normalerweise auch nicht gefragt.

Es geht aber auch einfacher. Du kannst auch die Nase in der Tasche tragen. Ich höre von immer mehr Menschen, die eine rote Nase in der Tasche tragen. Sie wirkt. Wirken tut aber auch schon die Vorstellung einer roten Nase, entweder bei Dir oder beim Anderen. Was wirkt? Die Unterbrechung unserer Routine und unserer Sichtweise.

Manchmal braucht es nur einen Blick und das Zwinkern eines offenen Herzens und ein Lächeln beginnt sich an den Lippen abzuzeichen. Ist das normal? Ich glaube ja. Ist das gesund? Durchaus. Braucht es Mut? Da muss man schon ein Narr sein.

Gerhard Johann Lischka

Alles jetzt!

Wer möchte sich nicht «Alles jetzt!» wünschen und dass dieser Moment des Glücks immer andauerte? Ist er doch nichts anderes als das Paradies, respektive die Vorstellung dessen, was das Paradies ist; wie es uns durch unsere jeweilige Kultur ausgemalt wurde und wird. Da wir nicht wissen, wie das Paradies aussieht, höchstens durch Erlebnisse, die wir als paradiesisch, damit als rundum glückliche empfanden, bemerken wir doch, dass wir uns stets im Konflikt zwischen einer gegebenen Realität und einer erhofften und in Angriff genommenen Möglichkeit befinden. Ein Konflikt, den wir im Unbewussten der alltäglichen Rituale und Gewohnheiten nur allzu gerne vergessen und verdrängen, der das Agens unseres Befindens ist.

Im Grunde genommen ist diese Paradiesvorstellung demnach der positive Pol des Erlebens im Hier und Jetzt, eine vielleicht sentimentale Rückerinnerung und ein sehnlichst gehegter Wunsch für die Zukunft, der so nie in Erfüllung gehen wird, oder unter Umständen doch ähnlich erlebt wird. Und, was wahrscheinlicher ist, das Paradies ist eben ein Konstrukt, das ins Jenseits verbannt, schlicht ein unerfüllbarer Zustand in der Realität unseres irdischen Daseins ist, ein Vertrösten, eine Projektion, welche uns immer wieder über dies und das, Schmerz und Leid und schlicht Frustrationen hinweg bringen soll.

Nun gibt es in unserer westlichen Gesellschaft (mit weltweiter Ausstrahlung) eine zunehmende Tendenz zu behaupten, wir würden in diesem Paradies bereits leben, die Realität – wenn wir sie nur richtig sehen und uns in sie hinein stürzen – sei das Paradies. Der Kampf der guten mit den bösen Kräften existiere nicht, man müsse sich nur richtig positionieren, sich der Faszination des Bildes von der Welt als dem wahren Weltbild anheim fallen lassen. Dieses Ersetzen der realen Welt durch ihr (faszinierendes) Bild ist aber die Falle, der Trick, welcher den Konflikt zwischen der Realität und der Vorstellung vom Paradies generiert. Dieses Bild entsteht auf der Ebene der Massenmedien, die dadurch zur Basis einer neuen Vorstellung von der Realität geworden ist: der Schein-Realität, die aber dennoch eine immaterielle Realität als Präsenz der Virtualität ist. Was wir als Aktualität, als Jetzt, empfinden, ist dann eine auf unserer realen Existenz basierende Bevorzugung der virtuellen Realität des Massenmedialen.

Selbst wenn die Inhalte der Massenmedien überhaupt nicht das ideale Leben, das Gute sind, sondern das Breitbandspektrum des üblichen Lebens in allen Facetten darstellen, erscheint in ihnen virtuell doch alles in der Distanz, die uns jedes «als ob» gewährt: wir befinden uns in mentalem Kontakt, aber in physischer Ferne, in einer Unberührbarkeit, die uns entrückt und erhaben macht. Wir können eintauchen, wo immer wir möchten und bleiben doch unversehrt. Das bewirkt ein Glücksgefühl, das Faszinosum involviert zu sein und dennoch keine Angst haben zu müssen, auf jeden Fall nie in Gefahr zu schweben. Es ist dasselbe Gefühl, das wir beim Denken haben, nur sind diese «virtuellen Gedanken» aus der Realität deckungsgleich herausgeschnittene Szenen, die wir an Monitoren wahrnehmen und mittlerweilen nicht nur rezipieren sondern gleichfalls produzieren und selber in alle Welt elektronisch verschicken.

Der grosse Unterschied zwischen unseren eigenen Gedanken und den elektro-opto-akustischen Medien ist, dass die einen keinem anderen zugänglich sind – ausser wir verraten sie – die anderen jedoch, wenn sie die Massen erreichen, eine unglaublich breite Öffentlichkeit haben können, die zu Recht von Globalität sprechen lässt, ja diese eigentlich erst erstellt. Da ihre Präsenz rund um die Uhr uns zu Angeschlossenen der grossen Sender macht, zu Zielobjekten mentaler Botschaften, die sich in reale Szenen kleiden, die wiederum tatsächlich irgendwo auf der Welt aufgenommen worden sind oder gerade aufgenommen werden.

Wir haben es heute demnach mit zwei Paradiesen zu tun. Das eine ist das erlebte, tatsächliche, vorgestellte, erhoffte, vielleicht mögliche. Das andere ist das Bild, der Text und der Ton (was kommt noch alles dazu?) in Form von medialen Informationen, die uns in immer grösserer Zahl und vielseitigem Raffinement nicht mehr so sehr zur Verfügung stehen als vielmehr über uns verfügen, sodass wir zu ihrem Anhängsel werden. Würden wir sie kritiklos hinnehmen, sind sie tatsächlich in ihren Versprechungen das Paradies als mediales Implantat, das uns unbewusst lenkt. So wie wir uns über alltägliche Rituale und Gesten weiter keine Gedanken machen, ist das mediale Paradies zu einem festen und unhinterfragten Bestandteil unseres Lebens geworden, der gerade deshalb als Realität, als Reales hingenommen wird und dadurch in Rückkoppelung live wirkt, eine Ebene des Lebens durch eine andere wegzappt; als könnte man den physischen Körper ebenso dislozieren.

Das Rückgrat dieser verführerischen Seite des Medialen ist die Aktualität, die Jetzt-Zeit, in und mit der wir involviert werden. Das Geschehen soll so direkt auf uns übertragen werden, dass wir magisch vom jeweiligen Display angezogen, in es mental hineinversetzt und gefühlsmässig traktiert werden. Schliesslich sind wir ein Teil des Ganzen, das sich nach einer gewissen Zeit automatisch auflöst um denselben Prozess von Neuem zu beginnen. Nur schwerlich finden wir eine Möglichkeit der Besinnung um Abstand zu bekommen, aus der Distanz diesen Mechanismus des Alles jetzt! zu hinterfragen. Deshalb, weil dieser Sog oder Malstrom der Mediatisierung von allen Seiten auf uns einwirkt und von Belanglosem über Alltägliches bis zu Bedrohlichem reicht. Wir sind die Gejagten in einem immateriellen Universum, das uns plötzlich physisch in einem Masse im Griff hat, wie wir es uns nicht hätten denken können.

Durch die allseitige und allzeitige Wirkung der Mediatisierung sind wir – selbst wenn wir uns einmal dem Zwang des Angeschlossenseins entwinden konnten – jederzeit wiederum schwach genug dieser Sucht nachzugeben. Der durch die Masse Mensch, die wir darstellen, abstrakt gewordene Gemeinschaftsbegriff ist es, den wir in diesem Verlangen nach dem Angeschlossensein durch die Medien zurückgewinnen möchten. Dies gelingt durch die immaterielle Präsenz und Events, die mittlerweile die real erlebte Seite der Medien sind: es wird durch die Medien so lange auf ein Ereignis hingewiesen, dem man unbedingt beiwohnen müsse, dass man sonst etwas ganz Wichtiges verpasst hätte, was man natürlich nicht möchte, weil man ja dabei sein will.

Diese Event-Kultur geht bereits so weit, dass man sich gar kein Ereignis vorstellen kann, das nicht entsprechend gemanaget ist, oder das seiner Bedeutung entsprechend rapportiert würde. Der Kreislauf des Alles jetzt! schliesst und öffnet sich hier in idealer Weise: Dabei sein ist alles und wenn man dabei war, muss man darüber berichtet bekommen, wie sich denn alles abspielte, um selber sagen zu können wie interessant es gewesen ist. Dadurch wird man bedeutend, weil man nichts verpasst hat. Wir möchten doch nicht so unwichtig sein, nicht dabei gewesen zu sein?

Dabeisein ist demnach die Suggestion im Paradies zu sein. Doch wie wir vom ehemaligen Paradies vertrieben worden sind, weil sich die Ureltern nicht an das Verbot, vom Baum der Erkenntnis zu essen gehalten hatten, so gestattet uns gerade im Gegenteil die Mediatisierung nicht sie abzuschalten; das ist das neue alte Verbot. Denn fiele der immaterielle Teil unseres Lebens, das kollektive Medien-Bewusstsein, aus, lebten wir vereinsamt ohne die Möglichkeit uns zeitgemäss zu informieren und auszudrücken. Das Bewusstsein vom Eingeschlossensein ins Paradies ist seine Existenz. In und durch die Aktualität kommen die Medien immer wieder zu sich.

Die Mediatisierung ist das Erleben des Gemeinsamen, die Information über den Zustand der globalen Verstrickungen, das Zelebrieren der gegensätzlichsten Ereignisse mit dem klaren Akzent auf der Bekanntgabe der Schrecken unserer Tage. Würde man da die Frucht vom Baume der Unkenntnis geniessen, wäre man dazu verdammt die Echtzeit zu verlassen und dadurch von der Basis-Kommunikation entkoppelt dahin zu vegetieren.

Selbstverständlich sind die Medien nie Alles! Denn sie bringen nur Ausschnitte von der Welt, zumeist dieselben in Folge in leicht veränderter Form, sodass man meinen könnte, das sei nun das Ganze, Alles. Weil eben die Mediatisierung eine gewaltige Wirkung hat, aus einer Mücke einen Elefanten machen kann, wird so getan als ob alles andere nicht existiere, nach der Vorstellung: Nur was die Medien bringen, ist.

In diesem Seinszustand der Medien-Aktion, der uns als Integrierte suggeriert, kommen die Medien als Aktion zu sich, sind sie die Mediatisierung. Dabei sind die Medien nicht das Leben, sondern sie sind live, was das Leben zum Leben erweckt, zum Dabeisein macht. Sie rauben uns dabei das eigene Inter-Esse, dass wir – jede/r einzelne – das Medium sind, und verstellen uns die Möglichkeit zu einer nur durch uns selbst vermittelten Aktion. Diese Inter-Aktion wird durch die Pseudo-Aktion der Medien gelenkt oder abgelenkt, auf jeden Fall verändert. Ausser wir verstehen es, unser Interesse intermedial so zum Ausdruck zu bringen, dass wir die Kontrolle über uns nicht nur nicht verlieren, sondern uns durch sie realisieren, im eigenen Management darstellen.

Intermedien sprechen im Zeitalter der totalen Mediatisierung für die tatsächliche Dynamik der Medien. Für die immer wieder erneute Disponibilität der Generierung von Formen in den gegebenen Medien. Dabei ist jede/r Rezipient und Produzent, mit ihren/seinen Interessen dazwischen, sie/er muss sich für die Offenheit der Medien entscheiden, damit sie/er nicht – gedanklich und körperlich – festgefahren in sterilen Formen erstarrt. Intermedien sind die zwischengeschalteten beweglichen und bewegenden Verschmelzungen diverser Medien, die uns dialogfähig machen und in ihrer Offenheit zu neuen Formen führen; sie wecken und erzeugen Inter-Esse. Deshalb sind sie Befreiungsräume, Atopien der Selbst- und Gemeinschaftsfindung.

Machen uns die Intermedien klar, dass das ganze Leben als Mediatisierung angesehen werden kann, als Findung und Generierung von Formen in Medien, so zeigen uns die üblichen Massenmedien, dass die Medien zu Formen erstarrte Kommunikation sind, dass durch diese das Leben zu einer Anhäufung diverser Events schrumpft. Zunächst zu Pseudo-Events, die für uns in den Medien stattfinden, schliesslich zu Events, an die wir durch gezielte Werbung im Medienverbund gelockt werden... und die wir als Partizipienten von live-acts als Teil unseres Lifestyles erleben, als Aufenthalt im Paradies. Rundherum ist alles organisiert, auf Happiness getrimmt. Bestimmt waren utopische Vorstellungen aus der Vergangenheit dafür Pate gestanden, doch real wurden diese Events und die dazu gehörigen Inszenierungen erst im Medienzeitalter, zunächst im Disneyland und ähnlichen Erlebnisparks, die heute in Form von Wellness-Resorts überall auftauchen.

Erlebnisparks, globaler Tourismus, Wellness sind die live-haftigen Partner und Vollstrecker der Mediatisierung der Körper. Hier ist Alles inszeniert und das Programm wird rigide eingehalten, der ritualisierte Tagesablauf, der abgesonderte strikt geordnete Bereich, die wohldosierte Pflege des Körpers: Alles ist rückbezüglich, mediatisiert und man könnte meinen, dass rundum Friede und Eintracht herrsche, dass dies der abgezirkelte Sicherheitsbereich, die saubere Zone, sozusagen das Paradies sei. Wenn da nicht doch hin und wieder durch das Unvorhersehbare, den Zufall und das Stirb und Werde des Jetzt wie durch eine Ritze das Andere erschiene, die schockartige Begebenheit, das Verdrängte, der Dreck und das Elend.

Und was wir unterschwellig immer vermutet haben, dieses Glücksversprechen, das nicht Alles sein kann, ist in seiner Absolutheit eben doch nur ein Teil, eine der vielen Seiten des Alles; zu fahl ist diese Stimmung und zu aufgesetzt das Lächeln der Betreuer, der Diensthaber des Systems. Wir werden zwischendurch von den Zweifeln, die dem schönen Schein nicht trauen, aufgescheucht und verlangen nach der Überspannung nach Entspannung, nach dem Bruch mit dem über uns verfügten medialen Abkommen.

Selbstverständlich bietet uns auch das System (Empire) systemimmanente Gegenvorschläge an: Die Pornografie als Fleisch-Show, die vermeintlich Sex pur ist und die «natürlichen» Triebe zeigt. Action als Moment der Entladung. Die Ruhezone als Erholung der durch Stress aufgestauten Verkrampfung. Thrill als Ventil für verlorene Neugier und Spannung. Gags und Showtime als Ersatz für den gemeinsamen Smalltalk und den in uns steckenden Übermut. Das vollgestopfte Programm als Abwehr von Musse, die uns ein seelisches Gleichgewicht brächte.

Die Gratifikationen des Systems heissen – im Gegenzug zu den aufkommenden Frustrationen: Erfolg – Reichtum – Jugend. Vordergründig, nur im Jetzt gesehen, sind sie bestimmt von uns allen begehrt, ja sie stellen das Glück dar. Die der Zeit inhärente Veränderung, der Rhythmus der Entwicklung verschiebt jedoch alle Gegebenheiten, es gibt keinen idealen Stillstand, eine Position jenseits des steten Flusses des Lebens. Der Tod ist eine solche und wir ahnen, dass ein jedes Versprechen auf die Dauer des Glücks subjektenthobener Objektkult ist, der «Sexappeal des Anorganischen».

Die Verführung des Systems – indem es Zeit und Raum als geballte, auf uns gezielte Einheit losfeuert – ist seine reine Oberfläche als Projektil. Die Strahlung, die Glätte, die Farben und Formen, die Perfektion und Coolness, die Souveränität der Gesten und der immerwährende Hochglanz überwältigen uns, das Bombardement dieser «Werbung» zwingt uns auf die Knie. Wir sind zunächst die willfährigen Opfer dieses Managements der Oberfläche und bleiben als Rückfällige im Bereich der Verstrahlung.

Indem das System unsere Aufmerksamkeit total in Anspruch zu nehmen versucht und es ihm auch gelingt uns zu fesseln, erscheint es als Totalität. Die Abfolge von Teilaspekten, die uns punktuell erfüllen – woraus das Leben immer besteht – wird durch den Bann des «Alles jetzt!» als falsche Ganzheit geschickt aus einer Sequenz in eine Singularität verwandelt. Wir haben dann das Gefühl rundum behütet zu sein, ganz dazu zu gehören. Und aus Bequemlichkeit erliegen wir den Wiederholungen, Beteuerungen des Systems, dass es perfekt sei, dass mit ihm und durch es unsere Wünsche in Erfüllung gehen. Es ist der Dauerbeschuss durch diese Floskeln, die uns versichern, wir hätten die richtige Wahl getroffen und würden dadurch zum integrierten Teil des Systems. Es ist nicht einfach diesem mediengenerierten Gefühl des Vertrauens in die Sache des Systems zu widerstehen, denn es scheint objektiv, wahr zu sein und ohne Zweifel stellt es sich in strahlender Schönheit dar.

Nichts hat die Position des «Alles jetzt!» mehr gestärkt und in ihrem Erfolg vorangebracht als das Parallel-Universum der maschinell erzeugten Bilder, der Zauberkiste der Blackbox in ihrer Tendenz Atome durch Bits zu ersetzen oder wenigstens zu konkurrenzieren; auf jeden Fall sich überall zu vermehren, Eingang in alle Lebensbereiche zu erhalten. Welches apparative Bild-Medium wir auch betrachten von der Fotografie über den Film, das Video und die digitale Aufbereitung des Weltbildes zum Cyberspace, wir bewegen uns immer mehr in einer von der Realität zur Reality verschobenen Wirklichkeit, im Anschluss an ein «Objektiv», das uns an das Objekt andockt.

Es geht hier schliesslich um die Frage nach dem Operationsmodus, dem wir gehorchen oder über den wir verfügen: Ist unser Weltbild als rundum gefertigtes rückbezüglich auf das, was uns als «natürlich» suggeriert wird, ein klischierter Naturalismus, der in seiner Phantasielosigkeit vermeintlich mimetisch ist? Oder bemerken wir, dass alles historisch konstruiert und generiert einer erneuten Definition dessen, was real ist, bedarf und mehr oder weniger erfolgreich durchgesetzt werden kann – als offenes und flexibles Modulieren der Gegebenheiten? Wir stecken dann entweder in der Sackgasse des Systemzwangs oder nehmen Teil am Begreifen der Konstituentien der Welt als einem Prozess struktureller Koppelungen, der Promiskuität der Schnittstellen und somit Autopoiese.

Unser Gesichtsfeld, der unverstellte Blick in die Welt, ist zwar nie ein von unserem Wissen losgelöster, doch starren wir zuviel in die apparativen Ausschnitte/Anschnitte der Welt, wird die Neugier primär auf diese ausgewählten Teile des Ganzen fixiert und das Blitzen des herumschweifenden flexibel erhaltenden Blicks reduziert sich zum Registrieren zweidimensionaler Fläche, welche weitere Dimensionen suggerieren. Die mediatisierte Bilderwelt wird zu unserem Weltbild der auf ihre Art immer manipulierten, ausgewählten, präferierten und unterstellten Medienbilder. Womit sich schliesslich Bilder primär auf Bilder beziehen und der übliche Blick zum banalen Registrieren der Umwelt verkommt.

Bei dieser Überbetonung des Visuellen in der Telematik, unserem alltäglichen Bilderkonsum, geht es aber nicht darum das apparative Bild zu verneinen, sondern eben die Bilder in ihrer Masse auf das zu reduzieren, was als Konstrukt noch sinnvoll ist, einen Wert hat angesehen zu werden. Statt sich der Flut x-beliebiger Abbilder auszusetzen oder die Bilder zu verdammen, statt in ihnen unterzugehen von ihnen getragen in der Fülle der möglichen Bilder unsere Lust auf Bilder zu differenzieren, einen gepflegten Umgang mit ihnen zu haben, unser Weltbild als von unzähligen Bildern generiertes und gespiesenes Multiversum zu verstehen. Dann löst sich das fixierte Alles und Jetzt in den prozessualen «Iconoclash» auf, in den befreiten/befreienden Umgang mit dem Weltbild.

Gebrauchen wir hier das «Weltbild» letztlich als Pendant zum «Alles jetzt!», als die Schnittstelle unseres Bewusstseins, unserer Möglichkeit der Selbstentfaltung und als Grenze zum Unerklärlichen, so bedeutet Weltbild selbstverständlich nicht mehr nur die Visualität, sondern den Zustand unserer Sinne, unseren medialen Zugang zur Welt: durch die Sprache, die Musik, den Tanz im Rhythmus der uns gegebenen und der historischen Zeit, die uns je nach Kultur, in der wir leben, zeichnen. Unser Weltbild ist die von uns durchgeführte Performance als Selbstpräsentation im Fluss der Kommunikation, der Rezeption der Medien und der Formen, die zu produzieren wir fähig sind.

Das Medien-Paradies der Suggestion von «Alles jetzt!» ist die fremdbestimmte Seite der Performance, des Auftritts, der Leistung, des Erfolgs und der Klischees. Dem gegenüber steht die selbst geschaffene Darstellung, die uns zum Beteiligten, zum Mitgestalter am gemeinschaftlichen Projekt macht. Doch diese vermeintlichen Pole sind nie isolierte Extreme. Zwischen ihnen gibt es viele Übergangszonen, momentane Vermischungen, Subtilitäten, die uns ein reichhaltiges Leben bescheren. Die Grenzlinie, die Borderline, die wir selbst sind, weist uns als ein Trajekt aus, als dasjenige, welches die Performativität des Lebens begriffen hat und dementsprechend die Medien mit eigenen Formen der Mediatisierung gestaltet.

Bei der Beobachtung der Mediatisierung stellen wir fest, dass uns alles immer näher kommt, gerade durch die Telematik. Und wir müssen selbst bestimmen, wenn diese Nähe uns bedrängt: das Close-up Gesicht von der Kinoleinwand uns zu Zwergen macht, der Technobeat uns platthämmert, die TV-Kriegsgräuel uns zusammenzucken lassen. Dabei wissen wir mittlerweile nur zu gut, dass es kein Requiem für die Medien gibt, denn durch sie – und wir selber sind ja Medien – kommunizieren wir. In der Kommunikation und mit ihr unterscheiden wir uns, gerade auch im Begehren nach Qualitäten, nach dem Luxus das Beste und Schönste zu wünschen und dadurch der Drohung vom Zerfall, dem Hunger und der Armut zu entkommen.

Wo immer wir uns auf dem Planeten Erde befinden, irgendwo halten wir uns auf, sind Teil des globalen Zusammenspiels der Kräfte; als Beteiligte aktiv oder passiv, willentlich und unwillentlich verstrickt in Geschehnisse, die uns momentan mehr oder weniger berühren. Wir können nicht ausserhalb stehen und sind als Medien(Körper) durch die Überall-Präsenz der Mediatisierung ein Knotenpunkt, der Botschaften empfängt und/oder sendet. Woher die Botschaft kommt oder wohin sie verschickt wird, sie ist ortbar – von uns selbst oder von Apparaten für uns empfangen – und somit atopisch, irgendwo: Das Lokale ist damit im Globalen aufgehoben, doch gleichfalls bildet sich das Globale durch das Lokale.Aus diesem Wechselspiel, durch und in den Global-Medien generiert, gibt es kein Entkommen.

Durchschauen und akzeptieren wir diese Gegebenheit unserer Jetzt-Zeit, können wir uns immerhin dislozieren, unsere Präferenzen verändern und somit diesen oder jenen Versuch unternehmen, hin und wieder das irdische Paradies für uns Realität werden zu lassen. Haben wir bereits das Glück gehabt an einem Ort (relativen) Friedens und Wohlergehens geboren zu sein, so stehen uns Möglichkeiten der Selbstverwirklichung zur Verfügung, die uns mit der Welt und in ihr unser Begehren stillen lässt in der «Lust am Leben» zu sein. Der empfundene Genuss wird immer wieder vergehen, doch in ihm erfahren wir, dass es irgendwo irgendwann einen kurzen oder längeren Moment gab und gibt, der dem Jetzt etwas Unvergleichliches verlieh und verleiht.

Lassen wir uns dann und wann, vielleicht sogar oft vom Paradies des «Alles jetzt!» verführen, dann ist es bestimmt deshalb geschehen, weil die Alternative zu dieser Bequemlichkeit eine Anstrengung bedeutet: sich selber ins Spiel zu bringen und den Massenklischees andere Qualitäten entgegenzusetzen. Und diese bergen Werte, die uns gerade durch das Zugehen auf das Andere zu uns bringen. Indem wir aus uns heraustreten, werden wir fähig ein Mitglied der Gesellschaft zu sein. Nicht nur wie sie war, sondern wie sie werden kann.

André Thurneysen

Genuss als Modalität

1. Modalität

Unter diesem in der homöopathischen Praxis sehr wichtigen Begriff versteht man die Art und Weise, wie ein Mensch auf die verschiedensten Einflüsse, die im Leben auf uns einwirken, reagiert. Dies betrifft innere und äussere Faktoren und kann sich für Letztere als Wetterfühligkeit, Mondphasenempfindlichkeit, Bevorzugung von Jahreszeiten, Temperaturempfindung, Klimasensibilität, aber auch beispielsweise bevorzugte Schlafposition äussern. Für Erstere lassen sich Verdauungsvarianten, je nach Nahrungsmitteln und Gelüsten, vegetative Symptome wie Herzklopfen oder Zittern bei Angst, um nur wenige Beispiele zu nennen, aufführen.

Jeder von uns weiss mehr oder weniger, ob er lieber kalte oder warme Getränke trinkt, ob er auf Durchzug empfindlich ist, wie er direkte Sonnenbestrahlung erträgt, ob er ein Bewegungsmensch ist oder lieber einen ruhigen Rhythmus bevorzugt. Auch diese Liste lässt sich beliebig verlängern, die festzuhaltende Quintessenz ist die, dass diese Reaktionen für jedes Individuum einzigartig sind und keinen Krankheitswert haben, oder mit anderen Worten, jeder Mensch besitzt eine Fülle ihm und nur ihm eigener Verhaltensformen und Reaktionsqualitäten, welche wir in der Homöopathie eben *Modalitäten* nennen. Diese geben uns Auskunft über das Verhalten eines Menschen in bestimmten Situationen und dies ist in der homöopathischen Praxis, wie bereits erwähnt, von grösster Wichtigkeit, weil diese Modalitäten im Krankheitsfalle die aufgetretenen Symptome ebenfalls mit der individuellen, einzigartigen Spezifität verändern können, was für den Homöopathen als Information oft hilfreich ist.

In diesem Zusammenhang scheint es sinnvoll, sich bewusst zu werden, was *Gesundheit* überhaupt ist. Die WHO definiert Gesundheit als körperliches, seelisches und soziales Wohlbefinden. Die modernen Gesundheitsphilosophen um Uexküll, Antonowsky und Adler nennen sie bio-psycho-soziales Gleichgewicht [2]. Man kann noch zwei weitere Aspekte dazu zählen, nämlich die vom Begründer der Homöopathie Samuel Hahnemann (1755–1843) «Dynamis» genannte Lebenskraft sowie die Sinnhaftigkeit des Lebens. Wie schon im Begriff Gleichgewicht klar wird, handelt es sich nicht um einen Zustand, sondern um einen aktiven Prozess, da sich unser Organismus tagtäglich mit allen möglichen Einflüssen auseinander setzen muss, um dieses Gleichgewicht halten zu können. Dabei kommen uns unsere Modalitäten zu Hilfe, welche uns darauf hinweisen, ob etwas für uns günstig, angenehm oder gar genussvoll ist oder ob im Gegenteil wir etwas meiden oder eine Situation verändern sollen, d.h. uns zu einer für uns in der Regel gesundheitsförderlichen Verhaltensänderung bewegen lassen, wie beispielsweise dem Aufsetzen einer sonnenschützenden Kopfbedeckung oder Schliessen eines Fensters bei Durchzug. Unsere Lebenskraft oder unsere Selbstheilungskräfte ermöglichen uns, ein symptomfreies dynamisches Gleichgewicht zu halten, was wir Gesundheit nennen und dies ist eine permanente Leistung, die es dauernd zu erbringen gilt. Die alltäglich von uns erlebten Widersprüche in diesem Prozess lassen sich mit Hilfe des Verständnisses der homöopathischen Arbeitsweise besser verstehen.

2. Zur homöopathischen Arbeitsweise und Regeln

Wenn der Organismus nicht mehr in der Lage ist, dieses dynamische Gleichgewicht zu halten, dann teilt er uns dies mittels Symptomen mit, d.h. er gibt uns zu spüren, dass etwas nicht mehr stimmt oder eine Limite erreicht ist. Diese Symptome sind logischerweise eher störend, unangenehm oder schmerzhaft, und sie stehen in ihrer Intensität im Verhältnis zur Störung oder Bedrohung für den Organismus einerseits, andererseits aber auch im Verhältnis zur Ausdruckskraft respektive Lebenskraft des betroffenen Organismus. Man kann zudem davon ausgehen, dass der Organismus immer den noch bestmöglichen Zustand zu halten versucht. Hierbei kommen nun unsere Modalitäten zum Tragen, d.h. dass ein Mondphasen abhängiger Mensch zum Zeitpunkt des Voll- und/oder Neumondes seine Schmerzen noch stärker spüren wird. Dieses Phänomen gilt natürlich auch für die angenehmen und genussvollen Symptome und Empfindungen. Wenn nun ein Patient mit seinen Störungen, Befindlichkeitsveränderungen, seiner Krankheit zum Homöopathen kommt, dann wird ihn dieser im Rahmen der so genannten *Fallaufnahme* eingehend befragen und untersuchen.

I. KRANKHEIT

Was liegt vor?
Was kann verändert werden?

II. SYMPTOME

Ausdruck der Unfähigkeit
Harmonie zu halten

III. PERSON

Biographie
Individualität
Modalitäten

I. Die eigentliche *Krankheit* und Diagnose: *Was liegt vor, was kann verändert werden?* Diese objektiven Fakten, (Blutdruck, Laborwerte, Röntgenbilder, Narben etc.) sind für den Patienten und Arzt mehr oder weniger identisch *(hard-data)*.
II. Die *Symptome* als Ausdruck der Unfähigkeit des Organismus, die Harmonie zu halten. Sie sind die Signale der Störung und sie werden in der subjektiven Wahrnehmung des betroffenen Patienten individuell geschildert und vom Arzt entsprechend subjektiv registriert *(soft-data)*.
III. Die *Person*, welche mit ihrer Herkunft, Biographie, Individualität, Anamnese, ihren Modalitäten, d.h. ihrer Art zu reagieren, der Störung und ihrer Entwicklung ihre einmalige und unwiederholbare Prägung gibt.

Diese drei Ebenen gilt es trotz ganzheitlicher Betrachtungsweise zu trennen, weil insbesondere die dritte uns sagt, welcher Mensch unser Patient ist und die zweite uns die Mitteilung seiner Störung in seinen Feinheiten, die erste in seiner materiellen Dimension aufzeigt.

Aus der Gesamtheit dieser Informationen kann puzzleartig ein Bild zusammengesetzt werden, welches dann auf das zu wählende Arzneimittel hinweist [1]. Aus den zwei Jahrhunderten homöopathischer Praxis haben sich allerdings einige Regeln und Gesetzmässigkeiten formulieren lassen, welche für das Verständnis von Krankheits- und Genesungsabläufen beim Menschen wichtig sind und allgemeine Gültigkeit haben, ungeachtet der angewandten therapeutischen Methode (also auch für schulmedizinisch begleitete Verläufe).

3 Strategiestufen:

I. Schwäche oder Hypo – oder hinaus

II. Überreaktion oder Hyper – oder nicht hinein

III. Fehler oder Dys – oder Zerstörung

Diese drei Strategiestufen geben Auskunft über die Qualität der Selbstheilungskräfte, d.h. ob der Organismus die Störung noch aus dem Körper befördern kann (Durchfall) oder ob er sie nur noch abwehren kann (hoher Blutdruck) oder im schlimmsten Fall, ob der Versuch, das Gleichgewicht zu halten, nur noch mit einer Zerstörung (Herzinfarkt) erreicht werden kann.

Hering-Regeln

1. von oben nach unten
2. von innen nach aussen
3. Chronologie – Umkehr

Diese nach dem Hahnemann-Schüler Constantin Hering (1800–1880) benannten Hering'schen Regeln besagen, dass eine Besserung oder Heilung von oben nach unten, von innen nach aussen und in der umgekehrten zeitlichen Reihenfolge des Auftretens der Symptome ablaufen sollte. Aus den Hering'schen Regeln lässt sich schliesslich die Hierarchie der Systeme ableiten:

Hierarchie der Systeme

ZNS
 -Kreislauf
Verdauungssystem
Lungen
Nieren – Ausscheidung
 – Fortpflanzung
Skelett
Muskulatur
Haut

Man kann diesen Regeln entnehmen, dass der menschliche Organismus eine Mitteilungsfähigkeit hat oder anders ausgedrückt mit uns spricht, und zwar sowohl in guten (Genuss) Zeiten wie auch in schlechten (Warnung). Die Symptome sind die Vokabeln dieser Mitteilungen, ihre Intensität die Lautstärke und die Modalitäten die Diktion, die Betonung, der zusätzliche und persönliche Ausdruck. Was führt nun dazu, dass wir Menschen trotzdem immer wieder ins Dilemma geraten, etwas zu tun oder zum Beispiel zu essen, obschon uns unser Organismus dann mit unangenehmen Symptomen darauf hinweist, dass wir dies besser nicht tun oder essen sollten. Auch wenn diese unangenehmen Mitteilungen oft nur kurz dauern und die Missbefindlichkeit beispielsweise einer schlafgestörten Nacht nach einer zu schweren abendlichen Mahlzeit am andern Tag behoben ist, weil unsere Selbstheilungskräfte die Situation durch ihre Leistungsfähigkeit korrigieren können, werden wir natürlich bei der nächsten Gelegenheit wieder mit Freunden abends ein Fondue essen, weil es so gut und so gemütlich ist, und die anschliessende schlechte Nacht wieder in Kauf nehmen. Zwei Beispiele sollen das Phänomen dieser Widersprüchlichkeit noch etwas eingehender untersuchen:

3. Die Wahrnehmung

Die optischen, geruchlichen, geschmacklichen und psycho-sozialen Empfindungen beim Fondue essen lassen uns die zu erwartenden nächtlichen und verdaulichen Unannehmlichkeiten in den Hintergrund rücken, zumal wir ja aus Erfahrung wissen, dass diese nur von kurzer Dauer zu sein pflegen, weshalb wir allenfalls die Mischung der Käsesorten und die einzunehmende Menge etwas modifizieren. Wir verlassen also kurzfristig unsere persönliche Bandbreite initial auf der genussvollen Seite, indem wir eine intensive positive Empfindung schaffen, generieren und erleben, um dann auf dem Rückweg in unsere übliche, normale, das gesunde Gleichgewicht darstellende Bandbreite kurz auf die unangenehme, negative Seite überzuschwappen, bis die störenden Faktoren (Käse, Alkohol) wieder eliminiert sind.

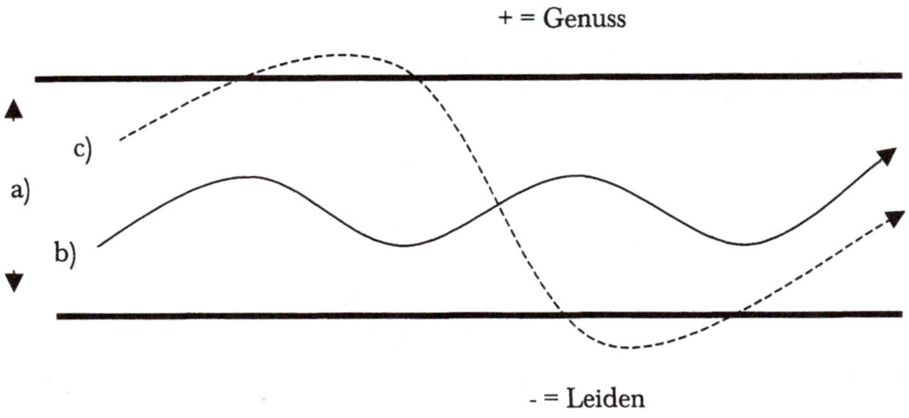

a) individuelle Bandbreite
b) gesundes Gleichgewicht
c) Fondue essen (siehe Text)

Solange jemand also gesund ist, d.h. solange die Lebenskraft stark genug ist, eine Person aktiv/reaktiv in diesem Gesundheit genannten, dynamischen Gleichgewicht zu halten, solange kann es sich diese Person leisten, aus ihrer Bandbreite auszuscheren, insbesondere weil ihre Wahrnehmung, auch in der Verlaufsbeobachtung ihr zeigt, dass die Entwicklung in die gute Entwicklung läuft.

Das zweite Beispiel soll nun demonstrieren, wie eine solche Entwicklung aus dem Ruder laufen kann: Es ist ein Beispiel aus der Sportmedizin und betrifft eine jüngere Langstreckenläuferin. Jeder unter uns, der regelmässig rennt oder joggt, weiss oder erfährt dies am eigenen Leib, dass sich dabei ein angenehmes, etwas abgehobenes Wohlgefühl einstellen kann, welches dazu veranlasst, immer wieder und weiter zu rennen. Dies hängt mit der Endorphinausschüttung im ZNS zusammen und erzeugt den «brain-reward» genannten Effekt [siehe Aufsatz Haemmig]. Dabei wird die Wahrnehmung unserer Beispielläuferin geändert, sie befindet sich mit der Zeit irgendwo im positiven Bereich ausserhalb ihrer Bandbreite. Dauert dies nicht zu lange, kehrt sie von selbst nach erfolgreicher Metabolisierung der Endorphine wieder in ihre normale Bandbreite zurück bis zum nächsten Mal. Aus vielen Beobachtungen weiss man, dass bei regelmässig und lange rennenden Frauen die monatliche Regelblutung ausbleiben kann. Dies hängt mit den erwähnten Endorphinen und ihrem Einfluss auf die endokrinen Gehirnmetabolismen zusammen. Wir haben gesehen, dass der Organismus immer den noch bestmöglichen Zustand zu halten versucht, also seine Störungen so unbedrohlich wie möglich signalisiert. Das Ausbleiben der Monatsregel ist keine bedrohliche Angelegenheit, es verhindert lediglich die Fortpflanzung, also einen Prozess für die Arterhaltung. Das menschliche Dasein kann vereinfacht auf zwei Funktionen reduziert werden [Haemmig], nämlich erstens die Erhaltung des Individuums, damit dieses zweitens sich der Arterhaltung widmen kann. Durch das an sich gesunde, in unserem Beispiel aber zu lange und intensive Rennen wird bei unserer Langstreckenläuferin ihre persönliche Gesundheit noch nicht wesentlich beeinträchtigt, ihr aber auf eine vorerst nur die Arterhaltung tangierende Weise signalisiert, dass sie sich ausserhalb ihrer Bandbreite befindet. Mässigt diese Frau ihre Joggingintensität, wird ihre Periode sich wieder einstellen. Rennt sie weiter, weil ihr Endorphin vermitteltes Wohlgefühl oder Rausch wünschenswerter, angenehmer ist als die sanfte Warnung ihres Organismus, und/oder ihre Wahrnehmung bereits so verändert hat, dass sie diese Warnung nicht mehr als solche zu erkennen vermag, dann muss der Organismus zum Selbstschutz greifen und quasi eine Stufe zulegen. Das Ausbleiben der Monatsregel ist noch unter Phase I (Strategiestufe der Schwäche) einzuordnen, das Steigern um eine Strategiestufe wird nun logischerweise zu Überbeanspruchungsleiden führen, welche sich hierarchisch gesehen zuerst am Bewegungsapparat manifestieren werden in Form von Sehnenscheidenentzündungen, Muskelkrämpfen und ähnlichen Beschwerden, welche aber in Folge der Endorphin modulierten und gestörten Wahrnehmung unter Umständen nicht mehr korrekt registriert werden, so dass diese Frau weiterhin rennen wird, bis ihr Organismus auf Strategiestufe III schalten muss und sie mit einer beispielsweise Ermüdungsfraktur im Fuss definitiv stoppen wird, so dass die Regulationskräfte den Genesungsprozess endlich wieder einleiten können, bis dass auch die Menstruation wieder einsetzt.

Das Beispiel zeigt, dass eine an sich positive oder genussvolle Wahrnehmung die Tendenz hat, uns an oder eben über die Limite unserer Bandbreite zu führen, worauf die individuelle Regulationsfähigkeit die Rückkehr in die dynamische Gleichgewichtsbandbreite rascher, direkter oder eben nicht mehr oder nur langsam ermöglicht. Dieser Prozess ist aber, wie wir gesehen haben, störungsanfällig, zum einen durch die persönlichen Modalitäten, zum anderen durch biographische Faktoren (Unfälle, bereits gemachte Erfahrungen, genetische Disposition, Familienanamnese) und zum dritten durch unmittelbare Verhaltensfaktoren (Wille, Medikamente, Drogen), welche alle die Fähigkeit zur Selbstregulation beeinträchtigen oder gar blockieren können. Diesen gegenüber stehen aber auch Faktoren, welche – auch wieder individuell modalitär – unterstützend wirken können, wie Wärme, Bewegung, Verdauungsenzyme, aber auch Sicherheit, Geborgenheit, Liebe.

4. Dialektik des Lebens

Lassen Sie uns nochmals auf die Frage eingehen, weshalb wir immer wieder Dinge tun, von denen wir wissen, dass sie uns nicht gut tun, wie uns unser Organismus immer wieder spürbar signalisiert. Wenn wir von einem paradiesischen Zustand ausgehen, in welchem wir keine Symptome bräuchten, keine Symptome hätten, wo es uns ständig wohl wäre, dann müssen wir davon ausgehen, dass es auch ein langweiliger Zustand wäre [siehe Lischka und Schroer]. Anders ausgedrückt benötigt der Mensch seine Symptome, um immer wieder an seine Limiten erinnert zu werden, oder um sich und seine Lebenskraft überhaupt zu spüren. Aus diesem Grunde bringt uns das Leben immer wieder in Situationen, wo es zu angenehmen und unangenehmen Empfindungen kommt, und es braucht beide, weil wir nur so unsere eigene Bandbreite, unsere Limiten und damit unseren eigenen Weg finden können. Falls wir die erhaltenen Signale vernachlässigen, wird sie unser Organismus, unsere Lebenskraft so verändern und verstärken, bis wir entsprechend reagieren. In diesem Sinne unterscheiden wir uns auch nicht von Kindern, die ja offensichtlich tagein tagaus lernen (müssen), ihre eigenen und auch die Limiten ihrer Eltern auszuloten und dies auch tun, wie alle Eltern wissen. Mit uns Erwachsenen ist es aber keineswegs anders. Wir müssen immer wieder herausfinden, wo unsere gegenwärtigen Limiten sind, wo unsere Wahrnehmungsgrenzen im Genuss und im Leiden liegen, um uns als lebendig zu spüren. Diese dialektische Situation hält uns am Leben und unsere persönlichen Modalitäten bestimmen unsere Genuss- und Leidensfähigkeit.

Literatur

[1] Thurneysen A.: *Die Bedeutung der Leibsprache für die Homöopathie.* In: Thurneysen A. (Hrsg.): Der Leib – seine Bedeutung für die heutige Medizin, Peter Lang AG Bern, 2000

[2] von Uexküll T., Wesiack W.: *Theorie der Humanmedizin, Grundlagen ärztlichen Denkens und Handelns,* München Urban & Schwarzenberg, 1988

Dietrich von Bonin

Rezitation und Herzrhythmik. Forschungsergebnisse zur Wirkung alter Sprechtexte auf die Herzfrequenzvariabilität und das Befinden

Einleitung

Die folgende Darstellung aus der Therapieforschung beginnt mit einer Eingliederung unserer Auffassungen in das Thema dieser Vortragsreihe: «Genuss und Gesundheit», betrachtet dann die enge Anbindung alter Heldendichtung an physiologische Rhythmen und schliesst mit der Darstellung von Wirkungen des Sprechens solcher Texte auf die Herzfrequenzvariabilität.

Genuss oder Vergnügen

> Grosse Teile des Volkes leben in unserer Zeit in freudloser und liebloser Dumpfheit dahin. Feine Geister empfinden unsere unkünstlerischen Lebensformen drückend und schmerzlich und ziehen sich vom Tage zurück. [...]. Die hohe Bewertung der Minute, die Eile, als wichtigste Ursache unserer Lebensform, ist ohne Zweifel der gefährlichste Feind der Freude. [...]. Dass diese Eiligkeit unseres heutigen Lebens uns von der frühesten Erziehung an angreifend und nachteilig beeinflusst hat, erscheint traurig, aber notwendig. Leider aber hat sich diese Hast des modernen Lebens längst auch unserer geringen Musse bemächtigt; unsere Art zu geniessen, ist kaum weniger nervös und aufreibend als der Betrieb unserer Arbeit. «Möglichst viel und möglichst schnell» ist die Losung. Daraus folgt immer mehr Vergnügung und immer weniger Freude. [...]. Ich möchte nur ein altes, leider ganz unmodernes Privatmittel in Erinnerung bringen: Mässiger Genuss ist doppelter Genuss. Und: Überseht doch die kleinen Freuden nicht! Also: Masshalten. [...]. Denn diese Fähigkeit, ursprünglich jedem Menschen eingeboren, setzt Dinge voraus, die im modernen Tagesleben vielfach verkümmert und verlorengegangen sind, nämlich ein gewisses Mass von Heiterkeit, von Liebe und von Poesie.
>
> Herman Hesse 1877–1962 [10]

Warum wird diese Hast zum Problem und ist dem Genuss feindlich? Wir möchten hier die Hypothese aufstellen, der Geist lasse sich fast unendlich beschleunigen, Seele und Körper aber nicht, und Stress als Divergenz von geistigen und körperlichen, bzw. seelischen Möglichkeiten definieren. Gleichzeitig hoffen wir, gewisse Belege für diese Behauptung zu liefern und Teile der griechischen und nordischen epischen Dichtung (Poesie) als Prototypen für ein harmonisches seelisches Zusammenspiel von Geist und Körper zu beschreiben.

Therapeutische Sprachgestaltung (TS)

Dazu sollen Forschungsresultate auf dem Feld der Kunsttherapie-Forschung innerhalb der ***anthroposophischen Medizin*** dargestellt werden. Diese beinhaltet neben der medikamentösen Therapie auch spezielle aktive Therapieformen wie: Heileurythmie, Mal- Musik- und Plastisch-bildnerische Therapie sowie die *Therapeutische Sprachgestaltung* [5]. Letztere entstand aus den Anregungen Rudolf Steiners (1861–1925) zur künstlerischen Sprachgestaltung, die später in Richtung Pädagogik und Therapie weiter entwickelt wurde.

Sprachgestaltung ist eine von dem österreichischen Philosophen und Anthroposophen Rudolf Steiner, zusammen mit der Schauspielerin Marie Steiner-von Sivers zu Beginn dieses Jahrhunderts entwickelte grundlegende Erneuerung älterer Rezitations- und Schauspielkunst. Ihre Anregungen wurden schon in den ersten Jahrzehnten des letzten Jahrhunderts auf verschiedenen Arbeitsgebieten wie Kunst, Pädagogik, Schauspiel und Therapie aufgegriffen.

Grundlage für die Therapeutische Sprachgestaltung (TS) bilden die von Rudolf Steiner gegebenen Sprachübungen und seine zahlreichen Angaben zur therapeutischen Anwendung der Sprachelemente. Sämtliche Sprachübungen, die in den Jahren 1919–24 entwickelt wurden, sind zur Verbesserung einer sprachlichen Unvollkommenheit gegeben, und bei vielen ist die Indikation klar bezeichnet. Darüber hinaus wurden wesentliche therapeutische Sprachübungen für spezielle Krankheiten ausserhalb des Bereiches der Sprachorgane z.B. für Lunge und Schilddrüse, gegeben.

Sprechen kann fast jeder. Trotzdem ist für viele Menschen diese Fähigkeit durch innere oder äussere Einflüsse eingeschränkt. Hier kann Sprachgestaltung ganz allgemein die Ausdrucksfähigkeit verbessern und zu einem neuen Selbstbild als Sprechender verhelfen. Therapeutische Sprachgestaltung findet darüber hinaus in Zusammenarbeit mit dem behandelnden Arzt und Therapeuten anderer Fachbereiche gezielt Anwendung bei verschiedenen Indikationen [5].

Kooperationsprojekt

Seit einigen Jahren werden die physiologischen und psychologischen Wirkungen von Sprachübungen und Gedichten aus der TS wissenschaftlich untersucht. In einem Kooperationsprojekt der Dozentur für Anthroposophische Medizin an der Universität Bern (D. von Bonin, Dr. P. Heusser), des Physiologischen Institutes der Universität Graz und des Institutes für Nichtinvasive Diagnostik der Joanneum Research Forschungsgesellschaft (Prof. M. Moser, Matthias Frühwirth) und der Abteilung für klinische Forschung am Gemeinschaftskrankenhaus Herdecke (Dr. H. Bettermann, Dr. D. Cysarz) untersuchten wir, inwiefern sich die Atemmodulationen durch Sprache in der Herzfrequenzvariabilität und der Herzschlag-Atem-Koordination abbilden. Erste Ergebnisse dieser Untersuchungen wurden publiziert [4, 28, 29], und mehrere Folgeprojekte begonnen.

Literarische Genüsse

Herman Hesse reklamiert im obigen Zitat die Unfähigkeit der heutigen Zeit «Mass zu halten» und sieht daraus immer mehr Vergnügen statt Freude, wir dürfen hier sagen Genuss, entstehen.

Genuss entsteht immer als Begleiterscheinung zweier seelischer Urphänomene: Bedürfnis und Befriedigung. Er stellt sich ein, wenn die Befriedigung dem Bedürfnis in der reichhaltigsten Weise entspricht und in der Befriedigung Mass gehalten wird. Beispiele sind körperliche Bedürfnisse, angefangen beim Durst des Säuglings, der «gestillt» wird, über Schlafbedürfnis oder sexuelles Wünschen und Verlangen. Daneben entstehen in uns aber auch unendlich viele «höhere» Bedürfnisse, deren Befriedigung Genuss verschaffen kann. Hierzu ein weiteres Zitat Hesses:

> Ein Gedicht zu lesen ist von allen literarischen Genüssen der höchste und reinste. Nur der reinen Lyrik ist gelegentlich jene Vollkommenheit möglich, nur sie erreicht jene ganz von Leben und Gefühl durchdrungene ideale Form, welche sonst Geheimnis der Musik ist.
>
> So ist es bei allen Dichterwerken – man verliert sich an sie wie an eine Naturgewalt, wie an einen Sturm, auf den man horcht, und wie an das Meer, auf dem man seinen Blick verirren lässt. Und erst viel später, beim zweiten und dritten Wiederlesen, freut sich der ruhiger gewordene Sinn am Entdecken des Künstlerischen, am Einzelnen wie an der Organisation des Ganzen, und geht mit immer neuen Freuden den unzähligen grossen und kleinen Schönheiten nach.
>
> Herman Hesse [9]

Hier empfiehlt der Autor ein «zweites und drittes Wiederlesen» um die vielen Einzelheiten im Ganzen eines Kunstwerkes der Literatur geniessen zu können. Wir können darin das Prinzip rhythmischer Wiederholung finden, das mit den meisten körperlichen, aber auch vielen geistigen Genüssen verknüpft ist. Rhythmische Wiederholung und Mass scheinen zwei wichtige Begleiter echten Genusses zu sein. Hesse schreibt weiter: «möglichst viel und möglichst schnell ist die Losung. Daraus folgt immer mehr Vergnügen und immer weniger Freude». Steigt die Amplitude der natürlichen Schwingung zwischen Bedürfnis und Befriedigung über ein gewisses Mass, so geht der Bezug zum Körper und damit «Genuss» im wahren Sinne des Wortes verloren. Man könnte soweit gehen zu sagen, dass übersteigerte Formen des Vergnügens «ungeniessbar» werden (Abb. 1). Stress entwickelt sich aus der Eigendynamik des Geschehens, wenn das Bewusstsein nicht mehr mithalten kann.

Diesen Sachverhalt charakterisiert Goethe treffend, wenn er den Faust, sich an Mephisto und dessen Rolle bei seinen Gefühlen für Gretchen erinnernd, sagen lässt:

> Er (Mephisto) facht in meiner Brust ein wildes Feuer
> Nach jenem schönen Bild geschäftig an.
> So tauml' ich von Begierde zum Genuss,
> und im Genuss verschmacht ich nach Begierde [6].

Wir haben einen Süchtigen vor uns. Der «Genuss» ist schon von neuer Begierde erfüllt, das Mass verloren gegangen. Hat sich ein Bedürfnis zu Begierde gesteigert, so bedarf die massvolle und damit geniessende Befriedigung derselben schon ein hohes Mass an Bewusstheit. Andererseits bedeutet Kunstproduktion in vielen Fällen ebenfalls Übersteigerung des «normalen». Nur vermag der Künstler mit der grösseren emotionalen Amplitude und schnelleren Frequenz zu leben, ja sie ist ihm Lebensbedingung. So wird der selbe Erlebnisraum dem einen zur Inspirationsquelle, dem anderen zum Stress.

Ergotropie – Trophotropie

Zum weiteren Verständnis der Beziehungen von Genuss und der Natur alter epischer Texte müssen zusätzlich zwei grundverschiedene Lebensbedürfnisse die zum Anlass von Genuss werden können: Ruhe und Aktivität, ins Auge gefasst werden. Am Morgen, nach erholsamem Schlaf, geniessen wir körperliche und geistige Arbeit, Aktivität; am Abend sehnt man sich nach Ruhe und Erholung.

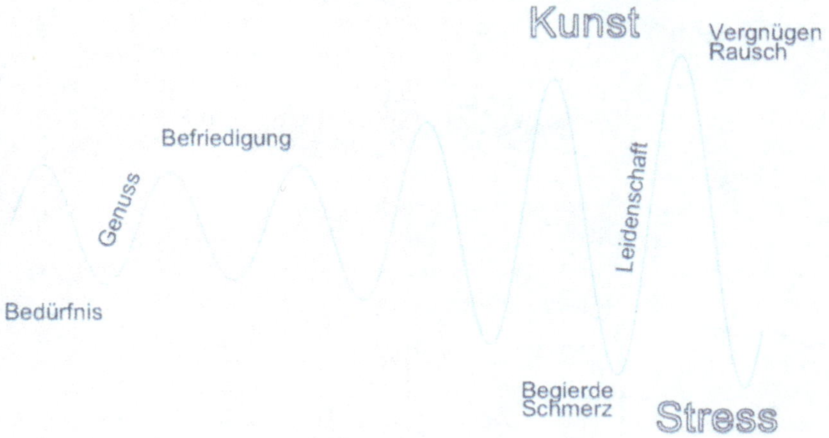

Abb. 1
Entstehung von Genuss und Leidenschaft. Das Spannungsfeld von Kunst oder Stress.

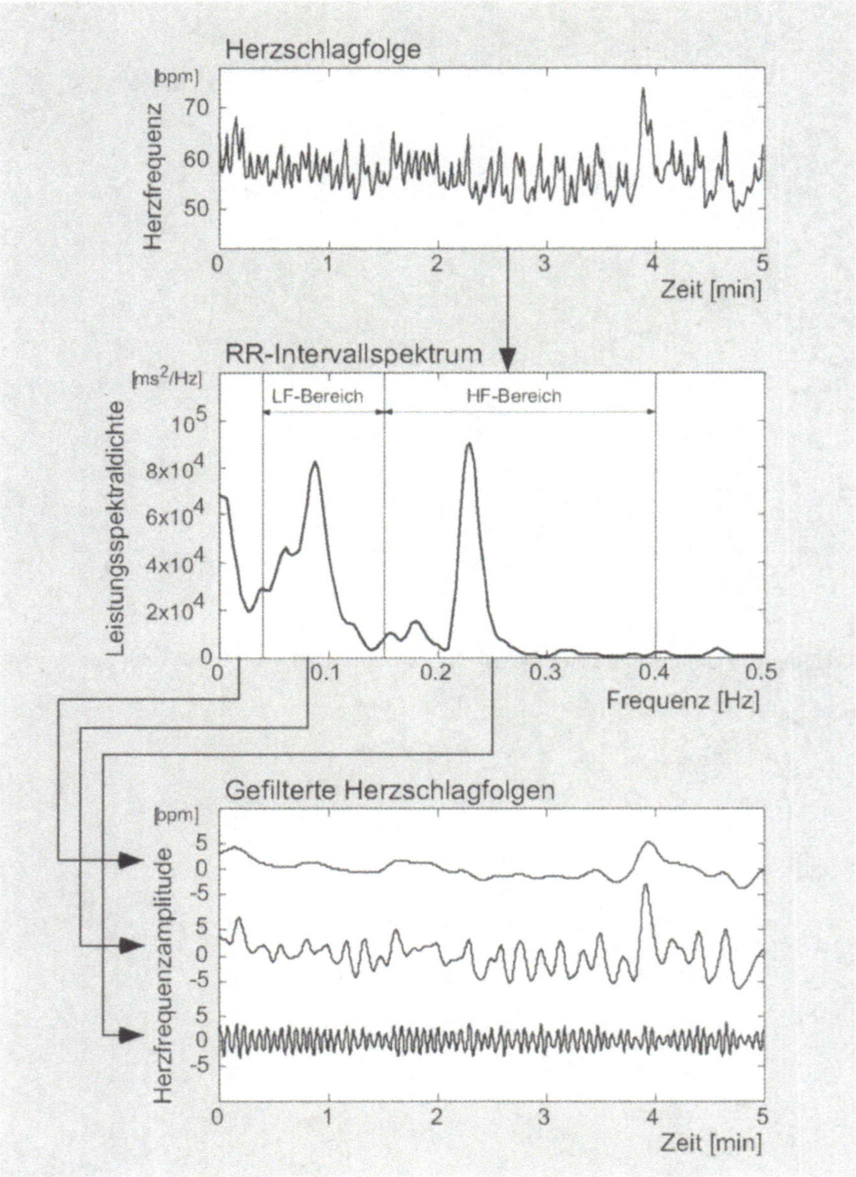

Abb. 2

Aufzeichnung der Originalherzfrequenz einer liegenden, gesunden, 30jährigen Frau (oben) mit Frequenzanalyse (Mitte) und Filterung (unten) (nach Moser & al. 1995).

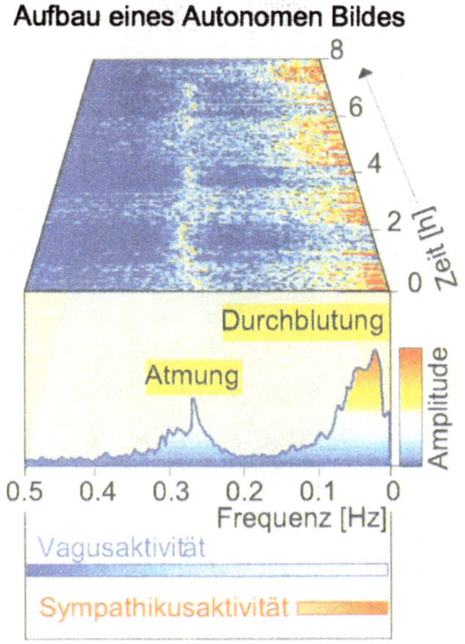

Abb. 3
Aufbau eines autonomen Bildes aus 5-Minuten Intervallen der Herzfrequenzvariabilität (aus Moser & al. 1999)

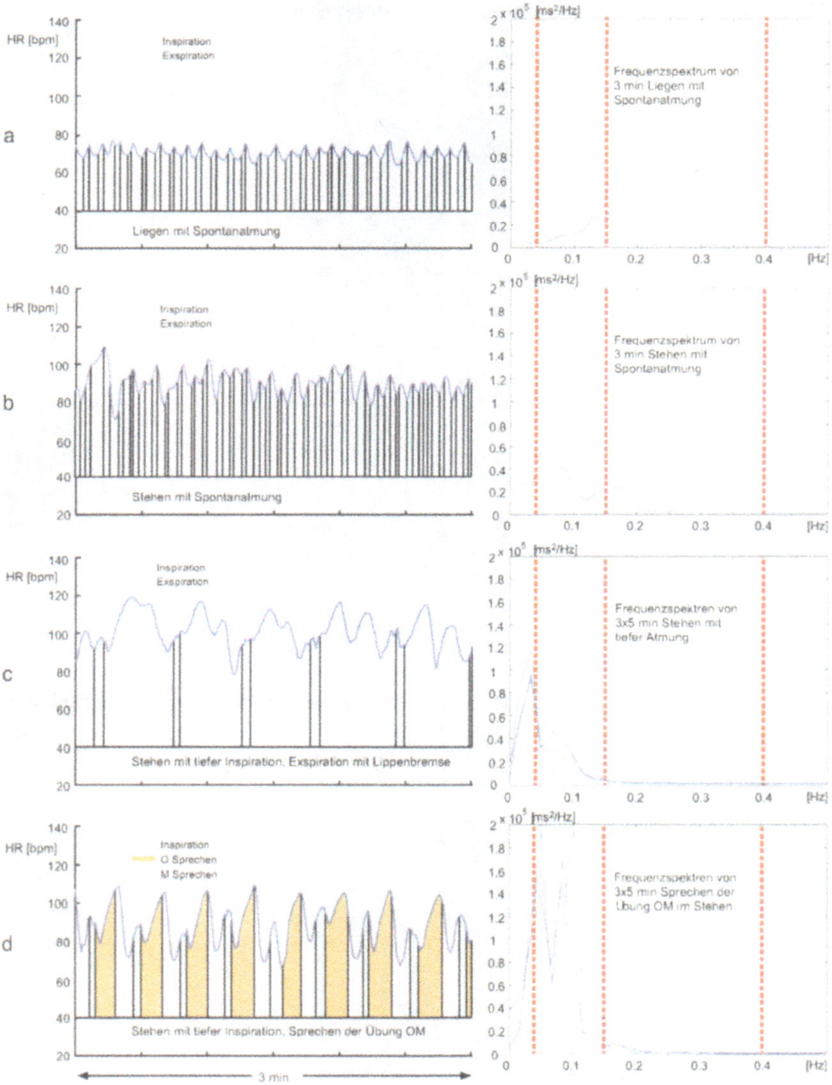

Abb. 4
Vergleich von ruhiger Spontanatmung im Liegen (a), Spontanatmung im Stehen (b), Tiefatmung mit Lippenbremse (c) und Sprechen der Übung OM (d) bei Vp. A. Links Originalherzfrequenz, rechts Frequenzspektren von je 3 Wiederholungen der Übung über 5 Minuten (c+d).

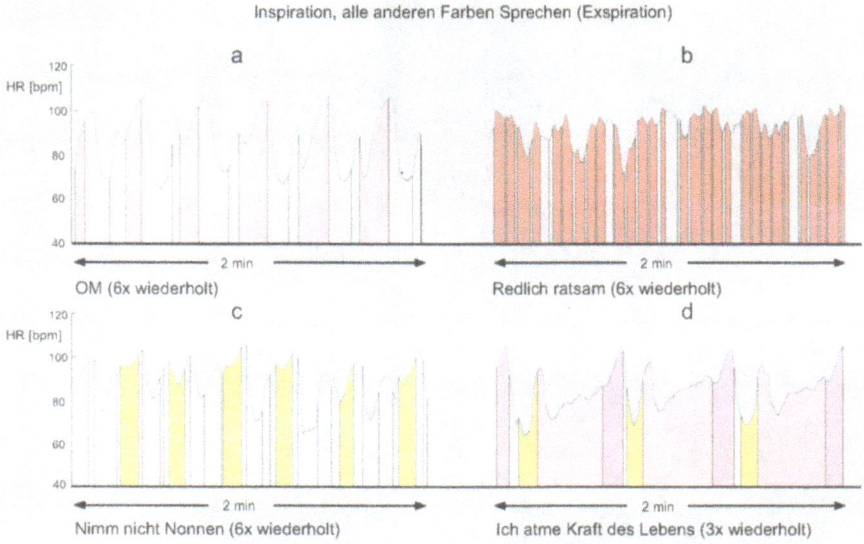

Abb. 5
Frequenzspektren ausgewählter Übungen beim Therapeuten (aus [28]).

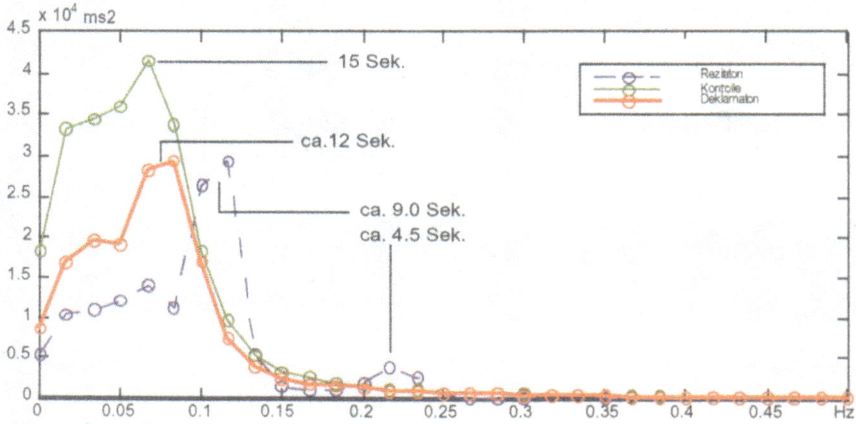

Abb. 6
Gemittelte Frequenzspektren aller Hexameter- (n=42), Alliterations- (n=42) und Kontrollphasen (n=21) von allen sieben Versuchspersonen.

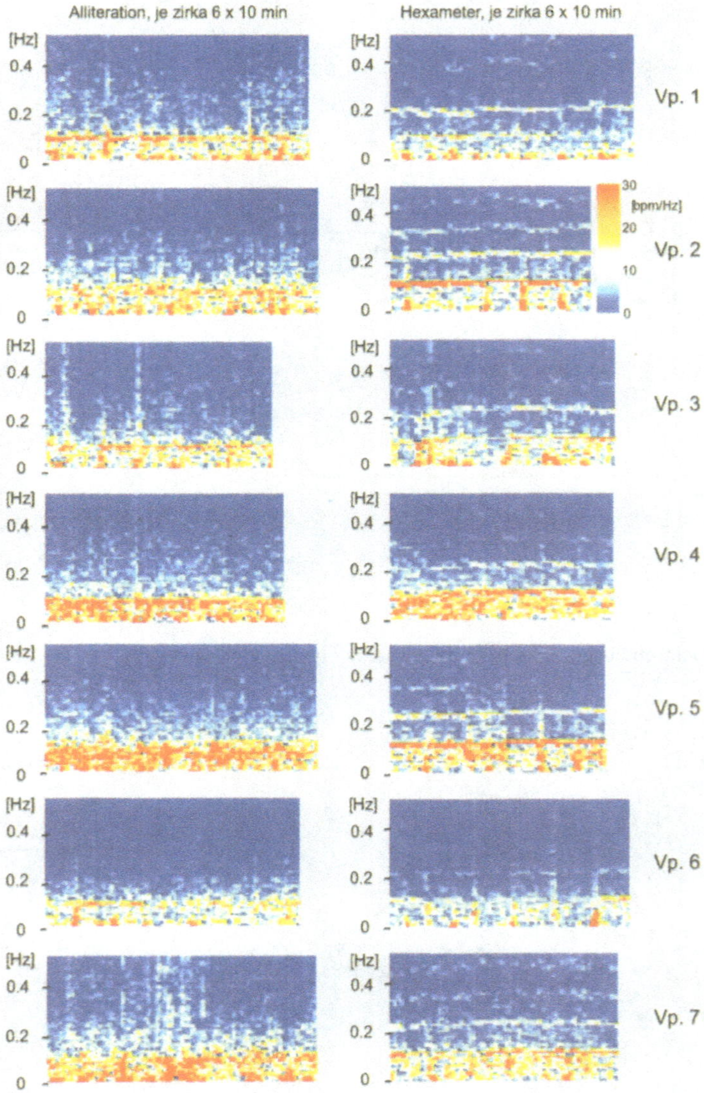

Abb. 7
Autonome Bilder aller Alliterations- (links) und Hexameterphasen (rechts) von 7 Nicht-Sprachgestaltern. Auf der Abszisse sind jeweils nur die effektiven Sprechzeiten (ca. 10 Min.) der entsprechenden Abschnitte aus den je 6 Versuchswochen aneinandergefügt (aus [28]).

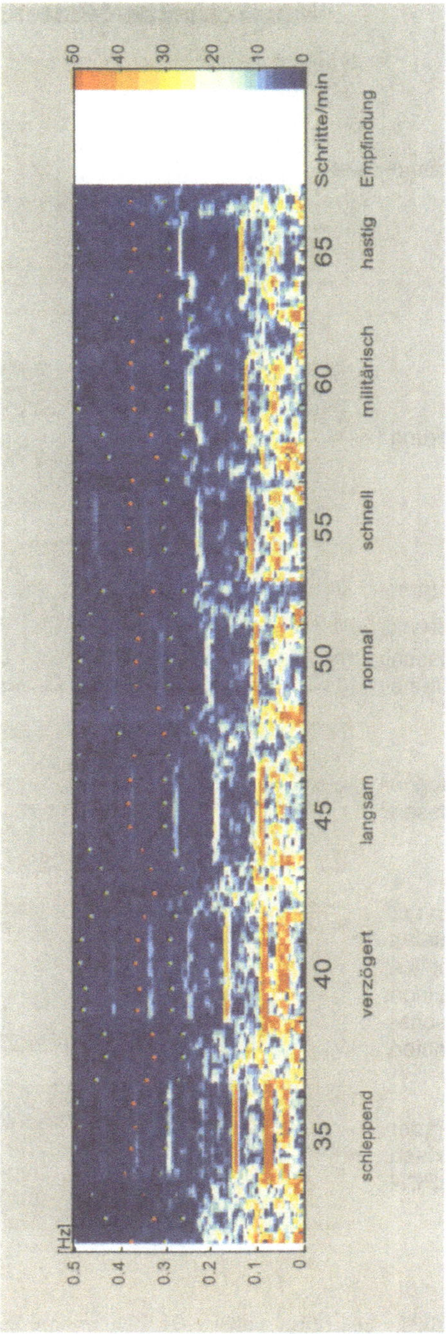

Abb. 8
Hexametersprechen nach Metronom (1 Schritt = 1 Schlag) zur subjektiven Feststellung der günstigsten Rezitationsgeschwindigkeit. Methode: Vorsprecher und Proband laufen im Takt des Metronoms. Inspirationsdauer = 1 Schritt, Sprechen einer Halbzeile des Hexameters = 3 Schritte. Vorsprecher und Proband sprechen die Halbzeilen im Wechsel.

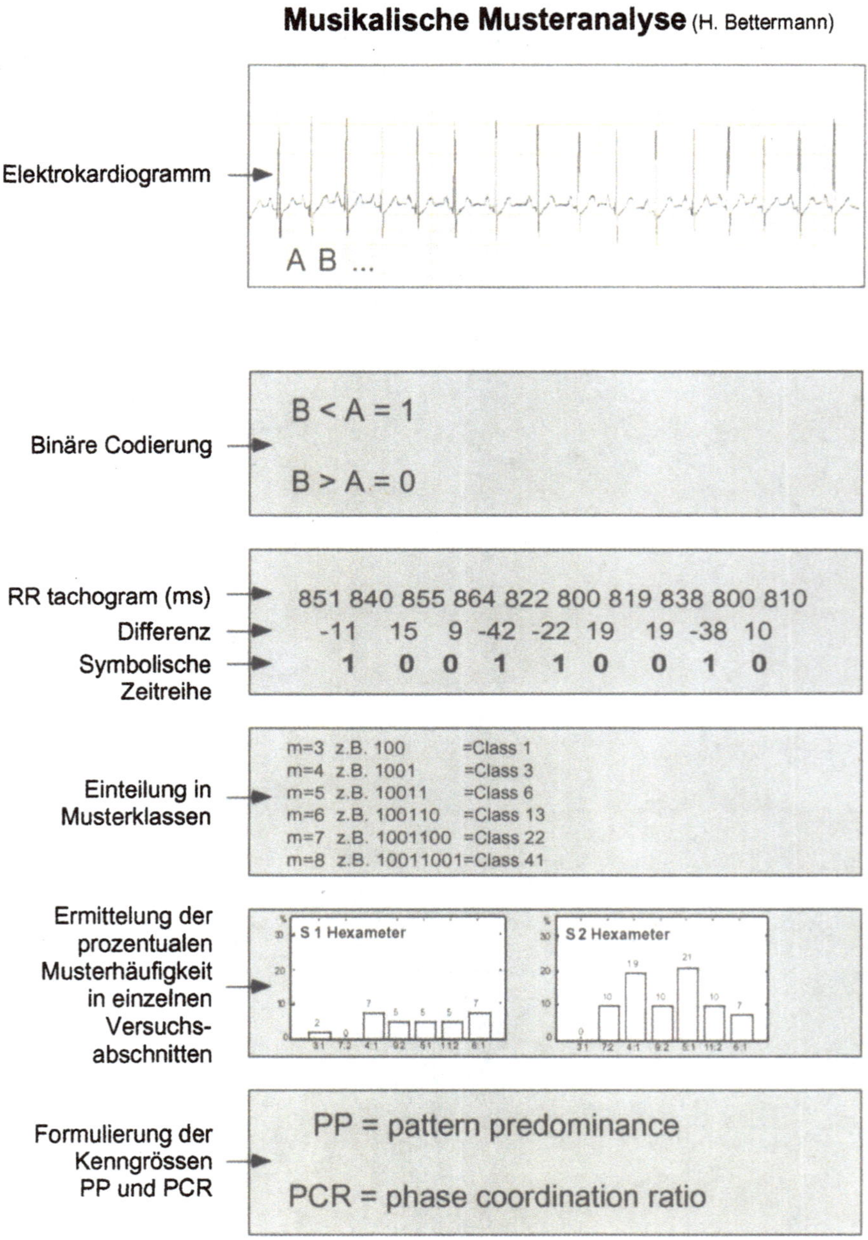

Abb. 9
Ableitung der musikalischen Musteranalyse (H. Bettermann) aus dem Elektrokardiogramm.

Beide Zustände des Lebens finden sich in den polaren Auslenkungen der vegetativen Grundeinstellung des Körpers wieder. Die Kurmedizin prägte dazu die Begriffe Ergotropie und Trophotropie. Ergotropie steht für eine leistungsbezogene, sympathikotone Einstellung, Trophotropie für Erholungs- bzw. Regenerationsbereitschaft des Organismus und Vagotonie. [7]

Fassen wir zusammen: Echter Genuss entsteht bei rhythmischer und bewusster Befriedigung von Bedürfnissen mit massvoller Auslenkung nach beiden Richtungen. Diese Basisvoraussetzung wird durch den Wechsel von ergotroper und trophotroper Reaktionslage des Organismus, die als Maxima und Minima einer Periodik mit unterschiedlichen Frequenzen auftritt, strukturiert. Beispiele hierzu sind: Sommer und Winter, Schlafen und Wachen, Stehen und Liegen usw. Genuss tritt nur dann ein, wenn der äussere Stimulus auch mit der inneren Reaktionslage übereinstimmt und wird damit zu einem wichtigen Indikator für eine hygiogenetische Lebensführung.

Dieser an sich trivialen Tatsache wird durch die Erfordernisse des Arbeitslebens oft zuwider gehandelt, statt Genuss kommt es zum Stress, der sich bis in die Krankheitsinzidenz niederschlägt. So wurde in einer grossen Studie in Dänemark ein erhöhtes Risiko für Brustkrebs bei nachtarbeitenden Frauen gefunden. Das Risiko stieg schon nach 1/2 Jahr Nachtarbeit erkennbar und lag nach 7 Jahren 70% über dem Durchschnitt [8]. Knutsson et al. verglichen das Herzinfarkt-Risiko bei über 2000 Schichtarbeitern. In der Altersgruppe 45–55 erhöhte sich das relative Risiko bei Männern um 1.5 bei Frauen um den Wert 3. Dabei wurden weitere Faktoren wie Stress, Rauchen oder sozialer Status ausgeschlossen [14].

Weiter zeigte eine Studie an 458 Piloten eine starke Zunahme des malignen Melanoms bei Piloten, die häufig über mehr als 5 Zeitzonen flogen [23].

Leben gegen den natürlichen Ruhe- und Aktivitätsrhythmus scheint die Inzidenz von bestimmten, in der westlichen Zivilisation für die meisten Todesfälle verantwortlichen Krankheiten (Herz-Kreislauf und Krebs), zu erhöhen.

Wie stellen sich Beispiele aus der epischen Tradition verschiedener Völker in dieses Spannungsfeld von Ergotropie und Trophotropie? Wurde hier mit oder gegen die endogene Rhythmik des Organismus gedichtet?

Hexameter und Alliteration, ihre Anbindung an die vegetative Grundeinstellung des Körpers

In der ältesten Heldendichtung finden sich im griechischen Hexameter einerseits und der nordischen Alliteration andererseits zwei Dichtungsarten, die durch ihren Charakter im Rezitator und auch im Zuhörer mit einer eher ergotropen (Alliteration) oder trophotropen (Hexameter) Grundeinstellung zusammen zu hängen scheinen. Betrachten wir diese, aus der therapeutischen Erfahrung der TS stammende Vermutung näher:

Hexameter wurden erstmals von Homer um 700 v.Chr. niedergeschrieben, müssen aber zu dieser Zeit schon viele hundert Jahre die bevorzugte Form mündlich überlieferter Heldendichtung gewesen sein [16]. Klopstock führte diesen Rhythmus 1748 im «Messias» in die deutsche Literatur ein. Später verwendeten ihn Dichter der deutschen Klassik wie J.W. Goethe oder F. Schiller in verschiedenen Spielarten, vor allem dem Distichon (Hexameter und Pentameter im Wechsel). Das Versmass gewann aber, im Gegensatz zur altgriechischen Zeit, über die Klassik hinaus keine allgemeine Verbreitung. Dies liegt nicht zuletzt daran, dass die griechische Metrik eine quantitierende, die deutsche Metrik aber eine akzentuierende Metrik besitzt. Trotz dieses offenkundigen Unterschiedes lässt sich ein Einsatz von deutschen Hexametern nicht nur rechtfertigen, sondern hier liegen hygiogenetische Möglichkeiten, wie wir weiter unten ausführen werden. Zunächst muss aber der ursprüngliche, griechische Hexameter etwas weiter erläutert werden.

Im späteren griechischen Altertum wurden die beiden grössten Epen der Literatur, Ilias und Odyssee (Hexameter), am bedeutendsten Fest des attischen Stadt-Staates, den Panathenäen, jeweils gesamthaft durch Rhapsoden vorgetragen. Welchen Einfluss das stunden-, ja tagelange Anhören solcher rhythmischer Gesänge auf die Zuhörer gehabt haben muss, lässt sich heute nur ansatzweise durch die Erforschung ihrer physiologischen Wirkungen neu verstehen. Allein die Ilias besteht aus 15693 Hexametern [16].

In ihr fällt besonders die strenge Gesetzmässigkeit als konstituierendes Grundelement dieser ältesten Hexameter ins Auge. Dazu schreibt der Basler Philologe Joachim Latacz:

> Einen Punkt indessen gibt es, in dem er (Homer) aus dem Rahmen fällt. Das ist die unerhörte Konsequenz, ja man muss schon sagen: Rigorosität, mit der bei ihm das Versmass eingehalten wird. […] Diese Eigentümlichkeit der homerischen Hexametersprache haben schon die späten Griechen selbst bemerkt [16].

Diese Konsequenz ist schon in der Odyssee weniger ausgeprägt und verliert sich im römischen Hexameter (Virgil, Ovid) weiter, zu Gunsten einer reicheren rhythmischen Vielfalt, die sich noch stärker im deutschen Hexameter findet, bei welchem Daktylen (lang-kurz-kurz: -uu) häufig durch Trochäen (-u) ersetzt werden.

Der Hexameter besteht aus fünf Daktylen (- uu) und einem sechsten Versfuss aus einer Länge mit folgender Kürze oder aus zwei Längen. Dabei können die ersten vier Versfüsse aus einem Spondäus (–) statt dem Daktylus bestehen. Beleg für die ausserordentliche rhythmische Regelmässigkeit der Ilias lieferte in letzter Zeit auch eine mathematische Analyse griechischer und römischer Hexameter.

Länge, Kürze und Pause (Zäsur) sind drei Hauptelemente dieser Metrik, die in einer Studie an der Nationalen Autonomen Universität in Mexiko City von R. Mansilla und E. Bush mathematisch untersucht wurde. Dabei transformierten die Autoren die Dichtung in Zeitreihen aus den drei Symbolen: Länge, Kürze und Pause und bestimmten die Korrelationen zwischen diesen Elementen, so z. B. den regelmässigen Abstand der Zäsuren. Auf diese Weise konnte die rhythmische Komplexität der Verse definiert werden, ohne aber auf den Inhalt Rücksicht zu nehmen. Es zeigte sich eine zunehmende Komplexität rhythmischer Strukturen von der Ilias über die Odyssee bis hin zu römischen Dichtern wie Virgil [18]. Besonders interessant für uns ist das Vorherrschen einer Zäsur innerhalb der Zeile (Penthemimeres) in der ältesten Form, der Ilias. Dadurch wird die Hexameterzeile gleichmässig in zwei, mit Bezug auf die Längen gleiche Abschnitte unterteilt, was einer regelmässigen Atemführung beim Rezitieren entgegen kommt.

Konsequentes Einhalten des Versmasses und rhythmische Gleichmässigkeit (nicht Gleichförmigkeit) zeichnete also den ältesten Hexameter vor späteren Anwendungen aus. Wie Joachim Latacz schlüssig nachweist [16] hängt dies wohl in erster Linie mit der oralen Überlieferungstradition dieser Inhalte vor Homer zusammen. Mythenkomplexe, seit Jahrhunderten bekannt, wurden durch Dichtersänger an den Höfen vorgetragen. Dieser improvisierende Vortrag war auf eine möglichst ähnliche rhythmische Grundstruktur und die Verwendung von festen «Formeln» wie «hellglänzender Mond» usw. angewiesen, um flüssig zu gelingen [16].

Warum gehen wir hier ausführlicher auf die Frage nach der rhythmischen Gleichmässigkeit des Hexameters ein?

Auswendig rezitieren und noch vielmehr improvisierendes Neudichten setzt ein gewisses im Körperempfinden verankertes Rhythmusgefühl voraus. Sobald Dichtung mit Hilfe der Schrift entsteht, können Überlegungen zur Vermeidung von Wiederholungen, originellerer Satzstruktur usw. einfliessen, die sich stärker an den Intellekt, an ein wacheres Bewusstein wenden. Solche Überlegungen werden dann auch eine komplexere rhythmische Struktur nach sich ziehen.

Trophotropie, Erholungsorientierung entsteht, wie oben schon erwähnt, durch stärkeres Berücksichtigen der endogenen und exogenen Rhythmen in und um den Menschen, durch eine «massvolle» Lebensweise. Damit dürfen wir den Hexameter, besonders in seinen ursprünglichen Formen, als erholungsfördernd weil körper- und rhythmusorientiert, bezeichnen. Wir vermuten darin einen Rhythmusgeber.

Übrigens wies auch schon Rudolf Steiner 1922 auf einen Ursprung der Metrik aus körpereigenen Rhythmusverhältnissen, vor allem zwischen Puls und Atmung hin. Er ordnete den Versfuss dem Pulsschlag und die Halbzeile bis zur Zäsur dem Atemzug zu [24].

Alliteration oder Stabreim ist die in älteren nordischen (germanischen) Texten verwendete Wiederholung gleicher Konsonanten am Beginn der betonten Silbe eines Wortes als Stilmittel. Wir finden seine Verwendung über die Klassik bis in die neueste Zeit, vor allem auch in Sprichwörtern wie: «Mit Haut und Haaren», «mit Mann und Maus», «über Stock und Stein» oder in der Reklame: «...wäscht ihr Weisses sichtbar weisser». Diese Stilform ist willensbetont (deshalb die Anwendung in Reklame und Sprichwörtern) und prägt sich deutlich ein. Andererseits fehlt ihr die Regelmässigkeit, der Sprachfluss, wie er für den Hexameter typisch ist. Alliteration ist der Prototyp akzentuierender Metrik. Die Zeile wird von den zwei bis drei betonten Silben mit gleichem Anfangskonsonanten dominiert, während die Zahl der unbetonten Silben dazwischen unbestimmt ist.

Unschwer lässt sich so der Stabreim dem ergotropen Spektrum unserer inneren Orientierung zuweisen.

Als Text für unsere Untersuchung verwendeten wir zwei häufig in der Therapie angewendete Textbeispiele: Einen Stabreim aus der altnordischen Edda (Alliteration) und für die Rezitation einen deutschen Hexameter von E. Mörike, die beide auf spezielle, regelmässige Art (s. u.) vom Therapeuten vor- und durch die Probanden nachgesprochen wurden:

Deutscher Hexameter:
Dicht am Gestade des Sees, im Kleefeld, steht ein verlassnes
Kirchlein unter den Höhn, die, mit Obst und Reben bewachsen,
Halb das benachbarte Kloster und völlig das Dörfchen verstecken,
Jenes gewerbsame, das weitfahrende Schiffe beherbergt.

Uralt ist die Kapelle; durch ihre gebrochenen Fenster
Streichet der Wind, und die Distel gedeiht auf der Schwelle des Pförtleins;
Kaum noch hält sich das Dach mit gekrümmtem First, ein willkommner
Schutz vor plötzlichem Regen dem Landmann oder dem Wandrer....

Aus «Idylle vom Bodensee» von E. Mörike

Deutscher Hexameter: Auftaktloser sechshebiger Vers mit häufig zweisilbigen Senkungen, fast immer nach der 5. Hebung. In der therapeutischen Anwendung mit Schritt auf jede Hebung und Einatmung im Zeitmass eines Versfusses. Dadurch 3 Versfüsse Ausatmung, 1 Versfuss Einatmung u.s.w. (Verhältnis Atmung zu Versfüssen = 1 : 4). Bei der Ausatmung werden die Arme gesenkt, bei der Einatmung auf Schulterhöhe angehoben.

Alliteration:
Wild ward Wingthor, als er erwachte
Und seinen Hammer vorhanden nicht sah.
Er schüttelte den Bart, er schlug das Haupt,
Allwärts suchte der Erde Sohn.
Und es war sein Wort, welches er sprach zuerst:
«Höre nun, Loki, und lausche der Rede:
Was noch auf Erden niemand ahnt
Noch hoch im Himmel: Mein Hammer ist geraubt.»
Sie gingen zum herrlichen Hause der Freyja,
Und es war sein Wort, welches er sprach zuerst:
«Willst du mir, Freyja, dein Federhemd leihen,
Ob meinen Mjölnir ich finden möge?»

Aus der «Edda», übersetzt von K. Simrock

Alliteration (Stabreim): Silben mit anlautenden Vokalen oder gleichen Konsonanten tragen den Hauptakzent. (2–3 p. Zeile). In der therapeutischen Anwendung werden die stabenden Silben stark betont und durch Fallenlassen der Füsse beim Schreiten herausgehoben. Dadurch entsteht eine betonte Unregelmässigkeit.

Methode

Herzfrequenzvariabilität

Um physiologische Wirkungen des Sprechens solcher Texte zu untersuchen, verwendeten wir als Surrogatmarker die Herzfrequenz- oder Herzperiodenvariabilität.

Viele Einflüsse auf Atmung und Kreislauf erscheinen in den sich überlagernden Rhythmen wieder, in denen die Herzschlagfolge variiert, und die in ihrer Gesamtheit die Herzfrequenzvariabilität (HRV, von englisch «heart rate variability») bilden.

Die Interaktion von Atmung und Herzrhythmik wurde u.a. in der Chronobiologie und Chronomedizin differenziert erforscht und z.B. durch die umfangreichen Arbeiten von Hildebrandt [11–13] zugänglich gemacht. Dabei wurde unbeeinflusste oder getaktete Atmung und ihre Auswirkungen auf die HRV, insbesondere die respiratorische Sinusarrhythmie (RSA) untersucht.

Die Atmung ist ein wichtiger, aber nicht der einzige Einfluss auf die Variationen des Herzschlages. An relativ schnellen Rhythmen bilden sich deutlich neben der Atmung die Blutdruckrhythmik und die Durchblutungsrhythmen der kleinen Arterien als Rhythmen im Subminutenbereich ab. Abbildung 2 zeigt, wie durch Frequenzanalyse die Rhythmen wieder getrennt dargestellt werden können.

Im Stundenbereich zeigen sich der besonders in den Schlafphasen beobachtbare «Basale Ruhe- und Aktivitätszyklus» (BRAC) mit einer Periodenlänge von ca. 90 Minuten. Noch langsamer ist der 24-Stunden-Rhythmus von Schlafen und Wachen.

Die respiratorische Sinusarrhythmie (RSA) ist während des Sitzens und Liegens stark ausgeprägt, während die Frequenz der Blutdruckrhythmik (ca. 0.1 Hz) besonders im Stehen hervortritt. Die RSA wird allgemein mit Aktivität des Vagus (Parasympathikus) in Verbindung gebracht und tritt zumeist im HF-Band (0.15–0.4 Hz) des Herzfrequenzspektrums auf, während die langsameren Rhythmen in der HRV stärker vom Sympathikus oder von beiden zusammen vermittelt werden.

Für uns ist der Vorschlag von Interesse, den Parameter LF/HF, das Verhältnis der Leistungen von Nieder- und Hochfrequenzband im RR-Intervall-Spektrum als Ausdruck für die vago-sympathikotone Balance zu werten [17].

Aus der Spektralanalyse wurde an der Universität Graz durch das Team von Prof. Max Moser das «Autochrone Bild» entwickelt. Mit dieser Methode kann eine zeitabhängige Darstellung der vegetativen Einflüsse auf die Herzfrequenz während eines ganzen Versuchsablaufes gegeben werden. Abb. 3 [aus 20] erklärt den prinzipiellen Aufbau eines solchen Bildes.

Die HRV fand in den letzten Jahrzehnten in Studien zunehmend Beachtung und erlangte auf zwei Gebieten klinische Bedeutung: Für die Prognose nach akutem Myokardinfarkt und als frühes Warnzeichen einer peripheren Neuropathie bei Diabetes (Literatur im Bericht der «Task Force» [25], in dieser Arbeit wurde auch versucht, Normbereiche für die einzelnen Parameter der HRV zu definieren).

Insgesamt erweist sich die HRV als subtiler Indikator für Schwankungen der vago-sympathikalen Balance und damit für Ergo- oder Trophotropie im oben beschriebenen Sinne. [28].

Studiendesign

Wir untersuchten Auswirkungen der Therapeutischen Sprachgestaltung auf die Herzfrequenzvariabilität an zwei ausgebildeten Sprachtherapeuten (44w, 40m) und an sieben Nicht-Sprachgestaltern im Alter von 26–59 Jahren (Durchschnitt 44, 4 weiblich, 3 männlich) ohne grössere Vorkenntnisse in Sprachgestaltung. Die Versuche wurden nach folgendem Schema zur Ermittlung von Simultan- und Immediatwirkungen durchgeführt:

Studiendesign mit Nicht-Sprachgestaltern

Baseline	**Simultanwirkungen**	**Immediat-wirkungen**
S 1 15 Min. Sitzen	-30 Minuten Anfangsübungen und *Hexameter* (3 + 3 Wochen) -30 Minuten Anfangsübungen und *Alliteration* (3 + 3 Wochen) -30 Minuten Spontansprechen (3 Wochen)	**S 2** 15 Min. Sitzen

Simultanwirkungen sind direkte Wirkungen der Sprache auf die HRV während des Sprechens, Immediatwirkungen die Nachwirkungen der Intervention während S 2.

Während die Sprachgestalter explorativ verschiedene Übungen durchführten, durchliefen die Nichtsprachgestalter einen systematischen Versuch über 15 Wochen mit je 6 Wiederholungen des in der Grafik gezeigten Versuchsdesigns im

Abstand von einer Woche. Hexameter und Alliteration wurden nach je 3 Wiederholungen gewechselt, die 3 Kontrollmessungen dazwischen und danach eingefügt. In der therapeutischen Anwendung wie auch bei unseren Versuchen, spricht der Therapeut dem Patienten immer eine Halbzeile des Textes bis zur Zäsur vor und lässt diese anschliessend wiederholen. Dazu schreiten Therapeut und Patient im Rhythmus der Längen. Der Hexameter wird dabei von den meisten Personen spontan mit einer Geschwindigkeit von ca. 12–13 Atemzügen pro Minute (ca. 0.2 Hz) gesprochen. Einzelheiten zur Durchführung der Versuche finden sich in Lit. [28].

Die Elektrokardiogramme wurden nach den HRV-Standardparametern [25] und mit der Methode der musikalischen Musteranalyse [2, 3] ausgewertet. Zusätzlich erhoben wir mit Fragebögen das Befinden (gut – schlecht) vor und nach der Intervention auf einer 7-stufigen Skala und fragten nach der verbal zu beschreibenden Qualität des Befindens nach den Interventionen sowie während der Übzeiten zu Hause.

Ergebnisse

Simultanwirkungen

Der Vergleich verschiedener Atemformen in Abb. 4 zeigt bei der gleichen Versuchsperson zuerst die respiratorische Sinusarrhythmie im Sitzen und Stehen, darunter die Verstärkung der Rhythmik durch tiefes Atmen und das Sprechen der alten Meditationsformel: «*OM*» mit Lippenbetonung, wie sie in der TS verwendet wird. Auffällig ist der Anstieg der Herzfrequenz während des Sprechens, also während der Ausatmung, auf ein Maximum; sowie die starke Rhythmisierung der Herzfrequenz durch diese Übung. Im Herzfrequenz-Spektrum wird die resonante Anregung von «Obertönen» in der Originalherzfrequenz-Kurve deutlich sichtbar.

Während die spontane Atmung im entsprechenden Frequenzbereich *einen* Gipfel erzeugt, der der jeweiligen Atemfrequenz entspricht (Abb. 4 oben), bringt die Atemlänge in der Übung »*OM*» das kardiorespiratorische System in eine Grundschwingung mit einer Periodenlänge von ca. 20 Sekunden, der im Verhältnis von 2:1 eine weitere, schnellere Schwingung von ca. 10 Sekunden überlagert ist. Diese entsteht in charakteristischer Weise während der Phasen Einatmen/O Sprechen/M Sprechen und liegt auf der Frequenz der Blutdruck-Rhythmik. Durch die resonante Anregung dieser körpereigenen Frequenz entsteht eine besonders ausgeprägte und regelmäßige Schwingung. Abb. 5 zeigt den Vergleich mit weiteren Sprechübungen (aus [28]).

Auch das Sprechen von *Hexametern* bewirkte eine vergleichbare Doppelschwingung im HRV-Spektrum. Nur ist hier die von der Übung erzeugte Atemfrequenz die schnellere. Auf Abb. 6 (Hexametersprechen = gestrichelt) ist diese (ca. 13/min) als geringerer Frequenzgipfel sichtbar, während sich im Bereich der Blutdruckrhythmik der höhere Gipfel (Periodenlänge ca. 9–10 Sek.) abzeichnet. Für die Entstehung dieser Doppelfrequenz muss die Übmethode beim Hexametersprechen berücksichtigt. werden: Jede Halbzeile wird vorgesprochen und durch die Probanden wiederholt. Dadurch bilden sich Atemgipfel unterschiedlicher Amplitude, deren langsamere Frequenz dem aktiven Sprechen des Probanden entspricht und mit der Frequenz der Blutdruckrhythmik zusammenfällt. (Abb. 6 und 7).

Abbildung 7 zeigt die ausgeschnittenen und aneinandergefügten Sprechabschnitte von Hexameter und Alliteration bei sieben verschiedenen Nicht-Sprachgestaltern aus je sechs verschiedenen Wiederholungen, dargestellt mit der Methode des autochronen Bildes.

Aus dieser Darstellung wird ersichtlich, dass sich die beschriebene Charakteristik auch über je sechs Wiederholungen durch sieben verschiedene Versuchspersonen als reproduzierbar erwies.

Bei der *Alliteration* (Abb. 6: Alliteration = fette Linie, und Abb. 7: Autonomes Bild) bildete sich die Atemfrequenz, die durch den dramatischen Text schnell und viel weniger rhythmisch ist, in der HRV nicht ab. Dafür erfolgte ebenfalls eine deutliche Verstärkung der 10-Sekunden-Periodik, die auch bei den Kontrollmessungen (Abb. 6 = feine Linie), aber mit weniger scharfem spektralem Gipfel auftrat.

Zusammenfassung der Simultanwirkungen von OM, Hexametern und Alliteration

Die «therapeutische Methode» der Rezitation von deutschen Hexametern, OM und Alliteration zur Atemregulierung zeigt im Lichte unserer vorangehenden Betrachtung während des Sprechens (simultan) folgende Hauptwirkungen auf Atmung und Herzperiodenvariabilität:

- Beim Sprechen wird eine grosse Regelmässigkeit in der Verteilung der Zäsuren angestrebt (nach dem dritten Versfuss). Damit rückt diese Rezitationstechnik die Diktion in die Nähe der ältesten Hexameterformen der Ilias bei der, wie wir oben gezeigt haben, das Metrum sehr streng eingehalten wurde (viel strenger als in den deutschen Beispielen) und häufig nur eine Zäsur innerhalb der Zeile verwendet wurde.

- Die natürlichste Rezitationsgeschwindigkeit pendelte sich in unseren Versuchen mit dem Sprachtherapeuten, der die Versuche mit den Nichtsprachgestaltern durchführte, um 12 Halbzeilen (Atemzüge pro Minute) ein (Abb. 8). Damit liegt sie, wie wir beschrieben haben, doppelt so schnell wie die körpereigene Blutdruckrhythmik, die durch das Nachsprechen über die Atmung mit angeregt wird. Diese Sprechweise regt also unbewusst endogene Rhythmen an (statt gegen diese zu wirken), was unsere oben geäusserte Vermutung, der Hexameter wirke, besonders in den ältesten Formen, rhythmusgebend und entspannungsfördernd, auch auf physiologischem Gebiet unterstützt. Gleichzeitig können wir damit zeigen, dass auch deutsche Hexameter eine solche trophotrope Wirkung haben, obwohl das griechische Original sicher, durch die quantitierende Natur der griechischen Metrik, noch wesentlich effektiver wäre.
- Von besonderem Interesse ist das Auftreten zweier Hauptfrequenzen im zeitvarianten HRV-Frequenzspektrum (Abb. 7). Die schnellere Frequenz entspricht, wie zu erwarten, der Atemfrequenz (RSA). Dazu bildet sich aber eine zweite, häufig markant ausgebildete, langsamere Frequenz im Verhältnis von 1:2 zur Atemfrequenz. Diese liegt mit einer Periodenlänge von 10 Sekunden (6/min) gleich wie die körpereigene Blutdruckrhythmik [19], die sie anzuregen scheint. Die Blutdruckrhythmik tritt im unbeeinflussten Körperzustand als typische Frequenz im Stehen auf, während sich die RSA unbeeinflusst nur im Sitzen oder Liegen gut in der HRV abbildet. Damit erscheinen während des Nachsprechens von Mörikes Hexametern die Indikatoren zweier unterschiedlicher Zustände: Liegen und Stehen gleichzeitig. Zusätzlich gipfeln die auftretenden Frequenzen schmal in zwei Bändern, wie es sonst nur für den tiefen Schlaf bekannt ist, bei dem die RSA vorherrscht. Man könnte versuchsweise von der Erzeugung eines sonst nur im Schlaf bekannten, trophotropen Zustandes im Gehen durch Hexameter-Rezitation, der durch Anregung der Blutdruckrhythmik ergänzt wird, sprechen. Ob sich diese Hypothese durch das Befinden der Probanden stützen lässt, soll im übernächsten Abschnitt betrachtet werden.
- Bei spontanem Sprechen der Übung OM ergab sich eine Atemfrequenz von 3 Atemzügen pro Minute (0,05 Hz). Die Gliederung der Übung bewirkte zusätzlich die Anregung einer weiteren Schwingung mit einer Frequenz von

zirka 6x pro Minute (0.1 Hz), die wir als resonante Anregung der Blutdruckrhythmik interpretieren (Abb. 4)

- Die Alliteration regte bei wesentlich unrhythmischerer Atmung ebenfalls die 6/Min. Rhythmik in der HRV an. Auch hier war der Vergleich mit dem subjektiven Befinden der Probanden (s. Seite 148) besonders interessant.

Immediatwirkungen in HRV-Parametern, musikalischer Musteranalyse und Befinden

Zur Beurteilung von physiologischen Nachwirkungen der 3 verschiedenen Interventionen verwendeten wir neben den Standardparametern (Resultate in [28]) die Methode der musikalischen Musteranalyse [2–4]. Hier wird die HRV in eine Zeitreihe aus zwei Symbolen, 1 und O, codiert, und diese Zeitreihe in Hinblick auf das Auftreten verschiedener Musterklassen analysiert (Abb. 9). Damit kann z.B. eine Koordination von Herzschlag und Atmung sichtbar gemacht werden. So ergäbe z.B. eine ganz regelmässige Atmung im Verhältnis 1:4 zur Herzfrequenz, wie sie gehäuft im Tiefschlaf auftritt, das Muster 110011001100 usw. Stärkere Koordination erscheint, wie gesagt, vor allem in der Nacht und ist damit Indikator für einen erholungsorientierten, trophotropen Körperzustand [3, 4].

Ergebnisse der Analyse werden durch die beiden Parameter «pattern predominance» PP und «phase coordination ratio» PCR ausgedrückt. PP bedeutet den Grad überzufälligen Auftretens einzelner Musterklassen in Prozenten, PCR berücksichtigt auch die zyklische Stabilität der auftretenden Muster, d.h., das mindestens doppelt so häufige Auftreten von RSA bezogenen Musterklassen wie in einem random-walk RR-Tachogramm.

Die Ergebnisse für unsere Versuche mit der musikalischen Musteranalyse wurden ausführlicher publiziert [4] und sind im Folgenden nur zusammengefasst:

Bei allen Versuchspersonen findet sich für PP im Mittel eine deutliche Steigerung nach dem Hexametersprechen. Nach der Alliteration sind die Werte leicht erhöht, nach den Kontrollmessungen erniedrigt sich hingegen im Mittel PP bei den meisten Versuchspersonen. Besonders erhöht waren nach dem Hexametersprechen die Musterklassen 4:1 und 5:1, die eine verbesserte Puls-Atem-Koordination und Bevorzugung der für ein harmonisches Puls-Atem-Verhältnis typischen Frequenzverhältnisse darstellen.

Die Erhöhung der Musterhäufigkeit, vor allem nach dem Hexametersprechen, zeigt, dass die erholungsfördernde, rhythmusstimulierende Wirkung der Rezitation auch in der Ruhephase nach dem Sprechen während 15 Minuten anhält.

Wie drücken sich diese Ergebnisse im Befinden, im «Geniessen» der Versuchspersonen aus?

Die 7 Nicht-Sprachgestalter notierten ihr Befinden vor und nach den drei Interventionen jeweils auf einer 7-stufigen Analogskala, die von «sehr gut» bis sehr schlecht» reichte. Ein Vierfeldertest wurde auf die Kategorien »Befinden nach der Behandlung besser« beziehungsweise »gleich oder schlechter« angewandt, getrennt nach Sprachgestaltung oder Kontrollversuch. Die Verbesserung des Befindens nach Sprachgestaltung ist hochsignifikant ($p<0.0001$), zwischen Rezitation und Deklamation besteht kein Unterschied. Beide verbessern das Befinden einer gemischten Gruppe gesunder Probanden insgesamt gleich gut um durchschnittlich etwa eine Note gegenüber dem Befinden vor dem Versuch.

Ferner sollten die Probanden jeweils die subjektive Qualität ihres Befindens unmittelbar im Anschluss an die Ruhephase nach Hexameter und Alliteration verbal charakterisieren. Die Aufstellung enthält die Originalzitate der Versuchspersonen ohne Mehrfachnennungen. Bindestriche bezeichnen jeweils Notierungen durch eine neue Versuchsperson:

Nach Hexameter
Frischer, wie nach dem Schlafen – Objektiv durchleuchtet – Mehr ins Träumen gehend, nachher wacher – Klarer im Kopf, tiefere fülligere Atmung – Ruhig und klar – Leichtes, wohltuendes Kribbeln im Körper – Ich habe das Gefühl, im guten Sinne schwer zu sein. Ich fühle mich, als wäre ich in einer leichten Trance, in der Magengegend ist wie eine ruhige Kraft vorhanden

Nach Alliteration
Besser bei sich, stärker, voller – Geballter, strahliger. Den Willen differenziert fühlend – Ausgeruht, präsent, frisch – Gestärkt psychisch – Mehr im Körper – Frohgemut – Etwas müde, wie nach einer Wanderung – Wärmer, dikker, stärker durchblutet – Fülle, Kraft – Gut angeregt. Es geht mir ein Marschthema durch den Kopf – Deklamation ist aktivierend – Ich fühle mich aufgeheizt – Gefühl wie nach Pfeffergericht, kräuselnde Wellen wurden zu Gischtwellen – Die Sprachwerkzeuge sind bewusster geworden, ich konnte Dampf ablassen

Die Mehrzahl der Notierungen deutet nach dem Hexametersprechen auf einen erholten Zustand, aber auch eine gewisse Schlaf- bzw. Traumnähe hin, während nach Alliteration die Aktivierung deutlich vorherrscht, obwohl auch hier einzelne Nennungen (ausgeruht, frisch, etwas müde) auf Trophotropie hinweisen.

Zusätzlich sollten die Probanden dann noch ihren Zustand nach dem Üben zu Hause, getrennt nach den beiden Interventionsarten, beschreiben:

Beobachtete Auswirkungen auf das Befinden und Gefühl nach dem Üben von Hexameter zu Hause:

Beobachtete Auswirkungen auf das Befinden und Gefühl nach dem Üben von Alliteration zu Hause:

Gelöst, erfrischt – Rhythmus ist mir nachgelaufen – Beschauliche Stimmung, in mir ruhend. Manchmal Traurigkeit verstärkend – Ruhiger, entspannter, klarer – Ausgeglichen, beruhigt – Ich hatte das Gefühl, wenn ich wegen Problemen in Aufruhr war, dass ich wieder in einen rhythmischen Takt kam.

Stärkeres Ergreifen des Willensmenschen, energischer – Freudiger, wacher – Besser im Körper und auf dem Boden, angeregt zum Handeln – Kräftiger, wärmer – Zu Taten angeregt, erfrischt – Es stellte sich ein Gefühl von Erleichterung, Abladen ein, beruhigte den Magen, die Quelle von Ängsten

Es bestätigt sich die oben beschriebene Tendenz weiter. Individuelle Probleme treten beim alleine Üben deutlicher ins Bewusstsein («Traurigkeit verstärkend...», «...Magen, die Quelle von Ängsten»).

Da beide sprachlichen Interventionen zweimal je drei Wochen geübt wurden, war es auch möglich, nach längerfristigen Auswirkungen auf Befinden und Gefühl während dieser Zeit zu fragen.

Längerfristige Auswirkungen auf Befinden und Gefühl während der Hexameterphase:

Hineinwachsen in ein feineres Wahrnehmen der Laute und Stimmungen. Laute sprechen zu mir lebendig, ich bin lauschend – Das Beschauliche begleitet durch die Tage, das Gefühl des Stetigen, des Vorwärtsschreitens – ein allmählich Ruhiger-und-klarer-Werden – recht ruhige Phase, versöhnliche Atmosphäre, ausgeglichene harmonische Zeit – Es entstand ein Gefühl von Sicherheit und Leichtigkeit, weil ich wusste, dass ich nächste Woche wieder das Programm durchlaufe. Von innen Mehr-ergreifen-Können feiner Lautstimmungen, Laute werden im Sprechen lebendig für die Empfindung, innere Harmonisierung. Wahrnehmend, sinnende Stimmung, manchmal träumend – Das In-sich-Ruhende, die Verinnerlichung einerseits, das Stetig-vorwärts-Strebende andererseits wurden verstärkt – schneller stabiler, ruhiger, klarer werden

Längerfristige Auswirkungen auf Befinden und Gefühl während der Alliterationsphase:

Wurde energischer, wacher – stärkeres Gefühl des Verbundenseins mit der Erde – Begleitung des Aufgerichtetseins durch die Tage, Stärkung des Ich, das Kämpferische geweckt – ein allmählich-kräftiger-Werden – konfliktreich, etwas stressig, aber es wurden von mir auch Dinge in Gang gebracht. Bin energischer, stärkeres Selbstgefühl, Laute werden stärker und differenzierter, ein Instrument des Willens, Gefühl für Willensimpulse – Das Vertrautwerden mit den Texten vermittelt Lust zum Sprechen. Gefühl der Ermutigung zum Handeln verstärkt – Es war mir zu kräftig, ging mir gegen den Strich – Die Auseinandersetzungsfreude besser beherrscht, dosiert, konnte Konflikte besser einordnen.

Auch hier scheint die Harmonisierung auf der linken Seite zu dominieren. Mehrere der Probanden erleben die Wirkung als kontinuierlich, den Alltag begleitend. Auf der rechten Seite wird die Nennung ergotrop orientierter Gefühle bis hin zu Aggressivität sogar noch verstärkt. Einer Probandin geht diese Aktivierung «gegen den Strich».

Um bei der subjektiv im Alltag erlebten Wirkung von Interventionen und Üben zu Hause noch präziser zwischen kurz- und längerfristigen Effekten unterscheiden zu können, stellten wir eine weitere Frage:

Haben Sie Auswirkungen der Sprachgestaltung im Alltag beobachtet?

Kurzfristige:
Mehr örtliche für die Spracherzeugung – Frische, präsent sein – Belebung des Alltags, fester Bestandteil, Freude und Geborgenheit – mehr Leistung bringend – Anregung, «musikalischeres» Gefühl, gelösterer Zustand – erfrischt, wacher geworden, konnte gesammelter die nächste Alltagsforderung angehen – Abbau der gröbsten Ängste

Längerfristige:
Wacheres Erleben der Laute, größere Sicherheit im Umgang mit Sprache – mehr Sicherheit sich darzustellen und dazustehen, Förderung der Gelassenheit und des Durchsetzungsvermögens – weniger Blockierungen und Löcher, wenn geübt – Die Übungsphase gehört zu einem Alltagsrhythmus, der mich fühlbar mehr zu meinem Kern bringt – Einsicht, dass Kunst und Sprachgestaltung dem Leben einen Halt geben können

Bei den kurzfristigen Auswirkungen stehen Belebung, Frische und Anregung mehr im Vordergrund, die sich gut mit einer Anregung der Atmung in Verbindung bringen lassen; während längerfristig interessanterweise: «Sicherheit sich darzustellen und im Umgang mit Sprache», sowie: «Zu-meinem-Kern-bringen», genannt werden. Dabei scheint das generelle Vertrautwerden mit den Interventionen und Texten eine bedeutende Rolle zu spielen.

Diskussion

In einer kürzlich publizierten Studie [1] demonstrierten Bernardi et.al. Wirkungen des Rosenkranz-Betens und der Rezitation des bekannten Yoga-Mantras: «Om-mani-padme-hum» auf Atmung, Herzfrequenzvariabilität und weitere kardiovaskuläre Parameter. Beide Texte, im gewöhnlichen Tempo von 23 Probanden gesprochen, generierten eine Atemfrequenz von ca. 6 Atemzügen/Min. Damit lag die Atemfrequenz auf der gleichen Frequenz wie die arterielle Blutdruckrhythmik (Mayer-Wellen), die durch resonante Anregung entsprechend verstärkt wurde. In früheren Studien hatten die gleichen Autoren schon eine Verstärkung des arteriellen Baroreflexes durch verlangsamte Taktatmung festgestellt, was nach einer anderen Langzeit-Studie ein günstiger prognostischer Faktor für das Überleben nach Herzinfarkt war [15].

Damit konnten zwei alte religiöse Praktiken, *deren Wirkung auf häufiger Wiederholung* beruht, in ihrer Wirkung auf das kardiovaskuläre System dargestellt und eine günstige Wirkung auf dieses System durch Vergleich [15] vermutet werden.

Auch bei unseren Studienergebnissen wurde die Blutdruckrhythmik während des Sprechens von «OM» und «Hexameter» mit schmalem spektralen Frequenzgipfel verstärkt, hier aber durch resonante Anregung bei einer höheren (Hexameter) und einer niedrigeren (OM) Atemfrequenz als die Blutdruckrhythmik (folgende Darstellung) durch das Versuchsdesign. Beim Hexametersprechen scheint das Atemmuster aus tieferen und flacheren Atemzügen im Wechsel die Hauptrolle zu spielen. (Diese Fragestellung untersuchen wir gegenwärtig in einer Folgestudie). Anders verhielt sich die HRV bei Alliteration, wo die Atemfrequenz während des Sprechens stärker variiert und der Frequenzbereich unterhalb von 0.1 Hz betont wird.

Atemfrequenz bei verschiedenen Mantren und dem Hexameter im Verhältnis zur physiologischen Blutdruckrhythmik (Mayer Wellen)

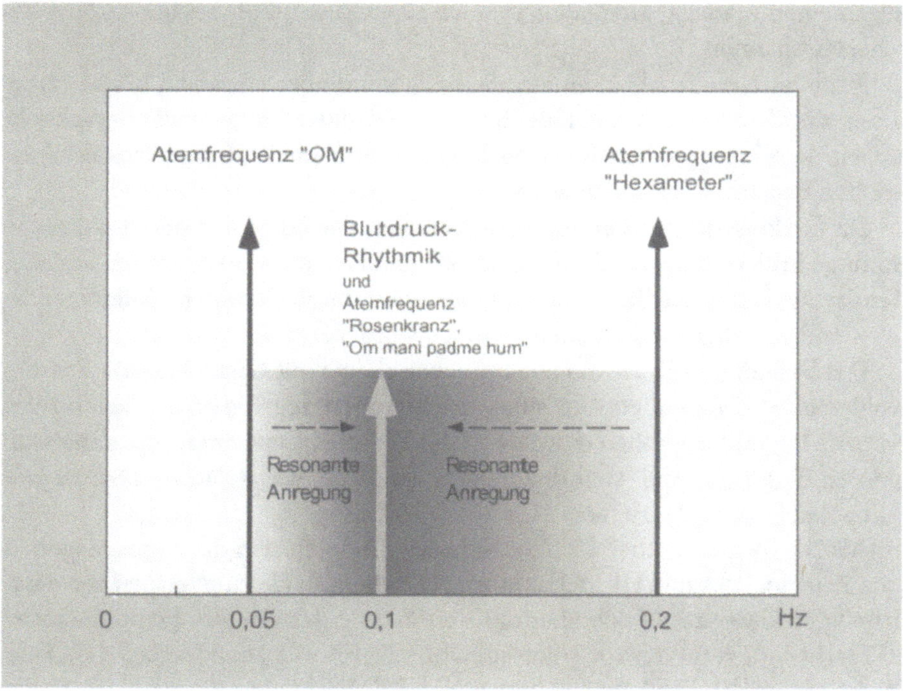

Die besonders ausgeprägte rhythmische Verstärkung der respiratorischen Sinusarrhythmie durch die Übung OM geht parallel mit einem Bewusstsein tiefer Ruhe und Entspannung, die von allen Probanden berichtet wird. Eine indische Studie [26] hatte ein Absinken der Herzfrequenz während «innerem Sprechen/Singen» (mentally chanting) des Mantras «OM» und einen Trend zu geringerem Sauerstoffverbrauch gefunden. Da bei unserer Untersuchung die Probanden das «OM» aber laut sprechen, sind die Resultate jener Studie nicht direkt übertragbar. Die betreffende Studie enthielt auch keine Daten zur HRV.

Die von uns gefundenen starken Oszillationen der Herzfrequenz während des «OM» Sprechens korrespondieren andererseits mit Beobachtungen über eine stark erhöhte HRV-Variabilität während zwei anderen Meditationstechniken, «Chi» und «Kundalini Yoga» [22]. Die HRV oszillierte bei beiden Techniken (vermutlich durch verlangsamte Atmung und entsprechend erhöhte RSA) z.T. mit einer Frequenz um 0.05Hz (entsprechend 20 Sek. Periodendauer wie bei unseren Versuchen) und einer Amplitude bis zu 35 bpm (bis zu 30 bpm bei unseren Versuchen). Die Autoren finden ihre Ergebnisse in Widerspruch zu der allgemeinen Aussage, Meditation erzeuge einen Zustand physischer und psychischer Entspannung.

Nach unseren Ergebnissen tritt dieser Zustand aber vor allem in der Ruhephase *nach* Interventionen ein, die bei den erwähnten Studien nicht berücksichtigt wurde. Wir regen deshalb an, bei künftigen Studien den Immediatwirkungen erhöhte Beachtung zu schenken.

Da die kurzfristigen starken Schwankungen der HRV nur durch plötzliche Sprünge im Vagotonus erklärbar sind [25] könnte weiter eine Art von Training der parasympathischen autonomen Innervation durch die untersuchten meditativen und sprachlichen Praktiken vermutet werden.

Das Befinden nach Hexameter-Sprechen deutet mit Qualitäten wie Frische, wohltuendes Kribbeln etc, auf einen trophotropen, regenerativen Zustand des Körpers hin und wir haben es während des Sprechens mit einem Zusammenfallen von Blutdruck- und Atemrhythmik in der HRV, wie sie auch von Bernardi [1] beobachtet wurde, zu tun.

Als Nachwirkung über 15 Min. Ruhezeit erhöhten sich die atembezogenen Parameter logRSA und HF im Frequenzspektrum nach Hexametersprechen deutlich. Noch klarer zeigte sich aber die Verstärkung der «pattern predominance» als Zeichen für verbesserte kardiorespiratorische Koordination (Abb. 9, [4]). Eine solche tritt im 24h-EKG gehäuft in den Non-REM-Schlafphasen auf [2, 3]. Hexametersprechen verbessert damit das Ineinandergreifen von Atem und Herzrhythmus in der Nachruhezeit. Eine Wirkung, die den Organismus, auf sich selber zurückführt und ihm den Aufbau erschöpfter Ressourcen ermöglicht. Dass nach Alliteration, die von den Probanden als anregend empfunden wurde, das Verhältnis LF/HF gegenüber S1 absank, betont ebenfalls den notwendigen Einbezug einer zweiten Sitzphase nach Interventionen (Immediatwirkungen)

Die gefundenen Ergebnisse bestätigen und differenzieren die klinischen Beobachtungen aus der TS, in welcher seit Jahrzehnten Hexameter und OM zur Prophylaxe und Behandlung stressbedingter Krankheitsbilder wie Hypertonie, Herzrhythmusstörungen usw, aber auch bei verschiedenen Formen von Angststörungen angewendet werden [5]. Alliterationen kommen demgegenüber bei Erschöpfung und diffusen histrionischen Störungsbildern zum Einsatz.

Unsere aus insgesamt 105 einstündigen Messungen gewonnenen Resultate bestätigen auch die Richtung des gewählten kombinierten Studiendesigns aus einer Single Case Studie (Längsschnitt) und einer Querschnitt-Studie. Dieses Design ermöglichte, trotz der geringen Zahl von Probanden, eine klare Aussage zur Wirkung der gewählten Interventionen. Die genaue Rolle des Atemmusters, sowie eine Übertragung des Studiendesigns auf eine grössere Patientenstudie wird Gegenstand weiterer Untersuchungen sein.

Epilog

> Ein einzger irdischer Tag des Menschen zeigt uns in seinem Umlauf die Geschichte des ganzen Lebens, so wie der organische Körper ein Bild des innersten Wesens der menschlichen Natur ist. Drum ehre und pflege gleich fern von geistlichem Hochmut und weltlicher Wollust, o Mensch! die geheimnisvolle und wunderbare Ebbe und Flut von Geist und Materie als das Walten und Werden des Göttlichen in dir!
>
> Ignaz Paul Vital Troxler 1780–1866
> Von 1834–1853 Professor der Philosophie an der Universität Bern [27]

«Die geheimnisvolle Ebbe und Flut von Geist und Materie». Ist damit nicht ein treffendes Bild für den Rhythmus von Bedürfnis und Befriedigung, für den Ursprung des Genusses gegeben. Und gleichzeitig auch für die Entstehung epischer Dichtung, die immer aus und mit dieser Ebbe und Flut von Geist und Materie entstand, nie gegen sie.

Literatur

[1] Bernardi, L., Sleight, P., Bandinelli, G., Cencetti, S., Fattorini, L., Wdowczyc-Szulc, J., & Lagi, A.: Effect of rosary prayer and yoga mantras on autonomic cardiovascular rhythms: comparative study. British Medical Journal 2001; 323:1446–144

[2] Bettermann H., Amponsah D., Cysarz D., van Leeuwen P.: Musical rhythms in heart period dynamics: A cross-cultural and interdisciplinary approach to cardiac rhythms. Am J Physiol 1999; 277:H1762–H1770.

[3] Bettermann H., Cysarz D., van Leeuwen P.: Detecting cardiorespiratory coordination by respiratory pattern analysis of heart period dynamics – the musical approach. Int J Bifurcation Chaos 2000; 10:2349–2360.

[4] Bettermann H, von Bonin D, Cysarz D, Frühwirth M, Moser M: Effects of speech therapy with poetry on heart rate rhythmicity and cardiorespiratory coordination. International Journal of Cardiology 2002; 84/1:77–88

[5] Denjean B., von Bonin D.: Therapeutische Sprachgestaltung. Stuttgart, Urachhaus 2000.

[6] Goethe, J. W: Faust. Gedenkausgabe der Werke, Briefe und Gespräche. Zürich/Stuttgart, Artemis 1949.

[7] Gutenbrunner CH, Hildebrandt G: Handbuch der Balneologie und medizinischen Klimatologie. Berlin, Springer 1998.

[8] Hansen J.: Increased breast cancer risk among women who work predominantly at night. Epidemiology. 2001; 12(5):588–9.

[9] Hesse H: Gesammelte Werke. 12 Bde. Band 11: Schriften zur Literatur I. Frankfurt/ Main, Suhrkamp 1984.

[10] Hesse H: Kleine Freuden. Verstreute und kurze Prosa aus dem Nachlass. Hg. und Nachwort Volker Michels. Frankfurt/Main, Suhrkamp 1993.

[11] Hildebrandt G: Das Zentrum des rhythmischen Systems; in Heusser P (Hrsg): Akademische Forschung in der anthroposophischen Medizin. Bern, Peter Lang 1999, pp 105–120.

[12] Hildebrandt G: Physiologische Grundlagen der Hygiogenese; in Heusser P (Hrsg): Akademische Forschung in der anthroposophischen Medizin. Bern, Peter Lang 1999, pp 57–81.

[13] Hildebrandt G, Moser M, Lehofer M: Chronobiologie und Chronomedizin. Stuttgart, Hippokrates 1998.

[14] Knutsson A, Hallquist J, Reuterwall C, Theorell T, Akerstedt T.: Shiftwork and myocardial infarction: a case-control study. Occup Environ Med. 1999; 56(1):46–50.

[15] LaRovere MT, Bigger JT Jr, Marcus FI, Mortara A, Schwartz PJ: Baroreflex sensitivity and heart rate variability in predicion of total cardiac mortality after myocardial infarction. Lancet 1998; 351:478–84.

[16] Latacz J: Troja und Homer. München/Berlin, Koehler und Amelang 2001.

[17] Malliani A, Pagani M, Lombardi F: Physiology and clinical implications of variability of cardiovascular parameters with focus on heart rate and blood pressure. Am J Cardiology 1994; 73:3C–9C.

[18] Mansilla R., Bush E.: Increase of complexity from classical Greek to Latin poetry. Association for Integrative Studies Journal (submitted); presented at International Congress: Interdisciplinary Studies and Complexity, National Autonomous University of Mexico 2001.

[19] Moser M, Frühwirth M, von Bonin D, Cysarz D, Penter R, Heckmann C, Hildebrandt G: Das autonome Bild als Methode zur Darstellung der Rhythmen des menschlichen Herzschlages; in Heusser P (Hrsg): Akademische Forschung in der anthroposophischen Medizin. Bern, Peter Lang, 1999, pp 207–223.

[20] Moser M, Lehofer M, Hildebrandt G, Voica M, Egner S, Kenner T: Phase and frequency coordination of cardiac and respiratory function. Biol Rhythm Res 1995; 26:100–111.

[21] Moser M, Lehofer M, Sedminek A, Lux M, Zapotoczky HG, Kenner T, Noordergraaf M: Heart rate variability as a prognostic tool in cardiology. Circulation 1994; 90:1078–1082.

[22] Peng CK, Mietus JE, Liu Y, Khalsa G, Douglas PS, Benson H, Goldberger AL: Exaggerated heart rate oscillations during two meditation techniques. IntJCardiology 1999; 70:101–107.

[23] Rafnsson V, HrafnkelssonJ, Tulinius H.: Incidence of cancer among commercial airline pilots. Occup Environ Med 2000; 57(3):175–9.

[24] Steiner R: Die Kunst der Rezitation und Deklamation (GA 281). Dornach, Rudolf Steiner Verlag 1987

[25] Task Force of the European Society of Cardiology and the North American Society of Pacing an Electrophysiology: Heart rate variability. Standards of measurement, physiological interpretation and clinical use. Circulation 1996; 93:1043–1065.

[26] Tellers S, Nagarathna R, Nagendra R: Autonomic changes during «OM» meditation. Int J Psychophysiol 1993; 15(2):147–52

[27] Troxler I. P. V: Naturlehre des menschlichen Erkennens. Hrsg. Hans Rudolf Schweizer. Oberwil bei Zug, Verlag Rolf Kugler 1985.

[28] von Bonin D., Frühwirth M., Heusser P., Moser M.: Wirkungen der Therapeutischen Sprachgestaltung auf Herzfrequenz-Variabilität und Befinden. Forschende Komplementärmedizin 2001; 8(3):144–160

[29] von Bonin D., Giger A., Stöcklin C., Frühwirth M., Moser M.: Rhythmologische Untersuchungen zur Sprachtherapie; in Heusser P (Hrsg): Akademische Forschung in der anthroposophischen Medizin. Bern, Peter Lang 1999, pp 357–368.

Christine Hirter-Herzog

Musik, Rhythmus und Bewegung in der Integrativen Therapie Unterstützung, Einfluss, Wirkung, Grenzen

Einführung

«Am Anfang war Beziehung»

Alles Leben ist Bewegung und Bewegung ist Leben. Alles Lebendige entsteht und entwickelt sich in zyklischen Prozessen. Umweltbedingungen beeinflussen das Individuum, das Individuum beeinflusst seine Umwelt. In ständiger Wechselwirkung entsteht Leben und bildet sich immer wieder neu. Jeder Impuls, den wir geben oder selber erhalten, trifft auf etwas, das schon war und seine eigene Entstehungsgeschichte hatte. Es würde den Rahmen dieses Aufsatzes sprengen, darüber nachzudenken, was ganz am Anfang war. Vielmehr möchte ich mit dem Gedanken von Martin Buber «am Anfang war Beziehung» auf etwas ganz Wesentliches in der Integrativen Therapie und im Leben überhaupt hinweisen, nämlich auf diesen ständigen Dialog zwischen etwas, dieses Pendeln und gegenseitige Beeinflussen und Verändern, ob wir es wollen oder nicht, dass wir unausweichlich immer mit etwas und vielem gleichzeitig in Beziehung und in Bewegung sind, sei es nach aussen zur Umwelt oder nach innen mit uns selbst, bewusst und unbewusst.

1. Die Integrative Therapie und Körperpsychotherapie-Biosynthese

Ich möchte Ihnen einen Einblick geben in die Integrative Bewegungs-, Tanz- und Körperpsychotherapie, mit dem Fokus «Musik, Rhythmus und Bewegung» und deren Unterstützung, Einfluss, Wirkung und Grenzen in der therapeutischen Arbeit. Dabei lege ich den Schwerpunkt vor allem in die praktische Anwendung anstelle theoretische und wissenschaftliche Erkenntnisse zu erörtern. Dennoch fühle ich mich verpflichtet, Ihnen von Zeit zu Zeit ein paar Gedanken zum besseren Verständnis weiterzugeben.

Meine prozessorientierte therapeutische Arbeit bezieht sich primär auf die Konzepte der Integrativen Therapie von Hilarion Petzold und seinen MitarbeiterInnen sowie den Tanztherapeutinnen und Pionierinnen Trudy Schoop und Anna Halprin. Weiter bezieht sie sich auf die Grundlagen der von David Boadella entwickelten somatischen Psychotherapie-Biosynthese, deren Wurzeln auf Wilhelm Reich zurückgehen und drittens auf die klientenzentrierte Gesprächspsychotherapie von Carl Rogers, vor allem auf dessen Beziehungsangebot und Grundhaltung der Empathie, Akzeptanz und Kongruenz. Sie konzentriert sich auf den Körper und seine Sprache in Haltung und Verhalten, in seiner Bewegung und seinem Ausdruck. Ohne unseren Körper ist Empfinden, Fühlen, Wahrnehmen, Denken, Handeln und Erinnern nicht möglich. Er ist gleichzeitig Ort der Verletzung und der Heilung. Er lehrt uns, in Kontakt zu sein mit dem, was ist und hilft uns, unsere eigene Wirklichkeit zu verstehen und anzunehmen.

Als Bewegungs-, Tanz- und Körperpsychotherapeutin arbeite ich seit 16 Jahren mit Menschen zusammen, die bewegungs- und psychotherapeutische Hilfe suchen. Es sind Menschen, die in Not oder Krise geraten sind, sei es durch schädigende Einflüsse und/oder einschneidende Lebensereignisse, sei es dass ihre gewohnten Strukturen nicht mehr zu ihren jeweiligen Lebensumständen passen oder dass sie sich mehr und mehr von sich entfremdet und beziehungsunfähig fühlen, sei es dass sie ihren Körper und sich nur noch über Schmerzen wahrnehmen oder sie eine Gesprächstherapie nicht mehr weiter bringt, sei es dass sie die Entfernung von ihren Potenzialen realisieren oder Einbussen an Lebensqualität sehr schmerzvoll erleben. Ich arbeite im therapeutischen Einzelsetting und mit Gruppen.

Der Körper, unsere Wahrnehmung und unser Erleben, sein inneres Wissen und Ahnen stehen also im Mittelpunkt.

Als Einstieg zur Sensibilisierung/Einstimmung möchte ich eine kleine Übung beschreiben, anhand derer es gelingen kann, mit sich und seinem momentanen Befinden hier und jetzt in Kontakt zu kommen. Das ganze dauert etwa 8 Min.

1) Bequem Hinsetzen, Füsse flach auf den Boden stellen, ev. Augen schliessen: Aufmerksamkeit nach innen lenken…Kontakt zur Sitzfläche suchen, Gewicht spüren, …ebenfalls Füsse/Boden, vergleichen…Arme/Hände, wieder vergleichen, Unterschiede. Dann einen Moment von der Auflagefläche her, also vom Boden her spüren, vom Stuhl her. Wieder zurück und vom Körper aus das Gewicht spüren, hin und her pendeln, wenn Gedanken ablenken, wieder zum Stuhl/Gewicht zurückkehren.

– Einige Male durchatmen und wahrnehmen, wie Sie atmen/wie es passiert.

2) Ort zw. unterem Bauch und Kehle wählen, wie eine Mitte/Mittelpunkt finden, von klar bis zu diffus. Von dort zur Peripherie, zu Hände/Füsse und wieder zurück zum Ort, dann zum Kopf und zurück. Sind alle Teile wahrnehmbar, von kleiner Zehe bis zur Scheitel, als Ganzheit? Wie ist das? Unterschiede in Wärme/Kälte/Spannung/nicht spürbar. Dann etwas in den Raum nach aussen gehen, zu den Wänden, Decke und zurück, Pendelbewegung, mehrmals.

- Einige Mal durchatmen und wahrnehmen.

3) Zurück zur Mitte, dem Ort an Ihrer Vorderseite. Wie ist es dort? Gibt es eine Körperempfindung wie angespannt, nervös, warm, wohlig, eng... können Sie es spüren?.....Sind Sie sich Ihrer momentanen Stimmung/Verfassung wie z.B. zufrieden, gereizt, wohlig, bedrückt usw. bewusst? Wie ist es?

Jetzt kommen Musikklänge von aussen: möglichst offene, neugierige Haltung.

- Was passiert nun? Was klingt an? Stimmig, unstimmig, schön, bekannt?
- Kommen Gedanken, Erinnerungen, Bilder, Gefühle?
- Was empfinden Sie im Körper, was nehmen Sie wahr? Entspannt es, macht es leicht/schwer? Entsteht Nähe/Verbundenheit oder Distanz? Regt es Sie an zum Bewegen, Tanzen?

Nach dem Hören der Musik:

- Zurück zum Körper, diesem Ort (Mitte), spüren Sie ihn noch? Wie ist es jetzt dort? Hat sich etwas verändert? Wie haben Sie sich wahrgenommen? Was haben Sie erlebt?

Anhand dieses Beispiels wollte ich zeigen, dass die eben gehörte Musik auf etwas im Zuhörer traf, das einzigartig ist, das bei jeder Person anders sein kann und auch bei Ihnen in einem nächsten Moment schon wieder anders sein könnte. Sie wurden Resonanzkörper, Empfänger für diese Töne, Schwingungen, Rhythmen, und vielleicht entstand eine Zeitlang sogar etwas wie eine Beziehung, ein Dialog zwischen Ihnen und der Musik. In der Integrativen Therapie suchen wir den Zugang zum Menschen am belebten und mit Bewusstsein ausgestatteten KÖRPER, der geworden ist und seine ganze Geschichte in sich trägt. Die Gesamtheit aller seiner Erlebnisse, seiner Erfahrungen und die Verarbeitung dieser Erfahrungen mit seinen möglichen Bewältigungsstrategien und -leistungen haben ihn geformt, gezeichnet und geprägt. Umfassend formuliert handelt es sich um den Menschen als «Körper-Seele-Geist-Wesen» in seiner Einbindung in einen sozialen und ökologischen Kontext (Hilarion Petzold).

2. *Musik*

Musik und deren Einfluss und Wirkung auf uns Menschen ist ein grosses, umfassendes Thema. Sie alle haben schon unzählige Male Auswirkungen und Beeinflussung von Musik erlebt. Wir sind gewohnt, sie nach unserem Geschmack und unserer Befindlichkeit auszuwählen und einzusetzen. Und wir haben auch schon erlebt, wie wir von Rhythmen und Klängen angezogen wurden, ausgeliefert waren oder auch manipuliert wurden. (Strassenmusiker, am Telefon, Warenhaus). Wir können uns dem Sinnesorgan Gehör nicht oder nur schwer entziehen. Musik ist so vielseitig und reich, angefangen bei ein paar Tönen auf einer Hirtenflöte bis zu Klassik, Jazz und sphärischen Klängen, von Rock zu Reggae, Techno usw. und die Geschmäcker sind so verschieden, was gute Musik ist und was nur noch Geräusche sind oder Lärm, dass ich viel lieber an ihre allerersten Kontakte mit Musik und Klängen in Ihrem Leben erinnern möchte. Nehmen wir an, Sie hatten eine Mutter, die Ihnen in Ihrer ersten Lebenszeit hin und wieder ein Lied oder ein paar Töne sang. Ihre Mutter hatte sie vielleicht gewiegt und in den Schlaf gesungen, oder sie hatte Sie mit einer Melodie getröstet, oder einfach Freude und Zufriedenheit mit wohlklingenden Tönen mit Ihnen geteilt. Melodien, die nicht einfach nur waren und deren Schwingungen auf Ihr Gehör trafen. Zwischen Ihnen und Ihrer Mutter war etwas ganz Bestimmtes, Gemeinsames, Geteiltes, was mit Begegnung und Beziehung zu tun hatte. Oder in einem anderen Fall (und dabei bitte ich um Verzeihung für das Klischee von Mann/Frau der Einfachheit halber) hatten Sie einen Vater, der sich allwöchentlich mit Alkohol die Schwermut vertrieb und später angetrunken, singend/grölend und unberechenbar nach Hause kam. Auch diese Klänge trafen auf ein Gehör – und hatten natürlich mit Beziehung zu tun, aber in einer ganz anderen Qualität. Beide Melodien in ihrer unterschiedlichen Qualität trafen auf ein schon Gewordenes, auf ein menschliches Wesen und machten etwas mit ihm. Wie kamen sie an, wie beeinflussten sie und was lösten sie aus? Entspannte sich der kleine Körper oder spannte er sich an? Lösten die Töne Vertrauen und Wohlgefühl aus, oder eher Angst und Ungewissheit? Konnte letzteres aufgefangen werden, oder war das Kind sich selbst überlassen? – Oft wissen wir es nicht mehr im Kopf, aber unser Körper weiss es, das Erlebte hat sich im Körper gespeichert und Spuren hinterlassen, und bei Gelegenheit wird es wieder erinnert. Solche Erinnerungen zeigen sich häufig eher in einem Körpergefühl, in etwas Atmosphärischem, das mit Worten schwer erfasst werden kann. Oder es fehlen Worte, weil die Sprache noch nicht zur Verfügung stand.

So kann eine Musik, die ich je nach Situation als Unterstützung oder Begleitung im Prozess einer Klientin einsetze, ganz anders ankommen als ich es mir gedacht habe. Wir wissen den Kontext oft nicht, sind dann beide überrascht und verstehen vielleicht später, was berührt und damit ausgelöst wurde. Ein Beispiel soll dies darstellen:

> Eine ca. 50jährige Frau, die in ihrer Kindheit früh überfordert und parentifiziert wurde, litt über viele Jahre an Depressionen, später an dauernden Schmerzen infolge Diskushernien in der HWS und an chronischen Verspannungen. Sie kurierte beides langjährig in Psychotherapien, beim Arzt und Chiropraktiker. Die Schmerzen kamen immer wieder und verteilten sich der Wirbelsäule entlang bis zum Kreuzbein. Sie kam zu mir, um mit dem Körper etwas zu tun, trotz dauernden Schmerzen. Sie ahnte irgendwie, dass etwas in ihrem Körper übergangen wurde und Reden ihr nicht mehr weiter half. Vor allem aber wollte sie tanzen lernen, ein Bedürfnis, das sie seit der Kindheit in sich trug und wo sie oft verlacht wurde. Sie wüsste jedoch nicht wie, sie hätte viel zu grosse Hemmungen. Und wirklich, nur schon neben mir im Raum stehen war nicht möglich, sofort reagierte ihr Körper mit verstärkten Schmerzen. Ich versuchte nach einer gewissen Zeit, in welcher wir vor allem funktional/übungszentriert arbeiteten (darauf werde ich später noch zurückkommen), eine Übung auf dem Stuhl, einander gegenüber sitzend. Ich lud sie zu einem Fingertanz ein, dh. auf eine sanfte Musik folgte sie mit ihrer linken Hand den Bewegungen meiner rechten (Spiegelbewegung). Nach kurzer Zeit wurde die Frau von Tränen überflutet, und wir mussten die Übung unterbrechen. Sie wollte mir von früher erzählen, was sie schon öfter getan hatte. Ich lud die Klientin diesmal ein, eine Zeitlang nicht zu reden, sondern mit mir zusammen bei diesen Gefühlen zu sein und ihnen einen Platz zu geben. Sie beruhigte sich nach ein paar Minuten, und wir versuchten noch einmal den Händetanz. Und diesmal wurde es ganz anders. Sie konnte den Bewegungen folgen und nach einer gewissen Zeit auch selber etwas führen, so dass es ein wenig hin und her ging und fast wie ein Tanzen wurde. Am Ende leuchteten ihre Augen, sie war ganz beglückt und teilte mir mit, sie hätte etwas erlebt, das sie immer vermisst habe. Mehr wolle sie noch nicht mitteilen, sonst würde sie diese Gefühle wieder verlieren. Zu einer späteren Zeit konnte sie auf dieses Erlebnis zurückgreifen und mir mitteilen, dieses gemeinsame «beim Traurigen Sein» und später «wieder Tun» habe ihr geholfen, mit diesen schmerzvollen Momenten von erlebter Härte und Ablehnung liebevoller zu sein. Sie habe auch gemerkt, dass sie trotz Schmerzen tanzen könne.

3. Rhythmus

Musik hat auch ganz viel mit Puls, Pulsation, Einteilung, Takt, vor allem aber mit Rhythmus zu tun. Dieser kann animieren und mitreissen, oder er kann auch aufzwingend dominant sein. Denken Sie einmal an Marschmusik, wo Sie nicht anders können als auch im Takt zu gehen! Rhythmus hat grundsätzlich mit unserem Leben zu tun, unsere ganze Existenz ist eingebunden in rhythmische Prozesse. Allem voran zeigt uns das die Natur, ich denke an Sommer und Winter, Tag und Nacht, Ebbe und Flut. Wir kennen Tages-, Wochen- und Jahresrhythmen, Mondrhythmen, Wachstumsrhythmen usw.. Wir sprechen auch vom Rhythmus einer Landschaft/eines Flusses/einer Bergkette oder vom Pulsieren einer Grossstadt (z.B. New York, Paris). Dieses Regelmässige, Wiederkehrende, immer wieder Gleiche hat etwas Vertrautes und Stabiles für uns.

Unser Körper verfügt neben anderen über drei regelmässige Rhythmen, den Herzrhythmus, den Atemrhythmus und den Craniosacralen Rhythmus (das Pulsieren unserer Hirn/Rückenmarksflüssigkeit). Noch ungeboren erleben wir hautnah im Mutterleib über Monate die rhythmischen Atembewegungen der eigenen Mutter und den Herz- und Aortarhythmus als recht kraftvolles Geräusch, ähnlich den Schlägen einer Trommel. Ich verweise auf die Untersuchungen der Gehörentwicklung und deren Aufnahmefähigkeit schon im Mutterleib von Tomatis und andere Forschern.

Wir haben schon unzählige Male erfahren, wie die eigenen Rhythmen von Herz und Atem beeinflussbar sind und oft blitzartig verändert werden können, einerseits aktiv durch intensive Arbeit oder im Sport, andererseits durch äussere Einflüsse, z.B. bei Gefahr, Schreckerlebnissen, in Prüfungssituation, oder bei intensiven Gefühlen wie Angst, Wut, Verliebtheit usw., und dass der Atem in extremen Situationen sogar angehalten oder unterdrückt wird. Wir kennen auch Sätze wie: «das Herz steht mir still, oder es klopft zum Zerspringen, oder es hat mir den Atem zerschlagen» usw. Sie spiegeln unsere körperliche und emotionale Befindlichkeit. Sie haben auch eine Verlässlichkeit in dem Sinn, dass wir uns z.B. jederzeit bei unserem eigenen Atemrhythmus wiederfinden können, dass der Atem immer da ist, solange wir leben. Durch das Empfinden und Wahrnehmen können wir mitbekommen, wie unsere Lunge, unser Zwerchfell das macht und wie unser Körper, je nach Sauerstoffbedarf, Atem geschehen lässt. Es kann uns Gefühle von Vertrautheit und Sicherheit geben.

Das Kennenlernen der körpereigenen, rhythmischen Prozesse und des energetischen Lebens in uns wie Atmung, Pulsation, Spannung/Entspannung, Ladung/Entladung, Strömung, Blockaden, ermöglicht uns, Wahrnehmungs- und Veränderungsprozesse zu begleiten und dadurch einen direkten körperlichen Dialog zu fördern. Dabei geht es immer um Polaritäten und Pole, um Wiederkehrendes und um etwas dazwischen, um Bewegung und Bezogenheit. So können wir die Atmung an den Polen als Fülle und Leere empfinden und dazwischen als Bewegung. Diese Bewegung können wir als ein Öffnen und Schliessen, als ein

Weiten und Engerwerden oder ein Zulassen und Loslassen erleben. In einem Bild ausgedrückt könnte es eine Welle sein. Mit den Worten von Graf Dürckheim ist Einatem «völlige Hingabe» und Ausatem «ein sich Zurückempfangen». Ich meine damit Qualitäten, wie Atmung wahrgenommen und erlebt werden kann.

Musik und Rhythmus sind ein grossartiges Hilfsmittel, wenn es um das Erweitern vom Bewegungsspektrum geht oder um das Herausfinden von Qualitäten, wie sich etwas differenzierter anfühlt. Manchmal haben Menschen nur die Worte komisch, unangenehm oder verspannt zur Verfügung. Die Musik kann uns anregen, verschiedene Qualitäten zu bewegen, spielen und experimentieren, Bewegungen grösser, schneller oder kraftvoller zu machen und umgekehrt. Es geht dabei um die Unterschiede, um die Gegensätze und all die Zwischentöne. Die bewegende Person kann merken, dass sie etwas z.B. auch mal langsamer machen könnte und sich das dann ganz anders anfühlt. Es geht um ein Bewusstmachen und Wertschätzen von den verschiedenen Qualitäten unserer Befindlichkeit und deren Ausdrucksmöglichkeiten.

Pulsierende, rhythmische Musik setze ich als Unterstützung da ein, wo es darum geht zu beleben, den Kreislauf anzuregen und den Körper aufzuwärmen, zum Beispiel am Anfang einer Stunde, oder wenn es darum geht, einer inneren Befindlichkeit wie Unruhe/Nervosität Ausdruck zu geben. Sie kann auch hilfreich sein, wenn sich eine Person sehr steif fühlt. Dabei kann sich aber dieses Gefühl nach der bewegten Sequenz anstelle von weicher werden auch verstärkt haben. Rhythmen, die uns ansprechen, verlocken zum Mitgehen wie Wippen, Treten, Laufen, Kicken, Stampfen und sind hilfreich im Wahrnehmen und Spüren des Bodens, sie erden uns. Es kann einer Tänzerin/einem Tänzer auch gelingen, in einen Dialog nicht nur mit der Musik, sondern mit dem Boden zu gelangen und in dieser Zwiesprache eins mit der Bewegung und sich selbst zu werden. Das kann zu Entspannung und Wohlgefühl, Lebendigkeit und Daseinsfreude führen und Gefühle von Ganzheit wecken.

Weiter kann rhythmische Musik sehr hilfreich sein, Gefühle, die Angst machen oder tabu sind, hervorzulocken und mit ihnen in Kontakt zu kommen, zum Beispiel das Gefühl «Wut». Im Tanzen, vor allem in der möglichst unbelasteten übungszentrierten Arbeit, kann eine Person das Stampfen entdecken. Sie kann vorerst Freude finden an dieser Bewegung und auf einmal merken, dass da auch eine Wut ist und dieses Gefühl mit dieser Bewegung einen körperlichen Ausdruck findet. Damit kann eine neue Verbundenheit und Erkenntnis stattfinden, die es dann gilt aufzugreifen und vielleicht mit der Zeit im Alltag kreativ umzusetzen.

2 Musikbeispiele: 1) schnelle, rhythmische Musik, 2) langsame melodiöse Musik

- Wo klingt die Musik in Ihnen an (Bauch, Füsse, Hände, Kopf et.)
- Wie empfinden Sie sie? Vermeiden Sie Wörter wie angenehm, nicht schlecht, schön! Suchen Sie andere Wörter, wie z.B. eckig, rund, spitz, scharf, fliessend, aggressiv, weich, giftig, verträumt, diffus, liebevoll, lästig usw.
- Was erleben Sie? Wie würden Sie sich bewegen?
- Haben Sie Bilder, Fantasien, Erinnerungen?

Die Fortsetzung des Beispiels von derselben Patientin mit dem Fingertanz veranschaulicht dies:

> Sie fühlte sich an einem Tag im Stuhl einfach elend, voller Schmerzen, vor allem aber hölzern. Ich griff diese Qualität auf und lud sie ein, im Stuhl sich doch mal hölzern auf rhythmische Musik zu bewegen. (Hinweis Pinocchio). Zuerst bewegten wir nur etwas die Füsse, später die Schultern, dann die Finger, die Handgelenke, und mit der Zeit die Ellbogen gegen die Lehnen am Stuhl. Es brachte keine grosse Veränderung, die Patientin wurde aber sehr müde und nachdenklich. In der nächsten Stunde wollte sie jedoch unbedingt dasselbe wieder machen. Sie erzählte mir, die Bewegung mit den Ellbogen sei so gut gewesen, und zwar dieses Platz Verschaffen, dieses Ellbögeln, nur ein bisschen, das wolle sie wieder erleben. Sie merken auch, dass in der Zwischenzeit in der Klientin etwas geschehen ist, ohne dass es verbalisiert wurde. Diesen «Tanz» wiederholten wir auf Wunsch der Klientin in mehreren folgenden Stunden. Sie fand mehr Sicherheit und Klarheit in diesen Bewegungen, und sie erlebte es mehr und mehr lustvoll. Heute, ca. 3 Monate später, steht die Klientin mit mir im Raum und kann sich auf rhythmische Musik etwa 3–4 Min. bewegen. Sie kann mit kleinen, Raum schaffenden, kickenden Bewegungen spielen, vor allem mit den Ellbogen, ohne dass Hemmungen sie blockieren und der Körper gleich schmerzt. Sie teilte mir auch mit, dass sie sich jahrelang damit begnügen wollte, dass eben andere für sie tanzten und das Zuschauen ja auch ein Genuss sei. Nun habe sie aber gemerkt, dass selber Tun und Erleben noch ein ganz anderer Genuss sei.

4. Bewegung als Modalität

Damit möchte ich überleiten zur Bewegung und wie sie eingesetzt wird. Bewegung ist die Sprache des Körpers, sie ist die natürliche Gegebenheit des lebendigen Körpers, ist die fundamentalste Lebensäusserung des Menschen. Sobald das bewegte Lebendigsein von uns weicht, werden wir zum toten Körper. In der Integrativen Therapie verstehen wir Bewegung nicht nur im funktional anatomischen Sinn als Arbeit von Muskeln, Bändern, Sehnen und Gelenken in ihrem

Zusammenspiel, sondern auch als innere Befindlichkeit wie angespannt, schlaff, nervös, kribbelig, diffus. Weiter verstehen wir Bewegung als innere Bewegung des Berührtseins oder von Emotionen wie Trauer, Wut, Freude. Oft geht es dabei um ein Nachlernen, wie sich etwas anfühlt und ausgedrückt werden könnte (z.B. Wut: Faust), also dass Wörter/Gefühle mit einer Bewegung oder Geste unterstützt und körperlich gespürt werden können. Weiter geht es auch darum zu merken und lernen, dass Bewegung etwas bewirkt, dass ich selber etwas bewirken kann.

Primär geht es um den Kernbegriff «awareness» (Körperwahrnehmung/-bewusstheit), um ein Erleben durch unsere Sinne. Wahrnehmung als Sinnestätigkeit schafft Verbindung und Kontakt nach innen und zur Welt, zu den anderen, ist im wahrsten Sinne des Wortes sinnstiftend. Hilfreich ist dabei das Vorgehen des funktional/übungszentrierten Arbeitens, das aber immer mit der Wahrnehmung des Tuns und Empfindens verknüpft ist und die eigene Bewusstheit vertieft. Dieser Prozess wird durch Bewegungsangebote und Sensibilisierungshilfen der Therapeutin unterstützt. Es geht um das Finden von Unterschieden, wie sich etwas anfühlt. Dadurch kann die Klientin wieder Vertrauen in den eigenen Körper und sein Wissen zurückgewinnen. Er gehört dann wieder mehr zu ihr.

Als weitere Vorgehenweise arbeiten wir erlebniszentriert/stimulierend, wo die Klientin auf die Erlebnisqualität des Wahrgenommenen angesprochen wird. Das Wahrgenommene wird nach seiner Erlebensqualität erkundet und je nach dem in eine Bewegung umgesetzt. Wenn es z.B. um Abgrenzung oder ein Nein geht, wird nach einer Geste der Hand gesucht und der Bewegung, Form dann nachgespürt. Ein anderes Beispiel: Es kann gelingen, eine Klientin aus der Überflutung und Identifizierung mit dem Gefühl Trauer herauszuholen, sofern es ihr möglich ist zuzulassen, dass ein TEIL von ihr traurig ist neben anderen Teilen, die sie auch noch hat. In der Biosynthese nennt David Boadella dies Detotalisierung oder Desidentifizierung. Durch diese Distanzierung kann die Klientin sich wie draussen halten, sich selber wieder als Person spüren und mit diesem Teil (Trauer) anders in Kontakt treten.

Andere Zugänge, in Bewegung zu gehen, können auch Gedanken, Wünsche, Vorstellungen oder Bilder sein, die in eine Gestaltung oder eine Bewegungsimprovisation führen wie z.B. das Thema «Freiheit und Enge», oder das Bild eines Schmetterlings, der sich von seinem Cocon befreit. Gestaltung im tänzerischen Sinn bedeutet verstärkt noch das Umsetzen von Erfahrungen und Gefühlen in eine rhythmische Bewegungsgestalt (z.B. Tanz der Trauerweide). Dabei werden die Kreativität und Spontaneität der Klientin gefördert. Das Ziel ist die Vertiefung und Bereicherung des Erlebens, der lebendigere Kontakt zu sich selbst und der Umwelt, mehr Sicherheit im eigenen Ausdruck. Je nach Situation hat das klärende Gespräch danach einen grossen Stellenwert, oder es ist gerade ganz wichtig, es sein zu lassen, damit der Prozess in der Klientin im Stillen weitergehen kann. (Die aufgeführten Beispiele waren bewusst ohne unmittelbares Gespräch.) Wird das Erlebte verbalisiert, geht es primär darum, das Erfahrene zu verstehen und Umsetzungsmöglichkeiten im Alltag zu konkretisieren.

Die dritte Vorgehensweise, das konfliktzentrierte/aufdeckende Arbeiten, setzt ein gewisses Potenzial an Wahrnehmungsfähigkeit, Sensibilität, Beziehungsfähigkeit und Reflexionsvermögen voraus. Im Vordergrund stehen das Wahrnehmen und Verstehen des Zusammenhanges von gemachten Lebenserfahrungen und des heutigen Verhaltens, und oft werden gerade hier recht schmerzliche Momente aufgedeckt und ausgelöst. Es gilt dann, diese aufzufangen und einzuordnen. Neben Bewegen und Verbalisieren werden auch sogenannte kreative Medien hilfreich eingesetzt, wie z.B. Gedichte schreiben, Bilder malen, Tonfiguren formen. Das ist dann wie ein Übersetzen von Erfahrungen in andere Medien, welche wieder zu Distanzierung und zum Entdecken von neuen Aspekten verhelfen. Es geht um Ausprobieren und Erforschen neuer Bewegungsmöglichkeiten im Sinn von Alternativen haben und wählen können und um Förderung neuer Verhaltensmöglichkeiten.

5. Unterstützung. Einfluss, Wirkung, Grenzen

Einiges, was ich hier zusammenfasse, ist bereits in den vorangehenden Themenbereichen angetönt worden. Prinzipiell gilt bei allen Interventionen und eingesetzten Medien, dass alles, was wir im therapeutischen Setting einbringen und anregen, im Dienste der Beziehung der Klientin zu sich selbst und des laufenden Prozesses stehen muss, wie auch im Dienste der Beziehung zwischen der Klientin und der Therapeutin. Bei allem, was passiert und eingebracht wird, ist die Klientin/der Klient die Expertin, ihre Wahrnehmung und ihr Erleben stehen im Zentrum. Die Therapeutin stellt sich als Resonanzkörper zur Verfügung, versucht mit der Klientin mitzuschwingen, wahrzunehmen und handelt dementsprechend oder nicht. Sie pendelt ständig zwischen ihrem eigenen Körpergefühl und dem möglichen Erleben der Klientin und dem Bedürfnis der momentanen Situation hin und her.

So kann ungünstig eingesetzte Musik die Klientin/den Klienten vom Kontakt zu sich selbst und innerer Selbstentdeckung wegführen und in eine andere Beziehung bringen, nämlich in jene zur laufenden Musik. Oder die Musik kann eine spannungsgeladene Situation, die ausgehalten und angesprochen werden müsste, wegspülen. Je nach Situation kann es natürlich von der Therapeutin auch Absicht sein, die Klientin in ein anderes Gefühl, in ein anderes Erleben zu führen.

Eine Stärke der integrativen Therapie und der Biosynthese ist es, dass sie mit nonverbalen Zuständen der Klientin/des Klients arbeiten und verschiedene Kontaktkanäle einsetzen kann. In einem sehr schwierigen Setting, wo Sprache nicht mehr weiterhilft und wie verloren gegangen ist, kann z.B. über Musik vielleicht wieder ein Zugang gefunden werden. Der Kontakt/die Beziehung findet dann über etwas anderes, ein drittes statt. Auf jeden Fall macht es etwas mit uns und kann weiterführen. Über Bewegung, oder genauer ausgedrückt, über Mitbewegen, Nachahmen, Führen und Folgen können auch frühe Interaktionsmuster zwischen Mutter und Kind angetippt werden, mit welchen Erinnerungen an schmerzliche Momente oder Defizite wach werden können, die aber gerade in der aktuellen Beziehung aufgefangen und angenommen werden können.

Musik und Rhythmus kann auch eine zaghafte, oft kaum sichbare Bewegung hervorlocken, kräftiger oder leichter machen, beschleunigen oder verlangsamen, die Klientin also ins spielerische Ausprobieren verführen. Damit kann ein anderes oder klareres Körpergefühl entstehen, ja es kann sogar lustvoll und genüsslich werden. So kann z.B. die Energie und die Kraft einer gespürten gesunden Aggression in rhythmisches Stampfen führen und weiter in einem Tanz der Füsse auf afrikanische Trommelmusik enden. Der Schritt vom funktionalen Üben zum Tanzen kann so zum konfliktzentrierten Arbeiten mit dem Ausdruck von Gefühlen führen – meist selten gelebten – ohne Lebensgeschichte anzusprechen. Gerade im Gruppensetting arbeiten die TeilnehmerInnen sehr selbständig mit dem Erfahrenen und nehmen es eigenverantwortlich mit in den Alltag und in die Selbstreflexion.

6. Zusammenfassung

Die Integrative Therapie geht davon aus, dass den Menschen als Körper-Seele-Geist-Einheit eine vitale Selbstaktualisierungtendenz angeboren ist. Das heisst, dass die natürliche menschliche Entwicklung gemäss einer immanenten Eigengesetzlichkeit verläuft, die im Idealfall nicht gestört wird. Jede Störung dieses Entwicklungsprozesses bedeutet eine Hemmung der Selbstaktualisierung. Die therapeutischen Interventionen zielen darauf, die Klientin zu unterstützen, in zunehmender Eigenverantwortung die negativen Auswirkungen/Hemmungen abzubauen und in den Prozess der Selbstaktualisierung zurückzufinden. Die Integrative Therapie geht prinzipiell von diesen gesunden Lebensenergien aus, die jedem, auch den erkrankten Menschen, eigen sind. Sie lehnt eine Einteilung in gesunde und kranke Individuen ab. Aufgrund dieser Überzeugung konzentrieren wir uns viel mehr auf die Stärkung der gesunden Anteile und Ressourcen als auf die Elimination von Schwächen. Auf diese Weise soll dem Einzelnen geholfen werden, einen Selbstheilungsprozess in Gang zu setzen im Sinne der Salutogenese und Stärke zu finden für die Konfrontation mit schwierigen Anteilen. Ziel wäre, dass der Mensch sich selbst zum Gefährten wird.

7. Ausklang

Ich möchte als Abschluss Einblick in eine Sequenz eines Gruppenworkshops geben, der in einer Altjahreswoche stattgefunden hat mit dem Thema «Übergang». Damit will ich zeigen, wie dasselbe Thema mit denselben Anregungen und derselben Musik verschiedene persönliche Erlebnisse auslösen und neue Erkenntnisse hervorrufen kann. Ich beschreibe:

> Es war der dritte von vier Tagen. Das Thema war Altes loslassen und Neues zulassen. Nach einer Ankommens- und Aufwärmrunde lud ich die 12 TeilnehmerInnen ein, sich unter einer Decke wohlig einzurichten. Dann leitete ich sie an, ihre Unterlage, ihre Körperform wahrzunehmen, etwas bei ihren Atem zu verweilen, Kontakt zu jenem Ort in ihnen, den sie Mitte nennen könnten, zu machen und zu spüren wie es sich da anfühlt, dann einen Moment zum Kopf und dessen kritische Stimme zu gehen und diese zu bitten, eine Zeitlang sie in Ruhe zu lassen ..... wieder vom Ort der Mitte auch mal Kontakt zur Hülle zu machen und zurückzugehen. Dann lud ich alle ein, auf eine persönliche Entdeckungsreise mit dieser Decke/Hülle zu gehen, einen Dialog mit ihr und dem, was innen ist zu führen und das bewegend und tanzend zu erforschen. Ich bot verschiedene Musikstücke an: zuerst eine ruhige/tief erdige, darauf eine wohlig/liebliche, dann eher eine erforschende Klavierimprovisation, dann eine rhythmische mit klarem Puls, wechselte zu einem lebhaften Tango und endete mit ruhigeren Klängen.
>
> Es ginge zu weit, Ihnen zu beschreiben, was ich sehen durfte, aber ich kann Ihnen einige Rückmeldungen geben, was diese Menschen erlebt und womit sie sich auseinandergesetzt haben. Solche Gesprächsrunden gestalte ich als Sharing, dh. auf die Rückmeldungen wird normalerweise nicht eingegangen. Oft enthalten sie die Essenz vom Erlebten:

- Ich genoss dieses «In mir drin Sein», ich war wie in einer Mumie, in einem Cocon, hatte keine Lust zu bewegen, bis die eine Musik mich rief...ich musste raus, alles ablegen, einfach tanzen.

- Ich liebte die Umhüllung, sie war ein Teil von mir, ich musste sie liebkosen. Ich wollte sie mitnehmen, später loslassen, aber nicht für immer, sie immer wieder nehmen und wieder loslassen. Sie gehört zu mir.
- Ich war ganz innen, hätte noch lange dort innen bleiben können. Es war viel Wärme dort und wie Nahrung. Es war etwas ganz Kostbares. Aufstehen und enthüllen wäre zu früh gewesen.
- Loslassen dieser Hülle war echt Befreiung und Freiheit nach aussen, innen fühlte ich mich gefangen. Ich spürte meine eigenen Muster, meine engen Vorstellungen, wie etwas sein sollte. Ich muss darüber noch nachdenken.
- Ich musste diese wärmende Umhüllung plötzlich wegstrampeln, meine Beine waren ganz wild, und mit der rhythmische Musik kam ich ins Stampfen, ah... da war eine so gute Energie, es war Befreiung.
- Ich nehme das Alte wieder mit, ...muss es mitnehmen, aber anders. Ich versuche mit ihm zu tanzen.
- Ich erlebte innen eine grosse Leere. Ich wollte sie nicht, das Gefühl störte mich... Dann kam plötzlich die Erinnerung an den Suizid meiner Mutter, vor 20 Jahren...ich musste damals die Mutter ersetzen, eigentlich ist seither alles sinnlos. Vielleicht bin ich doch am falschen Ort. (Als Orientierung: Die Frau fühlte sich in den Tagen vorher unterfordert.) Sie wurde sehr traurig und schämte sich, sie hatte noch nie über den Tod ihrer Mutter geweint. Wir würdigten diesen Moment so, dass wir zusammen ein Musikstück hörten, ein paar aus der Gruppe versuchten «Trauer» zu tanzen. Es war sehr eindrücklich gewesen, eine Zeitlang gemeinsam bei diesen Gefühlen zu sein und diese dann der Teilnehmerin wieder zuzutrauen.

Diese Gesprächsrunden haben für alle immer einen sehr hohen Stellenwert. Achtsames Zuhören, Respekt und Wertschätzung sind ebenso wichtig wie das Gesehenwerden und Zeuge sein. Nie geht es um richtig oder falsch, vielmehr um ein Bewusstwerden unserer Eigenarten, um ein Verstehen verschiedener Erlebenswelten, um ein Suchen nach Verbindendem, um ein Nachlernen und irgendwann einmal ein Umsetzen in den Alltag.

Wenn immer es gelingt, dass Menschen in ihren Nöten und Krisen, Verengungen und Problemen Abstand gewinnen können und mit diesen zu spielen/fantasieren/gestalten beginnen, ich könnte auch sagen sie bewegen, tanzen, formen, malen, dichten, also in eine Bewegung gehen, wenden sie sich dem Lebendigen zu und können sich als Gestalter ihrer selbst erleben, vielleicht sogar mit etwas Genuss.

Marianne Schröter

Genuss als Grundlage der pflegerischen Beziehung

1. Einleitung

Zuerst bin ich dem Wort «Genuss» nachgegangen. Wann bringt Genuss Gesundheit? Wieso sprechen wir von niessen; hat eine Nuss auch etwas mit Genuss zu tun?

Im Herkunftswörterbuch entdeckte ich unterschiedliche Angaben, aber es hat viel mit Lust, als Reaktion auf die Begegnung mit dem Schönen, zu tun, und bestimmt das menschliche Handeln und Verhalten wesentlich. Es ist eine Bedürfnisbefriedigung, welche zur Gesundheit, zur Schmerzlosigkeit und zur Seelenruhe führen sollte.

Unsere Arbeit als Pflegende ist vor allem Beziehungsarbeit, Beziehung nicht nur über die Sprache, sondern auch über Berührung und Bewegung. Sie sollte so gestaltet sein, dass es ein Genuss oder eben eine Lust wird für Betroffene und für Pflegende. Wir sprechen mit unseren Händen, wir sagen den Menschen über Berührung direkt, was wir denken, was wir von ihnen halten, ob wir in Eile, guter Laune oder gespannt sind. Unsere Hände können sich nicht, wie das Gesicht manchmal, hinter einer freundlichen Maske verbergen. Viele Pflegende sind sich dessen nicht bewusst.

Als Kinästhetiktrainerin versuche ich meinen Kolleginnen in Schulungen und in der Pflegepraxis dieses Bewusstsein zu wecken, damit die Pflege für Betroffene und Ausführende genussvoll, gesundheitsfördernd und wohltuend wird.

Es ist unsere Aufgabe, eine Beziehung zu schaffen, die uns ermöglicht, die Bedürfnisse des Patienten zu erfassen, ihn in seiner Situation zu begleiten, seine Selbständigkeit und Gesundheit zu fördern und dadurch seine Lebensqualität zu verbessern.

Jeder Mensch hat in seinem Leben Grundbedürfnisse, z.B. so sagt Maslow, bezüglich

physischer Existenz

Er möchte sich wohlfühlen, Ruhe finden, keine Schmerzen haben, sich bewegen können, Bewegungsmöglichkeiten erhalten, frei atmen……

Sicherheit

Der Mensch möchte sich in der Umgebung und in seinem Körper orientieren können, in einer für ihn unbekannten, vielleicht neuen Situation, in welcher er auf sich selbst zurückgeworfen ist.....

Liebe

Er möchte Zuwendung erhalten, einbezogen sein, Beziehungen pflegen, Abschied nehmen können von Menschen, Tieren und Dingen, die er liebt......

Wertschätzung

Der Mensch möchte seine Würde behalten dürfen, Selbstvertrauen haben, nachvollziehen und mitbestimmen können, bei dem was mit ihm geschieht......

Selbstaktualisierung

Der Mensch möchte sich selbst verwirklichen, wissen, was geschieht, Sinn finden im Leben und im Kranksein, im Sterben, nach dem Göttlichen streben und heil werden oder gesunden.

2. *Kinästhetik*

Der Name Kinästhetik wurde von den Begründern Frank Hatch und Lenny Maietta zum ersten Mal Mitte der siebziger Jahre in den Vereinigten Staaten von Amerika verwendet. Er diente als Bezeichnung eines Kurses für Collegestudenten, die daran interessiert waren, ihre eigene Bewegung besser zu verstehen.

Dr. Frank Hatch hat seine Erfahrungen in der Forschung auf dem Gebiet der Verhaltenskybernetik mit seinem Beruf als Tänzer verbunden und die ersten Kurse unter der Bezeichnung «Kinaesthetics» geleitet. Dieser englische Begriff wird gebildet aus den Wörtern kinetic (den Bewegungssinn betreffend) und aesthetic (durch die Sinne wahrgenommen).

Ende 1970 nahm Dr. Lenny Maietta, seine jetzige Frau, die Zusammenarbeit mit Dr. Frank Hatch auf der Grundlage ihrer Erkenntnisse aus der Verhaltenskybernetik, der Feldenkraismethode, der menschlichen Entwicklung und der körperorientierten Psychologie auf. Sie verwendeten die Bezeichnung Kinästhetik für ihre ersten Bewegungs- und Kommunikationsworkshops wie auch für Ausbildungen in Europa. Gleichzeitig entwickelten sie in den Vereinigten Staaten ein Programm zur Anleitung von Eltern und Neugeborenen. Dieses Programm wurde *Baby Tipps* genannt. Es verhalf Eltern zu wirksameren Interaktionen über Berührung und Bewegung mit ihren Kindern. 1984 wurde aus diesem Programm der Kinästhetik *Infant Handling* Grundkurs für Eltern sowie Fachpersonen, welche mit Kleinkindern arbeiten. In der gleichen Zeit wurde der Grundkurs *Kinästhetik in der Pflege* entwickelt.

Die Kinästhetik bietet ein umfassendes Analyse- und Handlungsinstrument, welches davon ausgeht, dass jeder Handlung, jedem Tun Bewegung zugrunde liegt.

Ziel der Kinästhetik ist es, die Berührung und die Bewegung zur Interaktion zu nutzen, die Bewegungs- und Wahrnehmungsfähigkeit des Menschen zu erweitern und eine grössere Bewusstheit dafür zu entwickeln. Der Mensch soll Selbstkontrolle und Bewegungskompetenz erweitern und seine Eigenwahrnehmung verbessern.

In der Kinästhetik unterrichten wir verschiedene Konzepte. Sie sind ein Denkwerkzeug, um dieses Bewegungsfundament zu verstehen, zu analysieren, die pflegerischen Handlungen der Situation anzupassen und mit den betroffenen Menschen lern- und gesundheitsfördernd zu interagieren. Wir unterstützen die Menschen, genussvoll zu lernen, sich zu bewegen, sich zu entwickeln, auch im Handicap. Sie erfahren sich selbst als wirksam, können das Geschehen nachvollziehen und dadurch aktiver werden.

Im Unterricht lernen wir miteinander durch Eigenwahrnehmung, in Partneraktivität und mit praxisähnlichen Beispielen. Danach transferieren wir die Erfahrungen in die Pflegepraxis. Wie Helmut Milz in seinem Buch «der wiederentdeckte Körper» schreibt, bin ich auch der Meinung:

Im Mittelpunkt steht nicht die gewusste, richtige Antwort der Pflegenden, sondern der sich immer wieder neugestaltete Lernprozess zwischen mir und dem Patienten, nicht ein allwissendes therapeutisches Konzept, sondern individuelle, kreative, persönliche Selbstentwicklung. Es geht nicht nur darum, zu wissen was man tut, sondern auch darum zu erproben, wie man auf verschiedene Weisen etwas tun kann. Körperorientierte Verfahren vermitteln nicht nur, wo man zuviel, zu wenig, zu schnell, zu langsam oder gewohnheitsmässig handelt, sondern auch, wie man schneller, langsamer, gelassener und intensiver handeln kann. Sie zielen nicht auf kurzfristige Lösungen, sondern auf längerfristige, schöpferische Wahlmöglichkeiten ab. Dies kann unmöglich in einem Schnellverfahren erreicht werden, sondern erfordert Neugier, Disziplin und kontinuierliches Üben. So reift eine Sensibilität heran, welche wir für die Kommunikation über unsere Hände zur Pflege brauchen. Wir entdecken gemeinsam neue Möglichkeiten zur Berührung und zur Bewegung.

Jeder Mensch ist einzigartig «eigenartig»; seine Art zu sein ist ihm eigen, er besitzt viel Eigensinn, sein Sinn etwas wahrzunehmen ist einmalig. So auch seine Zeit, welche er braucht, um etwas zu tun, seinen Schlaf- und Wachrhythmus, seinen Lebensrhythmus; er nimmt sich in seinem Körper wahr in seiner Grösse, Länge und «Breite». Er weiss, wieviel Platz er braucht, um sich zu bewegen, sich zu drehen, wie grosse Schritte er machen muss, in welchem Gelenk wieviel Spielraum besteht und in welche Richtung eine Bewegung am leichtesten geht.

Er spürt die Intensität einer Spannung in seinem Körper und wie gut er sich dabei noch bewegen, verdauen, atmen und denken kann. Er nimmt wahr, ob ihn sein Leben, welches Bewegung ist, viel Kraft kostet oder nicht.

Jedes Individuum ist für sich alleine Experte und in der Lage zu wissen, ob es für ihn noch «stimmig» ist, d. h. ein Genuss ist zu leben.

Jeden Tag kommen wir mit den Bewegungselementen von Zeit, Raum und Anstrengung in Kontakt. Der Bus fährt in seinem Stundenplan, ein Stapel Papier wartet auf dem Schreibtisch, und ich habe nur bis zum Abend Zeit, mein Vorgesetzter steht unter Druck und meine Spannung wächst. So eile ich hastig nach Hause, um meinen Abend zu feiern.... und wie bleibe ich gesund? Was kann ich verändern um mich wohlzufühlen? Nur ich alleine spüre jetzt, was mir gut tut, um die Spannung abzubauen und wieder «normal», d. h. mich zu werden. Ich muss mir also Zeit und Raum schenken, um gesund zu bleiben, sonst werde ich durch Krankheit oder Verletzung gezwungen, mir Zeit und Raum zu nehmen.

Diese Wahrnehmung für unsere Bewegung und für Berührung von der Geburt weg bis zum Tod, diesen Reiz aus dem Innern, erhalten wir über das kinästhetische Sinnessystem. Dazu gehören zum Beispiel der Gleichgewichtssinn, die basalen Rezeptoren, Druckwahrnehmung über die Haut, Wahrnehmung von Zug und Raum in den Muskeln und den Gelenken.

Dieses Sinnessystem gäbe uns den Schlüssel zu unserem Gesundbleiben, zum Wohlbefinden. Aber in unserer Kultur sind die Sinne, mit welchen ich die Umgebung wahrnehmen kann besser geschult, ich funktioniere durch sie in der Gesellschaft besser, bin weniger kritisch, weil ich weniger gelernt habe, auch mich wahrzunehmen.

Als Pflegende nun ist es unabdingbare Voraussetzung, mich selbst wahrzunehmen und nicht nur zu funktionieren. Meine Eigenwahrnehmung hilft mir, den Patienten besser wahrzunehmen, ihn so zu unterstützen und zu begleiten, wie es seinen Möglichkeiten im Moment entspricht und so gemeinsam, schrittweise und genussvoll zu lernen, damit seine Fähigkeiten wachsen und er gesunden kann.

Die nachfolgenden Konzepte helfen mir mein Tun in der Pflege zu reflektieren, fortlaufend anzupassen und die Möglichkeiten des Betroffenen zu erfassen.

3. Konzepte

1. Konzept: *Interaktion*

Welche Bedeutung haben die Interaktionsprozesse im eigenen Körper und die eigene Bewegung als Kommunikationsmittel mit andern Menschen.

Zur Beziehungsarbeit brauchen wir unsere Sinne, Zeit, Raum und Anstrengung (Spannung, Kraft) und die Interaktionsformen. Wir lernen, wie es zu einer genussvollen, stärkenden Beziehung kommt und nicht zu einer Manipulation, wie ein Mensch sich selbst einbringen kann, ohne den anderen zu über- oder zu unterfordern.

- Setzen Sie sich einmal vorne auf den Stuhl und verlagern Sie Ihr Gewicht von einem Sitzbein auf das andere. In welcher Geschwindigkeit tun sie das, in welcher Richtung bewegt sich Ihr Becken, wie atmen Sie, wie ist Ihre Spannung? Mit welchem Sinn nehmen Sie diese Bewegung wahr?
- Nun bewegen sie Ihr Gegenüber so wie Sie sich bewegt haben. Wie gelingt es Ihnen Ihren Partner miteinzubeziehen?
- Stehen sie nun einmal auf und setzen sich wieder hin. Nun leiten sie mit Worten Ihren Nachbarn an, damit er die Bewegung zum Aufstehen und Hinsetzen so ausführt wie sie es getan haben.

  Was geschieht? Benutzen sie plötzlich ihre Hände, berühren sie um zu führen? Sie haben eine Interaktionsform gewählt, welche es Ihnen erlaubt gemeinsam voneinander zu lernen und einbezogen zu sein.

2. Konzept: *Funktionale Anatomie*

In unserem Körper gibt es stabile und instabile Körperteile, welche uns erlauben uns zu bewegen und unser Gewicht in der Schwerkraft zu organisieren. Wir hüpfen nicht wie ein Frosch durch unser Leben, sondern bewegen uns auf einer Unterstützungsfläche. Für die Pflegenden ist es sehr wichtig, zu lernen wie sie Menschen unterstützen können, sich zu bewegen, damit sie die Patienten nicht mit eigener Kraft heben müssen. Sie lernen auch, wo sie den Menschen berühren können, damit er versteht, wohin die Bewegung geht, wo sein Gewicht ist, damit er die Bewegung nachvollziehen und mitmachen kann.

- Berühren sie Ihr Gegenüber einmal am Ellenbogen und an der Hand und bewegen sie so den Arm. Nun berühren sie am Ober- und Unterarm. Achten Sie sich beide Male wie sich dies anfühlt. Was nehmen sie für Unterschiede wahr? Wann ist die Beziehung angenehm, evtl. sogar ein Genuss?

Die Knochen tragen unser Gewicht, geben Halt und schützen uns. Sie sind hart, während die Muskeln weich sind, um bewegen zu können. Sie müssen spannen und entspannen.

Das Gewicht des Körpers ist in sieben Körperteile aufgeteilt, welche uns Stabilität geben. Dies sind beide Beine, Becken, Brustkorb, zwei Arme und der Kopf. Zwischen diesen Körperteilen gibt es viel Raum zum Bewegen, wenn ich dort locker bleibe oder locker bin. Dies sind die Hüftgelenke, die Taille, die Schultergelenke mit dem Schultergürtel und der Hals.

Setzen Sie sich wiederum vorne auf die Stuhlkante. Sie spüren, dass Ihr Gewicht vom Becken getragen wird und das Gewicht auf die Unterstützungsfläche trifft, sich in der Schwerkraft organisiert. Ihre Muskeln bleiben dadurch frei zur Bewegung. Damit Sie aufstehen können, verlagern Sie Ihr Gewicht fortlaufend durch Ihren Körper, aber immer auf eine Unterstützungsfläche. So behalten Sie Ihr Gleichgewicht und bleiben locker und anpassungsfähig.

Wir haben gesehen, dass es zwei Orientierungsmöglichkeiten gibt: im Körper und in der Umgebung. Wenn Sie krank sind und gesund werden wollen, müssen Sie sich am Körper orientieren, weil Sie nur aus sich selbst gesund werden können.

Als Pflegende muss ich dem Betroffenen zu dieser Orientierung verhelfen. Ich muss wissen, wo oben, unten, hinten, vorne und wo die Bewegungsmitte des Körpers ist. Ich suche den Weg zur Bewegung eines Menschen in seinem Körper.

- Stehen Sie nochmals auf. Wohin im Körper verlagern Sie Ihr Gewicht, damit Sie aufstehen können? Wo biegen Sie sich, damit Sie sich setzen können?
- Beim Trocknen eines Armes können Sie auch Unterschiede wahrnehmen. Sie haben harte und weiche Seiten an Ihrem Arm. Auf der harten Seite fühlen Sie eher den Knochen, dort befinden sich mehrheitlich Streckmuskeln. Über diese harten Seiten führen wir unser Gewicht zur Unterstützungsfläche. Auf der weichen Seite fühlen Sie eher Muskeln, welche beugen und wo wir anpassungsfähig sind
- Gleiten Sie über die harte Seite des Armes runter und in der weichen Seite nach oben.
- Machen sie dies ca. 3 Mal. Am andern Arm reiben Sie einfach rauf und runter, wie es kommt. Was für Unterschiede von Ihren beiden Armen erleben Sie? Wann war es für Sie ein Genuss?. Sie haben sich an Ihrem Körper orientiert, sind sich Ihren Berüh-

rungen und Bewegungen bewusster geworden. Durch Körperorientierung können auch Sie sich, wie wir Pflegende, vor Verletzungen schützen, stehen wirklich auf Ihre Füsse und sind im Gleichgewicht.

3. Konzept: *Menschliche Bewegung*

Als Menschen bewegen wir uns parallel oder spiralförmig. Unsere Anatomie ist spiralförmig angeordnet. Verlaufen die Muskeln gerade, sind die Knochenende konvex oder konkav angeordnet. Wir sind Wesen mit Inhalt und Raum, brauchen Raum um uns und die Muskeln bis ins Innerste zu bewegen. Unsere Umgebung ist aber vor allem in geraden Linien und parallel gebaut. Orientieren wir uns mehr in der Umgebung und nicht in unserem Körper, nehmen wir Muster der Umwelt an. Parallele Bewegungen brauchen viel mehr Kraft, die Bewegung ist weniger weich und fliessend. In der Spirale haben wir die Möglichkeit, uns in viele verschiedene Richtungen zu bewegen, wir sind anpassungsfähiger und verletzen uns dadurch weniger. Die Bewegungen werden weich und ich kann immer wieder eine Pause einschalten, die Körperteile in Beziehung und im Gleichgewicht halten.

Stehen sie einmal vom Stuhl auf. Wie tun Sie das? Haben Sie die Möglichkeit eine Pause einzulegen, die Bewegung zu stoppen oder müssen Sie so schnell wie möglich aufstehen? Wie war Ihr Bewegungsmuster? Parallel oder spiralförmig? Wo könnten Sie die Bewegung immer wieder wiederholen ohne zu ermüden, wo wird sie zum Genuss?

Als Pflegende müssen wir die zwei Bewegungsmuster kennen, damit wir die Ressourcen des Patienten wahrnehmen und seine Bewegungsmöglichkeiten, durch Anpassen des Bewegungsmusters, vergrössern.

4. Konzept: *Menschliche Funktion*

In unserem Leben nehmen wir immer wieder Positionen ein, welche uns erlauben, effektiv zu sein, in dem was wir tun wollen. Wir sitzen zum Essen oder wenn wir aufmerksam an einer Diskussion teilnehmen wollen. Sollten wir liegend essen oder mitreden und zuhören, haben wir nicht mehr dieselben Möglichkeiten. Oder stellen Sie sich vor, sie müssten auf einem Bein schlafen. Wie effektiv wäre Ihr Schlaf?

Die oben erwähnten Positionen zeichnen sich dadurch aus, dass wir unser Gewicht über die Knochen auf eine Unterstützungsfläche abgeben können und unsere Muskeln frei bleiben für die Bewegung.

Setzen Sie sich einmal auf Ihre Sitzbeine und bewegen Sie sich auf dem Stuhl. Nun lehnen sie sich rückwärts an die Stuhllehne. Wie können Sie sich jetzt bewegen. Wie könnten sie aus dieser Position aufstehen? Was tun Sie um aufzustehen?

Wollen wir einem kranken Menschen helfen, sich mit wenig Anstrengung und Schmerzen zu bewegen, müssen wir eine Position finden, welche ihn in seinem Tun unterstützt und ihn nicht behindert. Ebenfalls hat das Einnehmen einer Position einen grossen Einfluss auf unsere menschliche Entwicklung (wir bewegen uns im ersten Lebensjahr durch verschiedene Positionen bis wir stehen und gehen können), auf unsere Vitalfunktionen und unsere Verdauung.

5. Konzept: *Anstrengung als Kommunikationsmittel*

Um in Beziehung zu bleiben, sich auszutauschen, uns und miteinander zu bewegen, brauchen wir die Möglichkeit zu ziehen und zu drücken. Diese zwei Bewegungen ergeben eine Spannung in meinem Körper und Spannung brauche ich, um meine Körperteile in Beziehung zueinander zu halten. Ziehen und Stossen sollte aber nur mit geringem Kraftaufwand erfolgen, damit eine Bewegung möglich bleibt und ich mich dabei nicht verletze oder Schmerzen habe, wenn ich mich bewege.

Versuchen sie nochmals aufzustehen und achten Sie sich wie Sie irgendwo beginnen zu ziehen und mit anderen Körperteilen zu drücken beginnen. Nun verstärken Sie den Druck. Strengen Sie sich richtig an. Was spüren Sie für einen Unterschied?

Will ich einem Menschen helfen, eigenständiger zu werden und seine Ressourcen zu nutzen, muss ich dieses Zusammenspiel von Ziehen und Drücken gezielt und behutsam nutzen und so gestalten, dass es ein Genuss wird, sich zu bewegen.

6. Konzept: *Gestalten der Umgebung*

In meinem Leben habe ich die Möglichkeit, meine Umgebung zu gestalten oder mich der Umgebung anzupassen. In der Pflege ist es meine Aufgabe, die Umgebung so zu gestalten, dass der Patient mehr Bewegungsfreiheit hat, wenn er es braucht, sich möglichst geborgen und wohlfühlen kann. Er muss sein Gewicht abgeben und spüren können, wo er ist, um loszulassen und zu entspannen.

Nehmen Sie nochmals wahr, wie Sie sitzen. Nun legen Sie Ihre Hände unter die beiden Sitzbeine und bewegen ein wenig Ihre Beine. Nehmen sie nun Ihre Hände weg. Was nehmen Sie wahr? Bewegen Sie nochmals ein wenig Ihre Beine. Was spüren Sie für Unterschiede?

Mit der Umgebungsgestaltung unterstütze ich das Einnehmen einer Position, damit ich effektiv sein kann in meinem Tun und meine Möglichkeiten zur Bewegung vergrössere.

Die einzelnen Konzepte der Kinästhetik lassen sich individuell an die verschiedensten Menschen und ihre Grundbedürfnisse anpassen. Dadurch kann ich die Lebensqualität eines jeden Einzelnen, durch gemeinsames Entdecken und Lernen, vergrössern. Wir werden unserer Aufgabe als Pflegende, den Menschen in seiner Genesung zu unterstützen, gerecht. Genussvolles Bewegen führt zur Gesundheit und zur Lebensfreude, zu mehr Leben. Denn ....

Leben ist Bewegung und Bewegung ist Leben!

Quellenverzeichnis

Helmut Milz «der wiederentdeckte Körper» (vom schöpferischen Umgang mit sich selbst) Artemis und Winkler-Verlag München 1992
Kinaesthetics-Institute Schweiz «Kinaesthetik in der Pflege» (Aufbaukurs-Arbeitsbuch 2000)
La Rete Seminar «Kinästhetik in der Pflege» (Aufbaukurs-Ausschreibung 2002)

Jürg von Ins

Heilung durch Leiden – Heilung durch Lust: Gesundheit als paradiesischer Zustand?

1. Einführung

Die Strasse von der alten ghanaischen Küstenstadt Capecoast nach Hemang führt nordwärts durch dichten tropischen Regenwald. Unser Ziel ist der Hof des christlich-charismatischen Heilers und Propheten C. E. K. Abbam II.

Wir erreichen Hemang nach einer knappen Stunde Fahrt. Am Strassenrand erwarten uns zwei Jugendliche und führen uns zu Abbams Hof. Abbam begrüsst uns herzlich und heisst uns auf den langen Bänken Platz nehmen, die unter einem schattenspendenden Dach aus Palmblättern für den Gottesdienst bereitstehen. Ohne Umschweife erzählt uns Abbam seine Geschichte:

> Er wurde von Gott in einer Vision berufen, durch Initiationskrankheiten geläutert und schliesslich von seinem Vater ins Heileramt eingeführt. Für einige Zeit studierte er auf einer kanadischen Missionsstation im Westen Nigerias Theologie. Seit dem Tod seines Vaters im Jahr 1986 leitet er die 'Jesus Memorial Healing Church' mit Hauptsitz in Hemang und Niederlassungen in Amar-Kurom, Atwereboanda, Ntaferewaso, Abrafo und Jukwa.
>
> Abbam sagt: «Es gibt Krankheiten, die man in der Klinik nicht bemerkt. Sie haben spirituelle Gründe. Das gilt auch von vielen bekannten Störungen. Ich heile nicht mit Kräutern, sondern allein durch das Wort; durch Beten und Handauflegen, das heisst durch den Heiligen Geist.»

Für die Patientinnen und Patienten, die als In-Patients auf Abbams grossem Hof wohnen, ist die Heilbehandlung in jedem Gottesdienst obligatorisch. Alle kommen zum Gottesdienst, ausser die ganz schweren Fälle, die an den Bäumen im Hof angekettet bleiben[1]. Abbam behandelt sowohl somatische als auch psychische Leiden. Jeder Gottesdienst dient der Heilung aller Teilnehmenden. Wer spezifisch behandelt werden will, tritt in die vordere Reihe und kniet nieder.

1 Die Ketten sind in vielen Fällen nötig, weil der Heiler nicht über Medikamente verfügt, um agitierte Patienten ruhig zu stellen.

2. Heilung durch Leiden: der heilige Berg

Die Ketten, die verhindern, dass Patienten im Wahn sich selbst oder andere gefährden, erinnern an ein Gefängnis. Auch in Strafanstalten sollen nach dem klassischen Konzept moralische Defekte durch Leiden geheilt werden. Doch Abbams Compound ist keine Haftanstalt. Die Ketten erfüllen einen pragmatischen Zweck, wenngleich sie von den Betroffenen leicht als Strafmassnahme missverstanden werden[2]. Abbams Heilerhof ist eine Art gruppentherapeutischer Ofen, in dem es Menschen – gesunde wie kranke – zu Christen umzuschmelzen gilt. Zwar nimmt sich Abbams Auftritt im Heilungs-Gottesdienst bisweilen berserkerhaft aus, doch kaum ist die Besessenheit vom Heiligen Geist verflogen, zeigt sich der Prophet als feinsinniger, gebildeter und liebevoller Mensch. Wenn sich sein Gesicht im Gottesdienst verzerrt, und wenn er dann zu Gott schreit, um Heilung zu erwirken, so ist sein Gestus nicht als Form der Machtausübung über die Gemeinde zu deuten. Vielmehr zeigt er an, dass Heilung hier auch den Heilenden ins transformative Leiden einbezieht. Denn Heilung durch Leiden gestaltet sich in diesem Kontext (wie so oft) als ein Kampf, der notwendigerweise für beiden Fronten Leiden mit sich bringt.

a. Der Ort

Besonders eindrücklich sind die Gottesdienste, die Abbam zwei Mal im Monat auf dem 'Heiligen Berg' genannt 'Mountbattle' feiert. Ich zitiere aus dem Feldforschungstagebuch von Verena Mörath:

> «Das Mount Battle Prayer Center liegt ein bis anderthalb Stunden Fussmarsch vom Compound entfernt. Auf diesem Hügel finden alle 14 Tage mittwochs Worshippings stattfindet. Der Hintergrund ist: Einst war der Ort von Dämonen besetzt. Der Glaube war, dass niemals dort ein Baum gefällt werden dürfe (mit Tabu belegt). Am Fuss des Hügels ein kleiner Fluss. Überall seien «satanic powers» am Werk gewesen. Die Geister haben den Hügel besetzt. Abbam hatte eine Vision. Gott sagte zu ihm, er solle diesen Hügel zum prayer-camp machen. Gott befahl ihm, dort hinzugehen. Der Fluss stand für Gott, die Bäume etc. für böse Geister. Er zog mit acht Männern dorthin, es war 6 Uhr morgens. Sie kletterten den Hügel hoch. Als sie anfingen zu roden, wurde er spirituell erschossen. «I could see the spirits, a small one and a tall one. The small one shooted me.» Er begann zu predigen, und dann spuckte er insgesamt 14 Kugeln aus und wurde wieder normal. 7 Tage, tagein und tagaus blieb er dort. Er musste viele spirituelle Kämpfe bestehen. In der ersten Nacht schlief er ein und in dieser Nacht trugen ihn Geier auf den gegenüberliegenden Hügel. Als

2 Oft hinterlassen sie auch schwere, irreparable Schäden an Hand- und Fussgelenken.

er aufwachte, lag er auf Steinen unter einem kleinen Baum. Er blickte um sich und über sich und sah eine Schlange, die sich um den Baumstamm gewunden hatte. Am 2. Tag predigte er, um seinen Glauben an Christus zu stärken und gegen die Geister zu kämpfen. Er predigte auch die Schlange an, die darauf hin verschwand. Es erschien ihm ein Engel. Am 3. Tag war er wieder auf dem ersten Hügel, er predigte und sah all die bad spirits. Nach all dem «it is now a prayer-camp. God established it all for me.» Dorthin kommen die Gläubigen nun zahlreich, um zu predigen und «to confess that they are a witch.»

Gang auf den Hügel:
Wir fuhren mit dem Auto ein ganzes Stück ins Landesinnere, ein kleiner Weg durch Palmölplantagen. Geradezu idyllisch. Am Fuss des Hügels gehen wir per pedes. Der Anstieg ist steil, die Natur wild. Ein kleiner ausgelatschter Pfad führt hinauf. Auf dem Berg steht eine Hütte, bedeckt mit Palmenblättern, keine Bänke, nichts ausser einem weinroten Holzkreuz ist hier oben. Rundherum bush. Einmal im Jahr kommen an die 300 Menschen her, um fünf Tage zu fasten und zu beten. Erst nach sechs Uhr abends wird gegessen und getrunken (wie Ramadan?). Schlafen im Busch. Der Prophet betet noch für mich und meinen Führer Ayuba. «Gott brachte sie hierher und zu ihm, damit er und wir Gottes Wort verbreiten.» Anschliessend segnet er uns.»

b. Zur Liturgie

Einen eindrücklichen Gottesdienst erlebten wir auf 'Mountbattle' am 1. Juli 1998. Ich zitiere die ethnografische Beschreibung von Susanne Kessler, die auch auf Vorarbeiten aus meiner Feder zurückgreift:

«We get off the car, leave our sandals behind and climb the mountain, where the members and clients of the church must have gathered already in the morning. Singing and clapping hands from afar, louder and louder as we approach the hilltop: heavy feedbacks on the loudspeakers hurt my ears. I feel somewhat dizzy though not uncomfortable. We sit down.

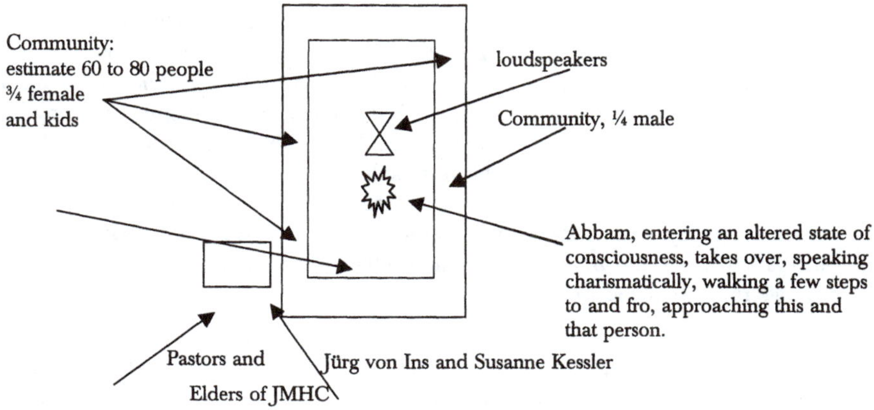

The liturgy builds up from singing, prayer, dancing (in circles, changing groups of males and females, sometimes one circle only women each at the same time. In the circle of women the only male dancing is Apostle Paul[3]. Then Abbam calls the clients to come to the center.

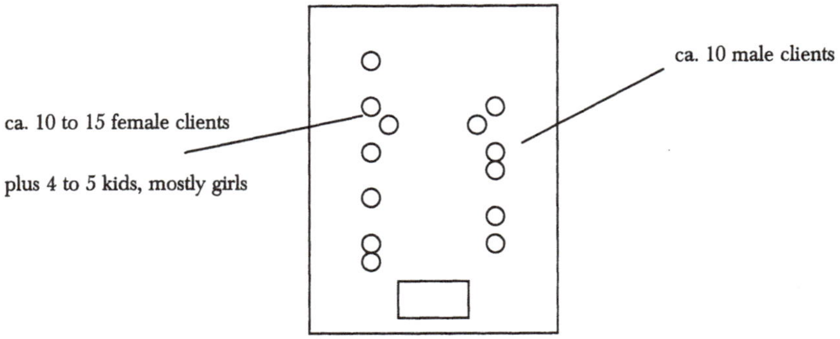

Clients have to kneel down and hold their hands in front of the breast

like a bowl 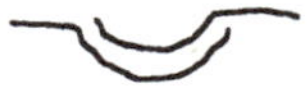

Those who sit back are corrected. 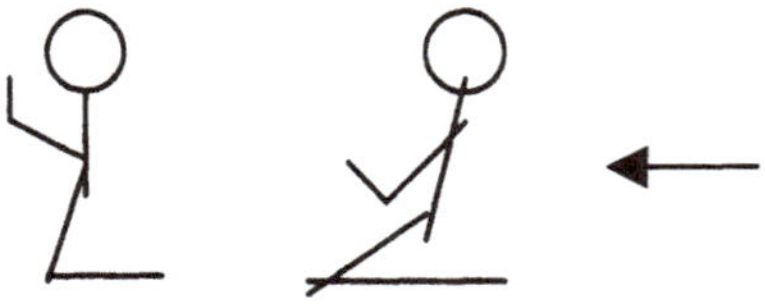

A choir of three women takes over. Abbam has a different, more aggressive expression/attitude than before. The Holy Spirit uses him now, as he expresses later when asked on our way back whether he was tired (answer was yes, very much: «When the Holy Spirit leaves me I realize, that I'm a human being.»)

Abbam treats every client differently: often he lays hand on the forehead, rubs occasionally the breast of males, blows to the head above the ears. Always he shouts, steps energetically to the person he chooses to treat next. After treatment some patients are lifted up (he pulls one arm) –, more than 50% of them. Others are sent to do some kind of «job». Transparent case, rather late in the course of liturgy: a boy, ca. 6 years, is sent to note in a book «what is hidden». Abbam comments to me, that the boy has a heart-disease. He looks somewhat swollen in his face. Abbam: «He is not physically sick. Tests at hospital were negative, it's his own fault. He is a wizard himself.»

About half of the clients close their eyes, seem to enter a somewhat lowered state of consciousness, lay down to the earth. Soon each of these are lifted up by two male members on legs and arms and transported to the center in front of the Altar-table/put in two separate rows, men and women.

3 One of Abbam's patients. He holds himself to be Apostle Paul and finds integrative forms to play this role during church services.

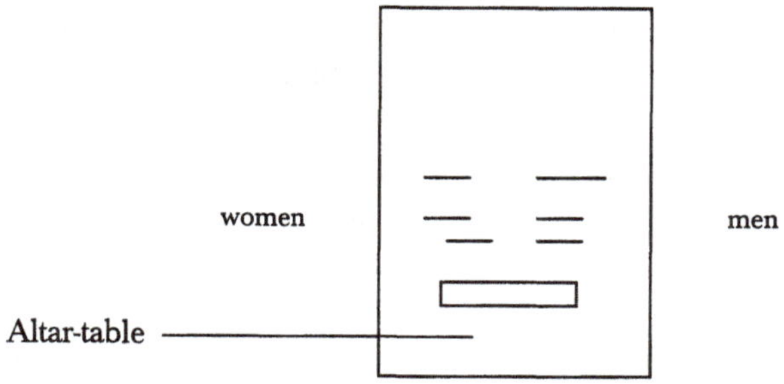

By the beginning of the healing dizziness turns into fatigue. Some sort of emotional intensity occurs and dures a long time (about 1 hour, full action about 2–2.5 hours), maybe more, difficult to measure that state. Once we leave the place to smoke in the forest. We need a break. It's heavy, so loud and in a way aggressive. One client enters a state of motor agitation, has to be tamed by 3–4 strong male members.

After healing Abbam prays again, one long prayer for our project, which he explains in detail to the community: «May the demons that hamper your work be driven away», he says[4].

Some money is collected, we pass by the vessel in a long, slightly dancing row, female/male separately, ladies first. Abbam lays hand on my forehead. Abbam introduces me lengthy, inviting me to come again by the 8 of July, next Wednesday, to the memorial of his father. … After it all (6 p.m.) I'm tired but recover after 1 hour to enter a calm, conscious, laboursome and comfortable state. After the very end Abbam blesses the water that stands outside the sun roofed place in many canisters and plastic bottles. Almost every member takes one vessel home… A woman follows Abbam with a vessel full of water of which he sometimes spills some over clients.»

3. Heilung durch Lust: die Heiligen Gärten

Abbam versteht Heilung als Heilsvermittlung. Alle Menschen bedürfen des Heils, das er anzuziehen und auf die Teilnehmenden zu richten weiss. Alle Menschen sind von Dämonen bedroht, die es zu verscheuchen oder auszutreiben gilt. Der Unterschied zwischen der Bedürftigkeit der Patienten und derjenigen gesunder

4 Our project was to develop new forms of collaboration between healers and psychiatric institutions. We tried to free psychotics at the healer's to bring them to the clinic. In turn some depressed patients seemed to be better in a healers community than in clinical isolation. We faced obstacles of all kind, which Abbam partly traced back to spells and demonic activities.

Menschen fällt grundsätzlich nicht ins Gewicht. Nur Abbam selbst braucht wie die vielen anderen Propheten Ghanas im allgemeinen keine Heilbehandlungen mehr, weil er wiedergeboren ist.

Bei einem späteren Besuch finden wir Abbam im Gespräch mit einem anderen Heiler aus der Region, der seine eigene Kirche leitet und – wie wir später erfahren – nicht allein mit christlich-charismatischen Mitteln arbeitet. Abbam sitzt mit ihm auf einer Bank im Hof. Erst nachdem der Konkurrent sich verabschiedet hat, führt er uns durch das Tor in seine heiligen Gärten. Am Zaun steht angeschrieben:

> HOLY GARDENS
> 'Plant gardens and eat fruit'
> Jeremy 29,5
> PROPHET welcomes YOU

«Hier lasse ich nur meine Familie und meine engsten Freunde eintreten», erläutert Abbam spontan. «This is my personal healing place», fügt er lachend bei.

Wer Abbam bei seiner Heiltätigkeit gesehen hat, erkennt ihn nun kaum wieder. Sanft und zugänglich führt er uns zwischen den gepflegten Blumenbeeten hindurch und an seinem einstöckigen Haus vorbei zu den Fischteichen, in denen es von grossen Welsen wimmelt. Abbam lockt die Fische durch Klatschen an und zieht dann mit Haken und Brot mühelos für jeden von uns einen heraus.

Beim Mittagessen frage ich nochmals nach, weshalb er den Garten ganz für sich und seinen engsten Kreis reserviere, wenn's doch ein 'healing place' ist, und wenn alle Menschen heils- und heilungsbedürftig sind.

«Vor allem wegen der Fischteiche», antwortet Abbam.

«Die Menschen denken, ich arbeite mit Wassergeistern, wenn sie die Teiche sehen. Und überhaupt kennen sie Felder, Plantagen und Wälder, aber wirkliche Gärten kennen sie nicht.»

Ich muss an den übermannshohen Zaun denken, der den Garten umgibt, und frage:

«Inwiefern handelt es sich um einen *heiligen* Garten?»

Im weiteren Gespräch stellt sich heraus, dass Abbam den Bibel-Vers Jeremia 29,5 ganz losgelöst vom Textumfeld versteht und auf die Paradiesgeschichte in Genesis 2,3 bezieht. Ausführlich wird er auf die Frage hin, weshalb denn mitten in den 'Holy Gardens' dieses grosse rote Kreuz stehe. Er schöpft aus dem Fundus seiner theologischen Bildung und erklärt, dass Christus den Fluch von Adam und Eva genommen habe und dass eben deshalb das Tor zum Paradies wieder aufgegangen sei. Langsam beginne ich zu verstehen:

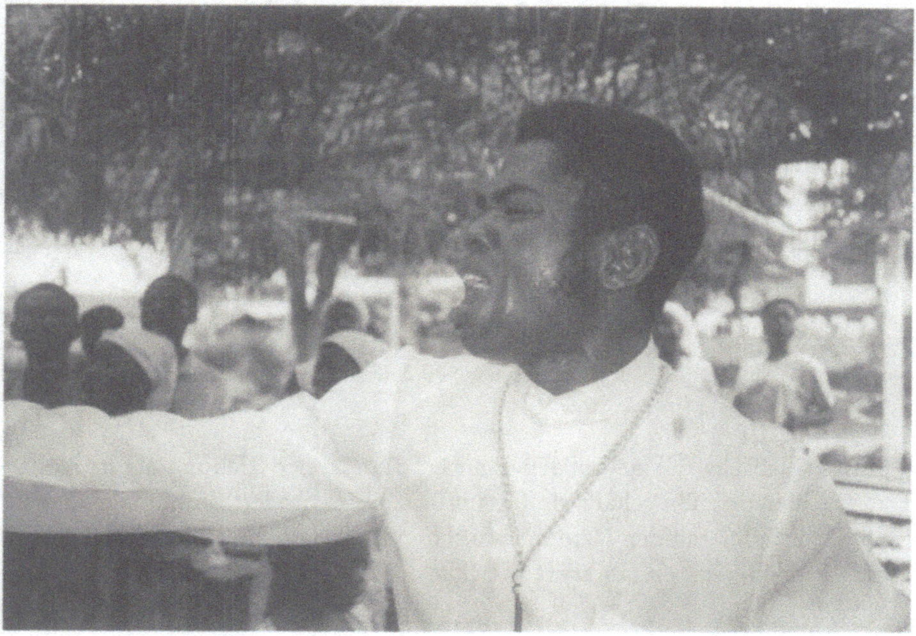

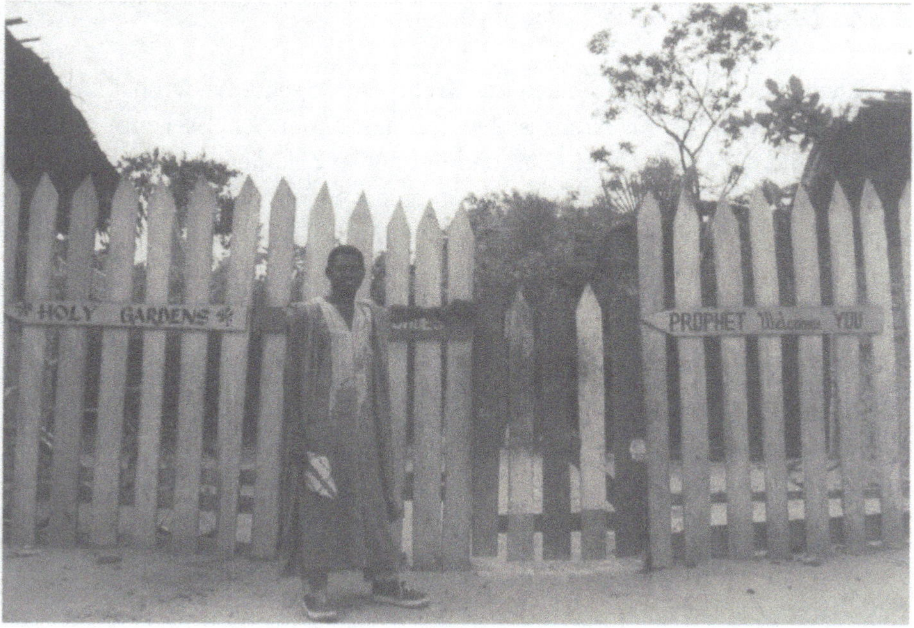
HOLY GARDENS
PROPHET Welcome YOU

Draussen, östlich von Eden, im Hof und in den Dörfern rings um Hemang leben die Menschen noch immer als Vertriebene, den dämonischen Mächten ausgesetzt, von Krankheiten geplagt und getrieben von der Furcht vor dem Tod. Hier drinnen aber hat die Hoffnung Fuss gefasst. Hier gilt bereits eine neue Conditio Humana. In dieser zeitlichen Ordnung verdeutlicht sich, dass Abbam nicht eigentlich den Garten Eden von Gen. 2 anvisiert, sondern das Paradies des 2. Korintherbriefes und der Offenbarung:

> «Ich weiss von einem Menschen in Christus, ... dass er ins Paradies entrückt wurde und unaussprechliche Worte hörte, die ein Mensch nicht sagen darf.[5]
>
> Wer überwindet, dem will ich zu essen geben vom Baum des Lebens, der im Paradiese Gottes ist.»[6]

Draussen, jenseits des gewaltigen Zauns, vollzieht sich Heilung als leidvoller Prozess, hier drinnen schafft sie Gesundheit als lustvollen Zustand. Draussen ringt der Prophet mit den Dämonen und den Patienten, die diesen erlegen sind – hier drinnen betet er, meditiert und liest.

4. Das Paradies als heiliger Text

Zwischen Lust und Leid vermittelt das Kreuz. Durch seine Leiden hat Christus die Menschen erlöst. Das Kreuz ist gewissermassen der Schlüssel zum heiligen Garten. Und der Garten ist ein Sinnbild der neuen Zeit, deren Anbruch Adam und Eva vom Fluch des erzürnten Schöpfergottes befreit hat.

Längst hat Abbam seine King James-Bible geholt. Zwischen jeder Seite stekken Zettelchen, vollgeschrieben mit Notizen. Abbam ist nicht nur Charismatiker, sondern auch Schriftgelehrter. Flink untermauert er im Zug seiner Ausführungen diesen und jenen Kernsatz mit geeigneten Bibelstellen. Er erinnert mich an Rabbi Akiba, den Talmudgelehrten des 1./2. Jahrhunderts, von dem es heisst[7] er sei beim Vollzug buchstaben-mystischer Übungen zusammen mit drei Freunden ins Paradies aufgestiegen. Einer seiner Freunde starb, ein zweiter wurde wahnsinnig, ein dritter verschrieb sich hinterher den Irrlehren – nur Rabbi Akiba ging heil hinein und kam heil wieder heraus. Ein bisschen etwas hat er freilich

5 2. Kor 12,4
6 Off. 2,7
7 TJ Chagiga 14

gleichwohl abbekommen, rief er doch im hohen Alter Simon bar Kochba, den Anführer im zweiten Aufstand der Juden gegen die Römer[8], als Messias aus[9]. Nüchternere Schriftgelehrte verlachten ihn und sollen gehöhnt haben: «Akiba, Akiba, aus deinen Wangen wird Gras wachsen, und er wird noch nicht gekommen sein.» Die Römer aber verhafteten Rabbi Akiba und folterten ihn zu Tode.

So verheissungsvoll es angelegt sein mag – das Paradies birgt seine Gefahren[10]. Der Engel, der uns nach Genesis 3 den Rückweg versperrt, gewinnt in dieser Sicht eine überraschend positive Funktion – wie der überdimensionierte Gartenzaun, der Abbams 'Holy Gardens' vor neugierigen Blicken schützt. Im übrigen halten sich hier die Risiken dank Abbams moderatem Paradiesverständnis in Grenzen. Eigentlich kommt ja für ihn alles Heil aus der frohen Botschaft der Heiligen Schrift, deren Tiefen er hier, in der Stille seines Gartens, in Ruhe auslotet. Ich erzähle ihm von den jüdischen Mystiker des 13. Jahrhunderts, die das hebräische Wort für 'Paradies' – 'PARDES', als mnemotechnisches Zeichen verstanden, das aus den Anfangsbuchstaben der damals gängigen 4 Methoden der Schriftinterpretation zusammengesetzt sei:

Peshat	Wortsinn
Remez	allegorischer (philosophischer) Sinn
Derash	aggadischer Sinn
Sod	mystischer Sinn

Abbam hört davon zum ersten Mal und ist begeistert: «Ja», sagt er nachdenklich. «Es ist besser, das Paradies in der Heiligen Schrift zu suchen, als zu glauben, es sei in Wirklichkeit auf Erden zu finden.»

5. Zum Verhältnis von Schmerz und Lust

Die Kirchengeschichte gibt ihm recht. Selten gelang es adamitischen Schwärmern, die Heilung durch paradiesische Lust zu erlangen, ohne vorbereitend einen langen Schmerzensweg zu gehen.

8 132–135 n.C

9 TJ Taanit IV,8

10 Interessanterweise bricht Mohammed nicht von Mekka oder Medina, sondern vom weit entfernten Jerusalem zu seiner Himmelfahrt auf. Die Paradieserfahrung bleibt dadurch von der sozialen Wirklichkeit seiner Anhänger abgerückt.

Die Mitglieder der Sekte der Chlysten, die erstmals im 17. Jahrhundert in Russland auftrat, pflegten sich vor den Gottesdiensten zu geisseln, um danach in wilder Promiskuität über einander herzufallen. Auch der sibirische Heiler Grigori Rasputin, der am Hof des letzten Zaren von sich reden machte, soll den Chlysten nahe gestanden haben. Im Sinnes des Wahlspruchs 'Similia similibus curantur' stellten diese sich vor, dass es möglich sei, die Sünde durch die Sünde auszutreiben; die Sündhaftigkeit gewissermassen durch eine grösste und letzte Sünde zu tilgen. Die Kinder, die sie zeugten, hiessen allesamt Christus, weil sie im Zustand der Sündlosigkeit, gewissermassen unbefleckt empfangen worden waren.

Doch im Vorfeld jedes Gottesdienstes stand zunächst jedes Mal wieder die Geisselung an. Die Skopzen, die sich später von den Chlysten abspalteten, suchten nach einer dauerhafteren Lösung. Unter Absingen freudiger Lieder entfernten sie im Rahmen der Geisttaufe mit Zangen und glühenden Eisen sämtliche Geschlechtsmerkmale am Körper ihrer neu aufgenommenen Mitglieder, sodass sie sich derer hinfort – wie einst Adam und Eva im Paradies – nicht mehr zu schämen brauchten.

Für Viele führte die angeheizte Sehnsucht nach dem Paradies wie einst für jenen Begleiter Rabbi Akibas direkt in den Tod. Ich denke an die fürchterlichen Infektionen der Skopzen, aber auch an das Drama um den esoterischen Sonnentempler-Orden, dessen Mitglieder sich 1994/1995 in Frankreich und der Schweiz ums Leben brachten, um ins Paradies aufzusteigen. Ich denke schliesslich auch an den suggestiven Text[11], der im Gepäck des World-Trade-Center-Attentäters Mohammed Atta gefunden wurde, und in dem es heisst:

> «Gebe nicht den Anschein, verrwirrt zu sein, sondern sei stark und glücklich mit geöffnetem Herzen und Zuversicht, denn du tust Arbeit, die Gott gefällig ist und die er segnet. Der Tag im Himmel wird kommen, Gottes Wille, und du wirst diesen Vers im Himmel haben:
> Der Himmel lächelt, mein junger Sohn, denn du marschierst zum Himmel.»

Der Text fixiert die Aufmerksamkeit des Lesers auf die Wonnen des qur'anischen Paradieses[12]. Als Instrument der psychologischen Führung dient er dazu, die Motivation des Täters zum tödlichen Einsatz zu stärken. Aus systematisch-theologischer Sicht sucht der Text zu klären, wie das Martyrium Gott wohlgefällig sein kann, obwohl der Islam Suizid verbietet. Im Hinblick auf diese Problematik

11 Das Schriftstück (abgedruckt in Der Spiegel 40 vom 30. September 2001) wurde in den Medien fälschlicherweise als 'Atta's Testament' bezeichnet.

12 Vgl. Suren 52,20 ff, 78,31–35, 88,8–16 u. a.

hatte schon der iranische Revolutionsführer Ayatollah Khomeiny[13] ausgeführt, der Märtyrertod sei kein Sterben, sondern der unmittelbare Eintritt ins Paradies. Das Selbstmordattentat als Martyrium ist demnach kein Suizid.

Nach qur'anischem Zeugnis[14] sind Paradies und Hölle nur durch eine dünne Wand getrennt. Man hört im Paradies die Gemarterten schreien[15]. Und auch auf Erden – insbesondere vor christlichem Glaubenshintergrund – berühren sich, ja, konvergieren Lust und Leid. So konnten die Marterwerkzeuge, das Kreuz, das Schweisstuch Christi, sein Blut im alles heilenden Gral, aber auch die Reliquien vieler christlicher Märtyrer zu Heilmitteln werden:

> «Wisse, Leiden ist ein gesunder Trank und ein heilsames Kraut über allen Kräutern des Paradieses. Es kasteit den Leib, der doch vergehen muss, und speist dafür die Seele, die ewig bleiben soll. Siehe, die edle Seele gedeiht vom Leiden wie die schönen Rosen vom süssen Maientau...Ein Mensch, der nicht gelitten hat, was weiss der?...Leiden zieht und zwingt den Menschen zu Gott, es sei ihm lieb oder leid.»[16]

Vielleicht steht hinter solchen Konvergenzen auch eine psychophysische Verwandtschaft von Lust und Schmerz, wie Esalen-Mitbegründer Michael Murphy sie postuliert. Namentlich zitiert Murphy etwa einen Langstreckenläufer, der von seinem Trainer zu Höchstleistungen angespornt wurde, weil dieser ihn lehrte, «das Leiden zu lieben und den Schmerz zu umarmen»[17].

Ganz ähnlich heisst es vom christlichen Mystiker Heinrich Seuse:

> «Körperlich anstrengende Arbeit lag nur in geringem Mass auf ihm. Zwar hatte er auch unter seelischen Kämpfen schwer zu leiden, es hoben ihn aber Entrückungen und Visionen aus seinem Elend immer wieder heraus und erfüllten ihn mit unvergleichlich beseligender Freude... Zudem schoben sich in seine 'Übungen' Ruhepausen ein, in denen seine Wunden heilten und neue Lebenskräfte zusammenströmten... Noch wesentlich mehr fiel bei Seuse ins Gewicht, dass das Leiden selber ihm zur 'Süsse' wurde.»[18]

13 «Ayatollah Khomeiny knüpfte an den Opfergang des Imam Hussein in Kerbala im Jahre 680 an, der gegen die Unterdrücker der Schia aufbegehrte: Der Märtyrertod ist kein Sterben, sondern der unmittelbare Eintritt ins Paradies.» (Neue Zürcher Zeitung Nr. 291, 14.–15. Dezember 2002:89)

14 Sure 7,44 u. a.

15 Sure 7,42

16 Heinrich Seuse, zit. nach Heilmann 1963:279; Seuse lebte 1295–1366 in Süddeutschland und erwarb sich als Prediger und Seelsorger (vor allem in Frauenklöstern) den Ruf eines verlässlichen geistlichen Vaters.

17 Murphy 1992:125

18 Gröber 1941:170

Dabei können wir uns Seuses Selbstpeinigungen nicht handfest genug vorstellen. In seinem Szenario der kompromisslosen Selbstverwüstung waren Haken, Nägel und härene Hemden im Spiel. Über 20 Jahre peitschte er sich fast täglich tüchtig aus. Einmal geisselte er sich so fürchterlich, dass ihm in der Beuge des linken Ellbogens die Vene platzte. Es war ein Blutbad sondergleichen. Mutmasslich transformiert sich eben gerade der punktuelle Schmerz des Geisselschlags besonders leicht in Lust. Man vergleiche dazu etwa die informative Website www.whip-me-please.com und ähnliche Links zum Thema Masochismus... oder ist dies das falsche Wort, wo Schmerz als Lust erlebt wird? Ist Lust am Leiden denn noch möglich, wo Schmerz sich restlos in Lust verwandelt[19]?

6. Schluss

Jedenfalls scheint das Leiden umso grösser zu werden, je gründlicher wir es von Lust und Freude trennen – je totalitärer wir das eine gegen das andere stellen. Gesundheit ist daher weniger ein reiner, paradiesischer Zustand, als die Frucht eines glücklichen Umgangs mit den Wechselfällen des Lebens...und ein Geschenk, dessen Grösse wir nur dann richtig einschätzen, wenn wir uns auch seiner Labilität, seiner Zerbrechlichkeit, seiner ambivalenten Einbindung bewusst sind.

...Wie wir uns vielleicht überhaupt zu selten vergegenwärtigen, dass es ganz sinnvoll und gesund ist, sich in einem Kosmos janusköpfiger, doppelwertiger, ambivalenter Werte zu orientieren; einfach, weil wir selbst ambivalente Wesen sind. Schliesslich hat auch Prophet Abbam seine Heilkraft und seine prophetische Gabe nicht durch robuste Gesundheit, sondern durch Krankheit erlangt.

Praktisch-theologisch gesehen bezeichnet das Paradies den Konvergenzpunkt aller Hoffnungen – die totale Verheissung, die Heilung von Krankheit und Scham, Leiden und Tod. Politisch eingesetzt hingegen erweist sich das Paradies als totalitäre Idee mit schrapnellartiger Wirkung. Wer den Menschen glaubhaft das

19 Aus religionspsychologischer Perspektive rückt das Spannungsfeld zwischen 'tremendum' und 'fascinans' ins Blickfeld. Schon Aristoteles führte den kathartischen Effekt auf 'phobos' (Entsetzen) und 'eleos' (Rührung) zurück. Katharsis beginnt mit der Anschauung des Schrecklichen, zielt aber auf die 'oikeia hedone', die spezifische Lust, die den Zuschauer der Tragödie erfasst. Vgl. Kermani 2000:52f.

Paradies verspricht, findet immer einige, die bereit sind, den Weg dorthin auch mit Leiden und Tod zu bezahlen[20].

7. Literatur

Anonym (Usama bin Ladin?): Der Himmel lächelt, mein junger Sohn, in: 'Der Spiegel' Nr.40, 30. September 2001

Baudelaire, Charles: Les paradis artificiels, Paris 1860

Colli, Giorgio, und Montinari, Mazzino: Friedrich Nietzsche, Kritische Studienausgabe, 2. Ed., dtv/de Gruyter, München/Berlin/New York 1988

Gröber, Conrad: Der Mystiker Heinrich Seuse, Herder, Freiburg i. Br. 1941

Heilmann, Alfons: Meditationen grosser Gottesfreunde, Herder, Freiburg i. Br./Basel 1963

James, William: Die Vielfalt religiöser Erfahrung, Walter, Olten/Freiburg i. Br. 1979

Kermani, Navid: Gott ist schön; das ästhetische Erleben des Koran, München 2000

Klibakov, Aleksandr Il'ich: History of Religious Sectarianism in Russia (1860s–1917), Pergamon, Oxford/New York 1982

Murphy, Michael: The Future of the Body, Tarcher Inc., Los Angeles 1992

Radsinski, Edward: Die Geheimakte Rasputin, Knaus, München 2000

Von Ins, Jürg: Der Rhythmus des Rituals, Reimer, Berlin 2001

20 F. Nietzsche, Also sprach Zarathustra, Das Nachtwandler-Lied 11, (Colli/Montinari 4, 403): «Denn alle Lust will sich selber, drum will sie auch Herzeleid! Oh Glück, oh Schmerz! Oh brich, Herz! Ihr höheren Menschen, lernt es doch, Lust will Ewigkeit, – Lust will aller Dinge Ewigkeit, will tiefe, tiefe Ewigkeit!»
Vgl. Baudelaire 1860: Das erste Kapitel des 'Poème de l'Haschisch' trägt den Titel: 'Le goût de l'infini'.

Die Autorinnen und Autoren

David Gilmore
Landhausstrasse 65, D-72250 Freudenstadt

Sergius Golowin
Frikartweg 2, CH-3006 Bern

Dr. med. Robert Hämmig
Universitäre psychiatrische Dienste Bern
Murtenstrasse 21, CH-3010 Bern

Christine Hirter-Herzog
Terrassenweg 12, CH-3012 Bern

Al Imfeld
Konradstrasse 23, CH-8005 Zürich

Dr. Gerhard Johann Lischka
Gerberngasse 21, CH-3011 Bern

Prof. Dr. Silvia Schroer
Lehrstuhl für Altes Testament und Biblische Umwelt
Universität Bern, CH-3000 Bern 9

Marianne Schröter
Oberfeldweg 4, 3072 Ostermundigen

Dr. med. André Thurneysen
Kollegiale Instanz für Komplementärmedizin KIKOM
Imhoof Pavillon, Inselspital, CH-3010 Bern

Dietrich von Bonin
Kollegiale Instanz für Komplementärmedizin KIKOM
Imhoof Pavillon, Inselspital, CH-3010 Bern

PD Dr. Jürg von Ins
Ethnologisches Institut
Universität Bern
Länggassstrasse 49A, CH-3000 Bern 9

Komplementäre Medizin im interdisziplinären Diskurs

herausgegeben von

Dr. med. Brigitte Ausfeld-Hafter
Dr. med. Andreas Beck
Dr. med. Peter Heusser
Dr. med. André Thurneysen

(Kollegiale Instanz für Komplementärmedizin
der Universität Bern, KIKOM)

In dieser Reihe kommen einerseits die erstmals an der Universität vertretenen komplementärmedizinischen Richtungen zur Sprache, andererseits soll durch eine interdisziplinäre Behandlung fundamentaler Fragen eine weitergehende Diskussion über Themen angeregt werden, welche für die gesamte Medizin und die mit ihr verbundenen Wissenschaften von Bedeutung ist. Damit möchte diese Reihe einen Beitrag zur Entwicklung einer neuen medizinischen Gesamtkultur leisten, die von vielen für das angebrochene einundzwanzigste Jahrhundert erwartet wird und die in gleichwertiger Weise materielle und geistige Aspekte des Menschseins umfasst.
Die Reihe wird herausgegeben von der Kollegialen Instanz für Komplementärmedizin (KIKOM), die 1995 an der Universität Bern durch die Veranlassung einer Volksinitiative als Lehrstuhl-Äquivalent mit je einer Dozentur für Anthroposophische Medizin, Traditionelle Chinesische Medizin/Akupunktur, Homöopathie und Neuraltherapie eingerichtet worden ist.

Verzeichnis der bisher erschienenen Bände:

Band 1 Peter Heusser (Hrsg.): *'Energetische' Medizin.* Gibt es nur physikalische Wirkprinzipien? 219 Seiten. 1998.

Band 2 Brigitte Ausfeld-Hafter (Hrsg.): *Intuition in der Medizin.* Grundfragen zur Erkenntnisgewinnung. 204 Seiten. 1999.

Band 3 Peter Heusser (Hrsg.): *Akademische Forschung in der Anthroposophischen Medizin.* Natur- und geisteswissenschaftliche Zugänge zur Selbstheilungskraft des Menschen. 375 Seiten. 1999.

Band 4 André Thurneysen (Hrsg.): *Der Leib – seine Bedeutung für die heutige Medizin.* 185 Seiten. 2000.

Band 5 Andreas Beck (Hrsg.): *Einwirkung der Umwelt auf den Menschen – Auswirkungen auf die Medizin des 21. Jahrhunderts.* 208 Seiten. 2001.

Band 6 Peter Heusser (Hrsg.): *Gesundheitsförderung – Eine neue Zeitforderung.* Interdisziplinäre Grundlagen und Beitrag der Komplementärmedizin. 173 Seiten. 2002.

Band 7 Brigitte Ausfeld-Hafter (Hrsg.): *Der hippokratische Eid und die heutige Medizin.* 156 Seiten. 2003.

Band 8 André Thurneysen (Hrsg.): *Genuss und Gesundheit.* 195 Seiten. 2004.